HOSPITAL BUSINESS ANALYSIS

병원경영분석의 이해

Hospital Business Analysis

양동현 감형규

도서출판 청람

▪ 머 리 말 ▪

최근 병원의 경영환경이 급속하게 변화하면서 병원의 경영수지 전망은 매우 불투명하다. 병원들은 의사의 양산과 병상 수 증가 등으로 수요에 비해 초과공급상태에 있으며 원가보상에 못미치는 낮은 의료보험수가 등으로 재정적으로 어려움을 겪고 있다. 이와 같이 병원의 경영환경이 악화되면서 병원들은 내실있는 경영을 위해 병원의 내 · 외부 경영자료를 정보화하고 이를 분석하여 합리적인 의사결정을 해야 하는 필요성을 더욱 인식하게 되었다.

병원경영분석은 병원관련 자료를 분석하고 의사결정을 하는 데 필요한 정보를 생산하는 기법으로 병원경영에서 매우 중요한 분야라고 할 수 있다. 그럼에도 불구하고 병원경영분석에 관한 교재가 시중에 많지가 않은 실정이다. 이에 본 저자는 쉽게 체계적으로 정리된 교재의 필요성을 항상 느껴오던 중 새로운 병원경영분석 교재를 발간하게 되었다.

이 책은 대학 교육용 교재 또는 병원경영자나 실무자들의 연수용 교재로 활용될 수 있으며, 초보자들도 혼자 공부할 수 있도록 쉽고 체계적으로 정리하였다. 이 책은 다음과 같은 몇 가지 특징을 가지고 있다.

첫째, 병원경영분석의 전체적인 내용을 일관성 있게 구성하려고 노력하였다.

둘째, 어렵고 복잡한 수식을 피하고, 다양한 예제와 연습문제를 통해서 병원경영분석의 기본적인 개념을 쉽게 습득할 수 있도록 정리하였다. 특히 병원경영분석을 처음 접하는 학부생 또는 실무자들이 짧은 시간 내에 핵심적인 내용을 무리 없이 습득할 수 있도록 하였다.

셋째, 병원경영분석의 기초가 되는 병원회계 부분을 보강하고 병원원가개념을 추가시켜 병원경영분석 내용을 보다 체계적으로 접근할 수 있도록 충실하게 정리하였다.

넷째, 주요 병원경영분석이론이 병원실무에서 어떻게 적용되는지를 설명하기 위하여 다양한 사례를 제시하였다. 병원경영분석을 쉽게 이해시키기 위하여 병원실무와 관련시켜 독자들이 흥미를 가질 수 있도록 최대한 배려하였다.

다섯째, 대학에서 한 학기 동안 병원경영분석의 주요 내용을 충분히 소화할 수 있도록 정리하였다. 저자들은 수차례의 토론을 거쳐 병원경영분서에서 다루어야 할 내용을 정리하고, 구성, 용어 등의 일관성을 유지하기 위하여 특별히 배려하였다.

이 책을 기술하는 데 참고가 된 국내 경영분석과 관련된 교재 저자 여러분께 감사드리며 그리고 이 책의 출간을 흔쾌히 맡아주신 도서출판 청람의 이수영 사장님께 감사드린다.

마지막으로 이 책을 출간하면서 부끄러운 마음이 앞서지만, 부족하거나 미진한 부분은 계속 보완하고 수정하여 나갈 것임을 약속드린다.

2015년 2월 저자 씀

차 례

Part 1 | 병원경영분석의 기초

Part 2 | 병원재무분석

Chapter 4 병원재무비율분석

Chapter 5 병원재무비율의 종합평가

Part 4 | 병원경영분석의 응용

Chapter 10 병원원가계산

Chapter 11 병원신용분석

PART 1 병원경영분석의 기초

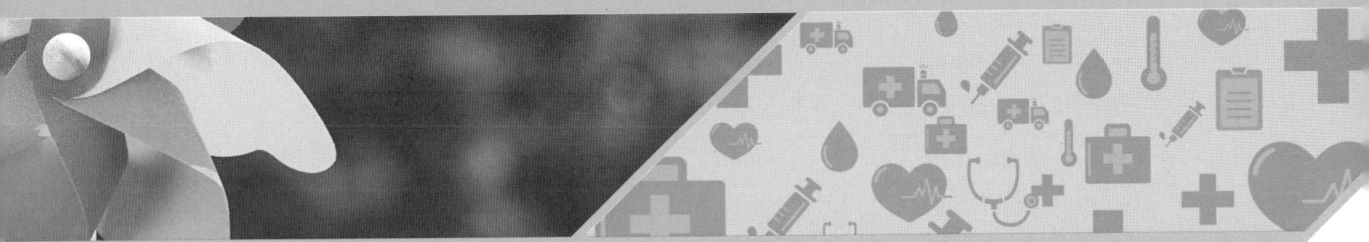

Hospital Business Analysis

01

Chapter

병원경영분석의 의의

1. 병원의 의의와 특성
2. 병원경영분석의 의의와 목적
3. 병원경영분석의 방법
4. 본 서의 구성

병원은 지역사회가 요구하는 양질의 의료서비스를 제공해야 하며, 이를 위해서 적정한 수준의 이익을 추구할 수 있다. 경제성장과 더불어 의료시장이 발전함에 따라 병원의 이해관계자들 사이에서 병원내용에 대한 관심이 높아지고 있다. 그들은 자신의 이해관계에 따라 병원의 재무상태와 경영성과를 파악하려고 노력하며, 이와 같은 노력을 통하여 병원의 미래를 전망하는 등 필요한 정보를 얻고 있다.

병원경영분석은 과거와 현재의 병원실체를 파악하여 미래를 예측함으로써 의사결정목적에 적합한 정보를 얻는 데 목적을 두고 있다. 초기에는 주로 재무제표를 분석하는 데 의존하여 왔으나, 재무제표에만 의존하는 경영분석으로는 의사결정목적에 적합한 정보를 얻는 데 한계가 있다는 비판이 제기되었다. 이를 계기로 의사결정목적에 적합한 다양한 정보를 얻기 위하여 재무제표 이외에 경제 · 의료산업 · 병원 등과 관련된 자료들이 폭넓게 이용되면서 병원경영분석의 내용에 변화를 가져왔다.

1 Section1 병원의 의의와 특성

1.1 병원의 의의와 분류

우리나라의 의료법 제3조에서 의료기관을 "의료인이 공중 또는 특정 다수인을 위하여 의료 · 조산의 업(의료업)을 행하는 곳"이라고 규정하고, 의료기관을 종합병원, 병원, 치과병원, 한방병원, 요양병원, 의원, 치과의원, 한의원 및 조산소로 구분하고 있다. 의료법에 규정된 병원(또는 치과병원, 한방병원)은 "의사(또는 치과의사, 한의사)가 의료를 행하는 곳으로서 입원환자 30인 이상을 수용할 수 있는 시설과 인력을 갖춘 의료기관(치과는 입원시설 제한 없음)"으로 정의하고, 종합병원은 "의사 및 치과의사가 의료를 행하는 곳으로서 입원환자 100인 이상을 수용할 수 있는 시설과 내과, 일반외과, 소아과, 산부인과, 진단방사선과, 마취과, 임상병리과 또는 해부병리과, 정신과(대통령령이 정한 일정규모 : 300병상 이상) 및 치과가 개설되고 각 과마다 필요한 전문의를 갖춘 의료기관"으로 정의하고 있다. 병원은 환자의 진료, 의학의 교육, 연구와 지역사회보건의 지원과 같은 사회적 역할을 담당하기 위한 기능을 수행한다.

한편 병원은 설립운영주체, 투입자원 및 규모, 진료기능, 의학교육기능, 영리성 등에 따라 다음과 같이 분류된다.

첫째, 설립운영주체에 따라서 국립병원(중앙정부가 설립 · 운영하는 병원 : 국립의료원, 군병원, 경찰병원, 국립암센터, 국립대학교병원 등), 공립병원(지방자치단체 또는 공공기관에서 설립 · 운영하는 병원 : 보건의료원, 지방의료원, 산재의료원, 보훈병원 등), 사립병원(의료법인, 재단법인 또는 개인이 설립 · 운영하는 병원)으로 분류된다.

둘째, 투입자원 및 규모에 따라서 종합병원(의료법에 정한 요건, 즉 100병상의 진료시설과 기본 4과, 지원 3과 등 전문 진료과목을 개설한 병원)과 병원(의료법에 정한 요건, 즉 30명 이상의 입원환자를 진료할 수 있는 시설과 인력을 갖춘 병원)으로 분류된다.

셋째, 진료기능에 따라서 병원(양방의료를 제공하는 병원), 치과병원(치과진료를 제공하는 병원), 한방병원(한방진료를 제공하는 병원), 특수병원(특정한 질병 또는 특정한 사람을 대상으로 진료를 제공하는 병원)으로 분류되며, 특수병원은 특정 질병을 진료하는 병원(정신병원, 결핵병원, 나병원, 재활원, 암센터 등)과 특정한 사람을 진료하는 병원(노인전문병원, 소아병원, 경찰병원, 교도병원, 군병원, 산재의료원, 보훈병원 등)으로 분류된다.

넷째, 의학교육기능에 따라 대학병원(의과대학생의 실습교육과 전공의(인턴, 레지던트) 수련을 수행하는 병원), 수련병원(인턴과 레지던트의 수련을 수행하는 병원), 비교육병원(의학교육기능을 수행하지 않는 병원)으로 분류된다.

다섯째, 영리성 여부에 따라 영리병원(이익의 실현, 투자자 지분의 인정 또는 이익의 배당이 허용되는 병원 : 개인병원, 회사법인의 병원), 비영리병원(투자자 지분, 이익의 배당이 허용되지 않는 병원 : 법인병원과 국공립병원)으로 분류된다.[01]

여섯째, 건강보험 요양급여 절차에 따른 분류로서 의료서비스 전문성에 따라 종합전문요양기관, 전문요양기관으로 분류한다.

일곱째, 입원기간의 장 · 단기에 따라 장기병원과 단기병원으로 구분한다. 장기병원은 만성적인 질환을 치료하기 위하여 일반적으로 90일 이상의 진료를 하는 병원을 말하며, 단기병원은 중증의 급성질환이나 상해를 치료하기 위하여 30일 또는 90일 이내 단기 진료를 하는 병원을 말한다.

1.2 병원의 특성

병원은 일반기업과 다른 몇 가지 특성을 가지고 있기 때문에 기업경영분석에 사용된 기법들을 그대로 적용하는 데 한계가 있다.[02]

첫째, 병원은 각종 규제가 많고 수익성이 낮고 설립요건이 까다롭고 진입장벽이 높으며, 공공성이 강조되는 조직으로 홍보 및 영업활동에 제약을 받고 있으며, 소비자(의료이용자)와 생산자(의료기관) 사이에 정부(보험자 단체)가 개입된

01 현재 우리나라는 영리를 추구하는 회사법인의 병원은 금지되어 있다.
02 정기선, 현대병원재무관리, 정우서적(1998), pp.23~26.

3자 관계라는 특성을 가지고 있다.

둘째, 개인병원을 제외한 법인병원은 영리 추구가 금지되어 있다. 따라서 이윤은 병원의 유지 · 발전을 위한 최소한의 수준이어야 하며, 일반병원(예를 들어 국공립병원이나 종교 · 자선병원 등)의 경우 공익 또는 선교 등의 목적달성을 위하여 결손을 감수하고 운영되기도 한다. 의료법 시행령 제18조(의료법인 등의 사명)를 보면 "… 비영리법인은 의료법(법 제42조의 규정에 의하여 의료법인이 행하는 부대사업을 포함한다)을 행함에 있어 공중위생에 기여하여야 하며, 영리를 추구해서는 아니 된다"라고 규정하고 있다. 여기서 영리를 추구하여서는 아니 된다는 규정의 해석은 불분명하다. 병원은 의료서비스를 제공한 대가로 진료비를 받고 있으므로 진료비보다 투입한 비용(원가)이 적을 경우 이익이 발생한다. 그러나 이익이 발생한다는 사실을 가지고 영리를 추구하였다고 보기는 어렵다. 왜냐하면 의료기관도 하나의 조직으로서 유지 · 발전하기 위해서는 적정한 수준의 이윤이 발생되어야 하기 때문이다. 따라서 영리 추구 금지는 비도덕적이거나 무리한 방법까지 동원해서 과다하게 이윤을 추구하지는 말아야 한다는 의미로 해석하여야 할 것이다.

셋째, 의료법인이나 재단법인과 같이 민법 제32조의 규정에 의거하여 설립된 병원의 경우 기본재산의 출연자는 이익에 대하여 배당을 받지 못하며, 청산 등의 경우 잔여재산분배권도 갖지 못하여 병원에 대한 구상권이 없다. 즉 법인에 출연한다는 것은 정부에 재산을 기부하고 단지 선량한 관리자의 역할만 수행하기로 약속한 것을 의미한다. 영리기업의 경우 주주는 이익에 대한 배당권과 청산 시 잔여재산분배권이 주어지므로 투자를 한다. 이와 같은 권리는 영리기업의 투자자, 즉 주주가 가지는 핵심적인 권리라 할 수 있다. 그러나 비영리법인의 출연자에게는 이와 같은 권리가 주어지지 않는다. 따라서 이익에 대한 배당을 받지 못할 뿐만 아니라 병원이 도산하거나 이사장 등이 사회적으로 큰 물의를 일으켜 이사장 자리에서 물러나는 경우 잔여재산에 대한 권리를 행사하지 못하고 재산은 정부 등에 귀속된다.

넷째, 매일 발생하는 거래 중 대부분이 표준화가 곤란하여 성과측정을 위한 기준의 설정이 어렵다. 왜냐하면 의료서비스의 제공에는 양적 개념 외에도 질적 개념이 강조되어야 하므로 양적인 면만을 가지고 성과를 측정하고, 그 분석

결과를 의사결정에 반영하면 잘못된 의사결정을 내리는 경우가 많이 발생할 수 있기 때문이다. 경영분석결과만을 가지고 의사결정을 내릴 경우나 엄격한 예산 통제에 의하여 비용의 발생을 통제할 경우 의료서비스의 질을 어떻게 감안하여야 할 것인가의 문제가 발생된다. 또한 의료장비 등의 투자 여부를 결정할 경우에도 해당 의료기기의 수익성만을 기초로 투자의 타당성 여부를 결정할 수 없고, 의료서비스의 질이 높아지는 효과 등 눈에 보이지 않는 효과도 감안할 필요가 있다.

다섯째, 병원은 진료거부를 할 수 없으며, 선 진료 후 진료비 청구절차를 밟도록 되어 있어 의료미수금이 과다하게 발생하므로 자금운용상 큰 부담이 되며, 또한 대손발생률이 높을 수 있다. 진료비가 없다는 구실로 진료거부를 할 수 없다는 점은 의술을 인술로 보고 있기 때문이며, 또한 의료업의 재정적 안정을 고려하기보다는 환자의 생명 또는 안정을 더 중요시하기 때문이다. 결과적으로 진료비의 후불제는 병원의 운전자본운용에 큰 부담이 되고 있으며, 환자의 지불능력이나 신용도를 고려할 수 없는 여건이기 때문에 극빈자 등에게는 무료 또는 감액진료를 베풀어야 하는 경우가 많이 발생하고 있다. 이와 같은 특성은 병원의 운전자본관리를 어렵게 하고 있으며, 전국민 의료보험제도가 확대됨에 따라 이와 같은 현상이 더욱 심화되고 있다.

여섯째, 병원은 노동집약적인 면과 자본집약적인 면을 모두 갖고 있다. 병원은 많은 고급의 전문인력을 필요로 하며, 또한 의료기술의 발달과 국민소득수준의 향상 및 의료보장 등으로 인하여 보다 양질의 의료서비스를 제공해야 하기 때문에 막대한 시설투자를 필요로 한다. 그러나 인건비 부담의 가중과 저보험수가 및 기계화 · 자동화의 한계에 따른 낮은 생산성으로 인하여 투자규모에 비해 의료수익이 낮아 투자수익률은 다른 산업에 비해 낮은 수준이다. 미국이나 유럽 등 선진국의 경우 우리나라보다 병상당 투자금액이 훨씬 많고 병상당 직원 수도 더 많다는 사실은 병원이 다른 산업과는 달리 노동집약적이면서도 자본집약적인 산업일 수밖에 없다는 사실을 잘 나타내준다.

이상에서 설명한 다섯 가지 특성 이외에도 여러 가지 특성이 있을 수 있다. 이와 같은 특성들로 인하여 기업경영분석기법을 병원경영분석에 적용하는 데는 다소 한계가 있음을 유의해야 한다.

2 Section2 병원경영분석의 의의와 목적

2.1 병원경영분석의 의의

병원경영분석(hospital business analysis)은 전통적 병원경영분석과 현대 병원경영분석으로 구분된다. 전통적 병원경영분석은 병원의 회계자료를 이용하여 과거와 현재의 재무상태와 경영성과를 파악함으로써 미래를 예측하는 분석체계를 말한다. 전통적 병원경영분석은 주로 재무상태표, 손익계산서, 현금흐름표 등 재무제표를 이용하여 병원의 실체를 파악하는 데 초점을 맞추고 있기 때문에 흔히 재무제표분석(financial statement analysis)이라고도 한다.

한편 현대 병원경영분석은 회계자료뿐만 아니라 그 외에 다양한 병원관련자료를 이용하여 병원의 실체를 파악함으로써 미래를 예측하는 분석체계를 말한다. 병원의 이해관계자들은 회계자료와 그 외에 다양한 병원관련자료를 분석하여 과거와 현재의 병원실체를 파악함으로써 병원의 미래를 예측하는 한편, 의사결정목적에 적합한 정보를 얻고자 한다. 따라서 현대 병원경영분석에서는 재무제표 이외에 국내 · 외 경제동향, 의료산업동향, 병원동향(병원경영전략, 의료서비스의 구성, 병원경영자원, 조직분위기 등)과 같은 모든 병원관련요인을 분석대상으로 하고 있다.

전통적 병원경영분석만으로는 의사결정에서 요구되는 다양한 정보를 얻을 수 없다는 비판이 제기되면서 병원경영분석에 대한 새로운 접근이 제시되고 있다. 병원규모의 확대와 더불어 금융시장이 발전함에 따라 경영자, 금융기관, 의료진 및 직원, 의료소비자, 의료행정기관 등 병원의 이해관계자들이 요구하는 정보의 유형은 다양화되고 있다. 또한 빠른 속도로 발전하고 있는 경제이론과 재무이론에 기초한 여러 형태의 의사결정기법이 개발되면서 병원경영분석의 역할을 새로운 학문적 시각에서 재조명하게 되었다.

[그림 1-1]에서는 병원경영분석에 대한 새로운 학문적 접근을 보여주고 있다. 경영분석을 의사결정목적에 적합한 정보를 얻기 위한 하나의 정보처리시스

그림 1-1 ▸ 병원경영분석의 체계

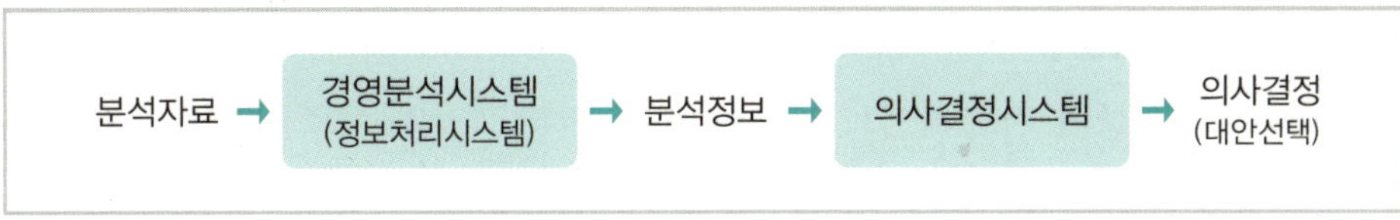

템(information processing system)으로 보는 시각이 그것이다.[03] [그림 1-1]에서 보여주는 바와 같이 병원경영분석은 의사결정과정의 하위시스템이다.

[그림 1-1]의 의사결정과정은 경영분석시스템과 의사결정시스템으로 구성되어 있다. 따라서 의사결정자는 병원의 내 · 외적 관련자료를 경영분석시스템에 투입 · 분석하여 의사결정시스템에서 요구하는 정보를 얻을 수 있으며, 이와 같은 정보가 의사결정목적에 적합한가의 여부는 의사결정시스템을 통하여 평가된다.

이러한 관점에서 볼 때, 현대 병원경영분석은 전통적 병원경영분석과 다음과 같은 차이점이 있다.

첫째, 자료의 이용범위에서 차이가 있다. 전통적 병원경영분석에서는 주로 회계자료에 의존하고 있으나, 현대 병원경영분석에서는 회계자료뿐만 아니라 의사결정에서 요구되는 정보를 얻기 위하여 병원의 모든 내 · 외적 관련자료를 분석대상으로 하고 있다. 그러나 분석대상자료가 다르다는 차이점은 사실상 의미가 없는 것으로 보인다. 병원의 실체는 병원환경을 전제로 한 병원활동의 결과로 나타나며, 이와 같은 환경요인을 고려하지 않고 단순하게 재무제표분석의 결과를 그대로 해석할 수 없기 때문이다. 따라서 재무제표분석의 결과는 병원환경요인과의 역학관계에서 해석되어야 한다. 그러므로 어떤 관점에서 접근하든 병원경영분석에서 재무제표가 주로 이용되는 것은 당연한 현상이다.

둘째, 정보의 내용에서 차이가 있다. 전통적 병원경영분석에서는 주로 재무제표를 근간으로 산출된 재무비율을 이용하여 과거와 현재의 재무상태 및 경영성과를 파악하여 미래를 예측하는 데 필요한 정보를 제공하고 있다. 그러나 회계자료의 한계성으로 인하여 전통적인 병원경영분석이 의사결정목적에 적합한

03 B. Lev, *Financial Statements Analysis: A New Approach*, Prentice-Hall, Inc.(1974), pp. 4~5.

정보를 충족시키지 못하고 있다. 현대 병원경영분석은 이와 같은 전통적 병원경영분석의 한계점을 보완하는 동시에 급변하는 환경변화에 신속하게 대처하기 위한 의사결정의 지원체계로 발전하였다. 그리고 현대 병원경영분석에서는 회계자료 이외에 모든 병원관련자료를 분석하고 있으며, 병원경영분석에서 이용되는 모든 분석기법 또한 의사결정 차원에서 검증되기 때문에 분석결과에 대한 신뢰성이 높을 뿐만 아니라 의사결정목적에 적합한 다양한 정보를 얻을 수 있다. 이러한 관점에서 병원경영분석을 의사결정을 위한 하위시스템 중의 하나(정보처리시스템)로 보는 시각이 등장한 것이다.

셋째, 분석수단에 차이가 있다. 전통적 병원경영분석은 주로 재무제표항목 또는 재무비율을 이용하여 병원 간의 상호비교분석, 시계열추세분석, 지수분석, 실수분석, 균형분석 등과 같은 전통적 분석방법에 의존하고 있다. 그러나 현대 병원경영분석은 계량적 또는 통계적 분석방법 등과 같은 과학적 분석방법을 활용하여 그 적용범위를 확대시키고 있다.

결론적으로 병원경영분석은 병원의 과거 및 현재의 경영성과와 재무상태를

그림 1-2 ▶ 병원경영분석의 개요

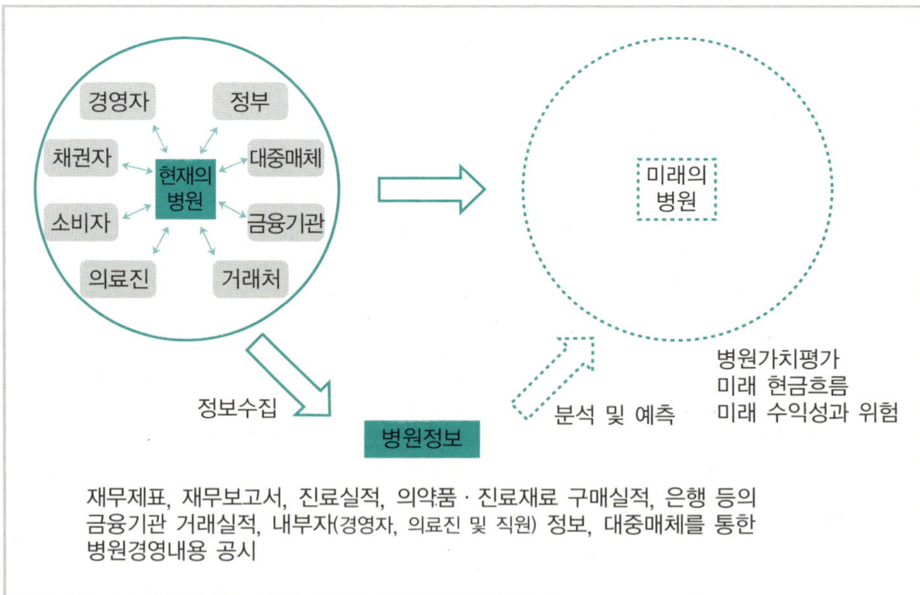

자료 : 권수영 · 이재경, 중급재무회계, 박영사(2001), p.1115.

평가하고 병원의 미래상황을 예측하여 병원의 이해관계자들이 병원과 관련된 다양한 의사결정을 하는 데 이용된다. 이와 같은 병원경영분석의 의미를 그림으로 나타내면 앞의 [그림 1-2]와 같다.

2.2 병원경영분석의 필요성

병원은 의료의 업을 하는 의료기관으로서 재화나 일반적 서비스와 매우 다른 의료서비스를 제공하는 것을 주된 기능으로 하는 경영체이다. 병원이 제공하는 의료서비스의 성격이 우리나라에서 1980년대 이후 수요자의 조건에 관계없이 평등하게 보장되어야 하는 공공재(public goods and services)에서 시장거래의 대상인 상품(서비스)으로 변화되었으며, 최근에는 의료서비스산업의 경쟁력이 강조되고 있다. 의료서비스를 상품으로, 환자를 소비자(고객)로, 의료업을 의료산업으로 인식하게 되었다. 따라서 병원이 경영체로서의 건전성을 추구하여야 하는 상황이다.

한편 병원경영의 환경요인이 다각적으로 급속하게 변화되고 있다. 의료기관의 증가, 세계의료시장의 개방 등 의료기관 간 경쟁이 심화되고 있고, 의료수익의 원천인 의료수가에 대한 억제정책이 지속되고 있는 상황에서 병원은 전략적 경영이 불가피하다. 따라서 병원의 유효한 경영전략의 수립이 필요하고, 병원에 맞는 경영전략의 도출을 위해서는 병원경영분석이 매우 중요하다. 병원경영분석은 병원이 경쟁우위의 확보에 필요한 경영전략을 세워 성공적으로 경영하는 데 필요한 기본적 요소이다. 병원의 경영목적을 달성하기 위한 전략계획은 병원경영분석에서 얻어진 정보를 기초로 수립되어야 하는 것이다.

병원은 일반적으로 비영리 · 공익기관으로 알려져 있는데 이러한 특성은 다른 여러 가지 특성으로 인하여 병원경영환경(의료정책, 의료보험제도, 의료소비자, 경쟁의료기관과의 경쟁우위수준 등)은 매우 다양하다. 외부환경의 대부분은 병원경영진이 통제하기가 어려운 반면, 내부환경은 어느 정도 통제가능하므로 병원이 살아남기 위해서는 경영합리화 등을 통해 내부환경이 병원에 긍정적인 방향으로 변화되도록 노력해야 한다. 이와 같이 경영합리화에 대한 필요성이 늘어나고, 의료수가의 통제를 비롯한 외부환경이 악화됨에 따라 각 병원들은 자구책으로 병원내부경영의 개선을 시도하고 있다.

그러나 대부분의 병원들은 경영실태의 파악과 경영개선방향의 모색에 필요한 병원정보를 충분히 생산하여 분석하지 못하고 있는 실정이기 때문에 기대한 만큼의 경영개선효과를 보지 못하는 경우가 많으며, 그 이유는 다음과 같이 몇 가지 요인에서 찾을 수 있다.[04]

첫째, 병원의 관리체계(management system)가 외부환경변화에 적절히 대응할 수 있을 만큼 합리적으로 설계되어 운영되지 못하고 있다.

둘째, 병원경영에 있어서 중요한 의사결정이나 합리적인 운영을 위하여 필요한 정보가 체계적으로 분류 · 수집되어 활용되지 못하고 있다.

셋째, 병원경영진의 대다수가 의사이므로 경영관리에 대한 이론적 지식이 없거나 관리기법이 미숙하며, 행정관리부문의 책임자들도 병원관리에 대하여 체계적으로 교육받을 기회가 많지 않았다.

병원정보의 활용 여부는 병원경영 개선방향의 모색 및 방침결정을 포함하여 일상운영에 있어 경영성패의 관건이 된다. 우리나라 병원들이 아직도 주먹구구식으로 운영되고 있다는 말을 듣는 가장 큰 이유는 경영에 필요한 기본적인 통계도 없이 의사결정을 하고 병원경영을 하려고 하기 때문이다. 이는 마치 의사가 환자를 진료하는 데 있어서 각종 검사나 진단자료도 없이 환자의 병명을 추측하고, 수술을 하고자 하는 것과 유사하다. 임상검사나 방사선진단결과가 나오면 그 결과를 바탕으로 환자가 어떤 병명을 갖고 있는가를 판단하여, 그에 알맞은 처방을 하는 것과 마찬가지로 미래의 병원경영은 여러 가지 병원정보를 바탕으로 이루어지지 않으면 안 된다. 따라서 병원을 보다 효율적으로 경영하기 위해서는 병원경영진과 행정관리부문의 책임자가 병원정보를 어떻게 체계적으로 분류하여 수집하고, 이를 어떻게 분석 · 평가할 것인가를 연구해야 한다.

병원에서는 매일 많은 환자가 진료를 받으며, 그 결과 환자의 진료실적 등 많은 통계자료가 생성된다. 이와 같은 자료는 자료 그 자체로는 큰 의미를 갖지 못하며, 여러 측면에서 분석되어야 가치를 지니게 된다. 의사가 환자를 진료할

---

04 정기선, 현대병원경영분석, 정우서적(1998), pp.4~7.

때 한 가지 검사방법만을 쓰지 않고 임상검사와 방사선진단 등 여러 가지 방법을 쓰는 이유는 여러 가지 검사방법을 동원해야만 환자의 병을 보다 정확하게 알아내고 그에 알맞은 처방을 할 수 있기 때문이다. 병원경영분석에서도 마찬가지로 여러 가지 분석을 행해야만 병원의 문제를 정확하게 발견하여 이에 알맞은 대처방안을 강구할 수 있게 된다.

2.3 병원경영분석의 목적

병원경영분석의 주체는 병원의 이해관계자이다. 따라서 병원경영분석의 목적은 분석주체가 누구냐에 따라 달라진다. 병원의 이해관계자는 내부 이해관계자와 외부 이해관계자로 구분된다. 내부 이해관계자는 경영자이며, 외부 이해관계자는 금융기관, 거래처, 고객(소비자), 정부 등이 포함된다. 따라서 병원경영분석은 분석주체에 따라 내부분석과 외부분석으로 구분될 수 있다.

1) 내부분석

내부분석(internal analysis)은 병원경영자가 경영관리의 차원에서 필요한 정보를 얻기 위한 목적으로 수행하는 병원경영분석을 말한다. 따라서 내부분석의 목적은 병원의 실체를 파악하는 데 그치지 않고 의사결정에서 요구되는 정보를 얻는 데 있다. 내부분석의 목적을 구체적으로 살펴보면 다음과 같다.

첫째, 경영계획을 수립하거나 경영활동을 통제하는 데 필요한 정보를 얻기 위하여 병원경영분석을 한다. 병원경영분석을 통해 어느 부분이 취약하고 어느 부분이 비교우위에 있는가를 파악하여, 취약한 부분을 보완하는 한편 비교우위에 있는 부분을 강화시킴으로써 경쟁력을 높일 수 있다.

둘째, 경영전략을 수립하는 데 필요한 정보를 얻기 위하여 병원경영분석을 한다. 이와 같은 목적에서 수행되는 병원경영분석은 경쟁력, 의료수준, 연구개발능력, 조직의 효율성 등에 초점을 두고 있다.

셋째, 병원가치를 극대화시키기 위하여 어떤 방법으로 자금을 조달하고 어느 부문에 투자해야 할 것인가를 결정해야 하는데, 이와 같은 의사결정에서 요구되는 정보를 얻기 위해서 병원경영분석을 한다.

병원의 경영자는 병원의 내 · 외적 환경요인을 전제로 하여 병원을 경영하고 있기 때문에 환경변화에 대처할 수 있는 경영정책이나 경영전략의 수립에 필요한 정보를 보다 신속하게 수집할 수 있는 데이터베이스를 구축하고 있어야 한다. 이와 같은 데이터베이스의 구축은 효율적이고 신속한 병원경영분석을 가능하게 하는 기초가 된다.

2) 외부분석

외부분석(external analysis)은 병원의 외부 이해관계자들이 주체가 되어 수행하는 병원경영분석을 말한다. 금융기관, 거래처, 의료소비자, 정부 등 주체별로 병원경영분석의 목적을 살펴보면 다음과 같다.

(1) 금융기관

은행 등의 금융기관은 대출금의 규모, 이자율, 대출기한 등과 같은 대출조건을 결정하는 데 필요한 정보를 얻기 위하여 병원경영분석을 한다. 금융기관에서 수행하는 경영분석을 신용분석(credit analysis)이라고 한다. 우리나라의 경우 대부분의 금융기관은 자체적으로 개발한 신용분석시스템에 의해 평가된 병원의 신용도를 바탕으로 대출결정을 하고 있다.

(2) 거래처

약품, 진료재료 등을 납품하는 회사의 입장에서는 거래대상병원의 단기채무 지급능력 등에 관한 면밀한 분석이 필요하다. 거래처의 경우, 경영활동이 부실하여 파산하는 경우도 있지만, 거래대상병원의 부도에 영향을 받아 파산하는 경우가 상당한 비중을 차지하고 있다. 따라서 거래처가 주체가 되어 수행하는 병원경영분석은 부도가능성에 대한 정보를 얻기 위하여 거래대상병원의 다양한 재무자료를 평가한다.

(3) 의료소비자

의료소비자들도 나름대로 병원경영분석을 통하여 의료서비스의 질과 사후서비스의 가능성을 평가한 후 병원을 선택하는 경향이 있다. 대부분의 의료소비자들이 유명병원의 의료서비스를 선호하는 이유는 유명병원일수록 의료서비스의 질뿐만 아니라 사후서비스에 대한 보장을 받을 수 있다는 신뢰감이 작용하기 때문일 것이다. 의료소비자가 주체가 되어 수행하는 병원경영분석은 수익력, 재무구조의 안정성, 경쟁력 등에 대한 평가를 통하여 병원의 영속성 등에 대한 정보를 얻는 데 목적을 두게 된다.

(4) 정부

정부는 주로 의료정책의 수립, 의료산업에 대한 규제 또는 지원정책의 수립, 조세정책의 수립 등에서 필요로 하는 정보를 얻기 위한 목적으로 경영분석을 수행한다. 예를 들어 세무기관은 병원의 조세부담능력을 평가하여 과세정책을 수립하고 있다. 병원의 조세부담능력은 수익력에 따라 영향을 받기 때문에 주로 수익력을 측정함으로써 병원의 조세부담능력을 평가한다. 그 밖에 세금포탈이나 누락에 대한 정보를 얻기 위한 목적으로 병원경영분석이 이루어지기도 한다. 한편 보건복지부에서는 의료수가정책 등의 수립에 필요한 정보를 얻기 위한 목적으로 병원경영분석을 한다.

(5) 기타 분석자

경쟁병원을 대상으로 하는 경영분석은 주로 경쟁병원의 강점과 약점을 파악하여 경영전략을 수립하는 데 필요한 정보를 얻을 목적으로 실시된다. 노동조합은 단체교섭의 근거를 마련할 목적으로 수익성 및 생산성 등에 대한 분석을 실시한다. 외부감사인이 주체가 되어 수행하는 감사분석은 회계처리 및 재무제표의 적정성 여부를 평가하는 데 초점을 두고 있다. 그 밖에 환경단체, 언론기관, 연구기관 등이 나름대로 필요한 정보를 얻기 위하여 병원을 대상으로 한 병원경영분석을 수행하고 있다.

3 Section3 병원경영분석의 방법

병원경영분석의 내용은 의사결정목적에 따라 달라진다. 재무제표만을 분석함으로써 필요한 정보를 얻을 수 있는가 하면, 재무제표 이외에 다양한 경제, 산업 및 병원 관련자료를 분석해야만 필요한 정보를 얻을 수 있는 경우도 있다.

[그림 1-3]에서 보여주는 것처럼, 병원경영분석에서 이용되는 분석방법은 크게 재무자료분석과 비재무자료분석으로 구분된다. 재무자료분석은 재무제표 등 회계자료를 대상으로 하는 분석방법으로 비율분석, 실수분석, 지수분석, 통계분석 등으로 구분된다.

비율분석은 재무비율을 표준비율과 비교하여 필요한 정보를 얻는 데 이용되는 방법이며, 실수분석은 재무제표상에 표시된 각 항목의 값을 그대로 이용하는 방법을 말한다. 예를 들어 경제적 또는 논리적인 연관성이 있는 두 개의 항목을 비교하는 비교분석, 재무제표 항목의 증감액을 분석하여 각 항목이 어떤 원인에 의해서 변동하였는가를 평가하는 증감분석, 수익과 비용 또는 현금수입과 현금지출이 균형을 보이고 있는가를 분석하는 균형분석 등이 실수분석에서 이용되고 있다. 지수분석은 주요 재무비율을 선정하여 산업에 대한 상대적인 비율을 산출한 후 각각에 부여된 가중치에 따라 가중평균지수를 계산하여 병원의 재무상태와 경영성과를 종합적으로 평가하는 방법을 말한다. 통계분석은 재

그림 1-3 ▶ 경영분석방법의 체계

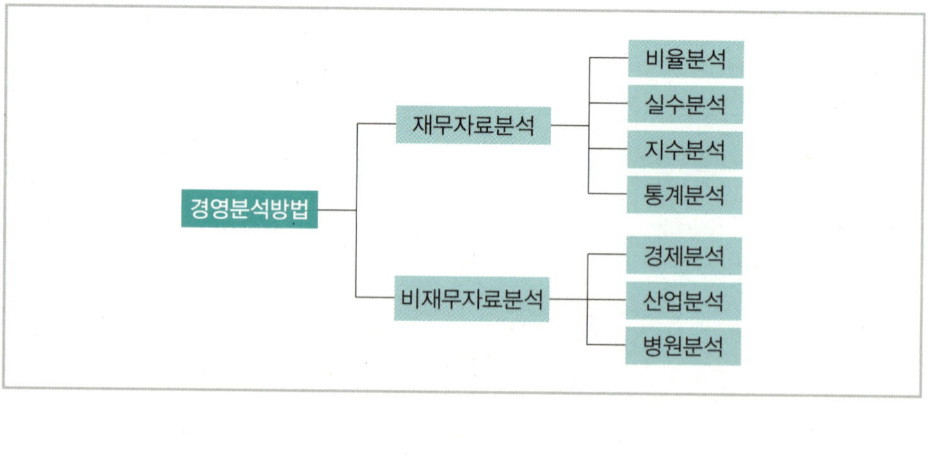

무비율의 유용성을 높이기 위해 계량적인 분석을 통하여 필요한 정보를 가공하는 방법을 말한다.

비재무자료분석은 재무제표에는 표시되지 않지만 병원의 재무상태와 경영성과에 중대한 영향을 미치는 병원 내 · 외의 질적 요인을 분석하는 것을 말한다. 전체 경제활동의 동향이나 방향을 파악하는 데 이용되는 경제분석, 의료산업의 특성이나 동향을 파악하는 데 이용되는 산업분석, 의료서비스의 구성 · 경쟁력 · 의료수준 등과 같은 질적 요인의 분석을 통하여 병원의 경영능력을 파악하는 데 이용되는 병원분석 등이 비재무자료분석의 수단으로 이용된다.

4 Section4 본 서의 구성

이 책은 모두 4편 12장으로 구성되어 있다.

제1편에서는 병원경영분석의 기초를 설명하였다. 제1장에서 병원의 의의와 특성, 병원경영분석의 의의와 목적, 병원경영분석의 방법 등에 대하여 설명하였다. 제2장에서 경영분석의 기초자료인 회계자료를 이해하기 위하여 병원회계에 대하여 기술하였으며, 제3장에서 병원회계의 자료로서 재무상태표(대차대조표), 손익계산서, 기본금변동계산서, 현금흐름표 등에 대하여 설명하였다.

제2편에서는 병원재무분석에 대하여 설명하였다. 제4장에서 병원재무비율분석의 의의, 재무비율의 분류와 표준비율, 병원재무비율의 계산과 경제적 의미, 병원재무비율분석의 한계점 등을 설명하였다. 제5장에서는 공통형 재무제표분석, 지수법, ROI분석, 원형도표분석 등에 대하여 설명하였다. 제6장에서 병원의 현금순환과정, 현금흐름표와 현금흐름비율분석, 현금예산 등에 대하여 설명하였다.

제3편에서는 병원성과분석에 대하여 설명하였다. 제7장에서 손익분기점분석의 의의와 의료비용, 손익분기점의 도출, 손익분기점분석의 활용, 손익분기점분석의 확장 및 한계점 등에 대하여 설명하였다. 제8장에서 레버리지의 의의,

영업레버리지분석, 재무레버리지분석과 자본조달분기점, 결합레버리지분석, 레버리지와 병원위험 등에 대하여 설명하였다. 제9장에서 환자진료량분석, 진료수익분석, 진료권분석 등에 대하여 설명하였다.

제4편에서는 병원원가기초와 신용분석, 병원가치평가에 대하여 설명하였다. 제10장에서 병원원가계산의 의의, 병원원가계산의 종류, 병원원가계산의 절차에 대하여 기술하였으며, 제11장에서 신용분석의 의의와 평가요인, 신용분석의 자료와 내용, 신용평가, 채권의 등급평가 및 병원채권의 발행 등에 대하여 설명하였고 제12장에서 병원의 가치평가에 대해 기술하였다.

연습문제

1 병원의 의의와 특성에 대해 설명하라.

2 전통적 병원경영분석과 현대 병원경영분석의 차이점을 설명하라.

3 병원경영분석의 의의와 목적을 설명하라.

4 의사결정시스템과 경영분석시스템의 관계를 설명하라.

5 병원경영분석의 방법으로 재무자료분석과 비재무자료분석을 비교 · 설명하라.

Chapter 02

병원회계의 기초

1. 회계의 의의
2. 재무회계의 기초
3. 병원회계의 의의
4. 병원재무제표의 구조
5. 회계거래의 기록

과거와 현재의 병원실체를 파악하기 위하여 먼저 회계의 기초적 이론과 병원재무제표의 구조, 병원회계의 특성 등을 이해할 필요가 있다. 본 장에서는 병원회계를 이해하기 위한 회계이론의 기초와 병원회계의 특성, 회계기록 등을 기술하고 있다.

1 Section1 회계의 의의

1.1 회계의 정의

미국공인회계사회(American Institute of Certificated Public Accountants : AICPA)는 회계란 '재무적 성격을 가진 거래나 사상을 의미 있는 방법으로 화폐단위에 의해 기록 · 분류 · 요약하고 해독하는 기술'이라고 정의하여 회계의 부기라는 기술적 측면을 강조하였다. 1960년대 후반 이후 미국회계학회(American Accounting Association : AAA)는 회계란 '정보이용자가 사정을 알고서 판단이나 의사결정을 할 수 있도록 경제적 정보를 식별하고 측정하여 전달하는 과정'이라고 정의하여 회계시스템이라는 관점에서 인식하였다. 결국 회계는 경제활동의 주체인 정보이용자가 합리적인 의사결정을 할 수 있도록 필요한 정보를 기록 · 처리하고 전달하는 정보시스템이다. 여기서 시스템의 의미는 정보를 기록하고 가공하여 경제주체의 내부와 외부에 전달해주는 유기체적 구조를 표현한다.

그림 2-1 ▶ 회계시스템

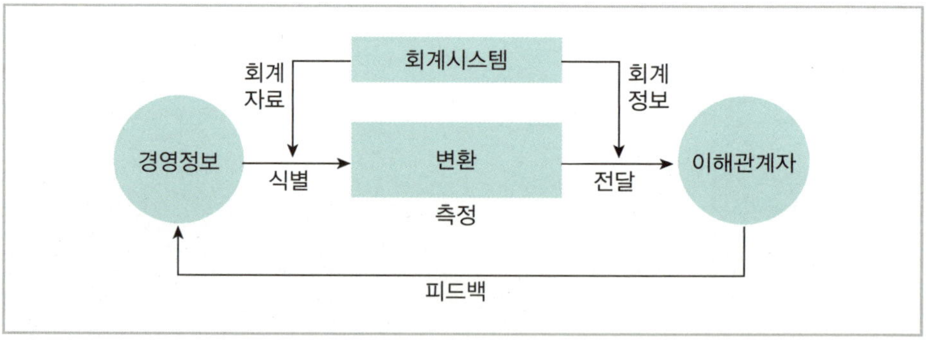

1.2 회계의 목적과 기능

회계의 기본 목적은 앞서 기술한 바와 같이 정보이용자에게 합리적인 의사결정을 하는 데 필요한 정보를 제공하는 것이다. 이러한 목적을 달성하기 위해 회계시스템은 회계자료의 인식 및 측정기능, 회계자료를 유용한 정보로 변환시키는 자료의 처리기능, 산출된 정보를 보고(전달)하는 기능을 갖는다. 회계자료를 인식한다는 것은 곧 회계기록의 대상이 되는 활동(거래)을 기록하는 것이며, 회계자료의 처리는 회계자료를 유용한 자료로 분류하고 요약하는 것을 말한다. 마지막으로 전달은 회계정보시스템을 통하여 산출된 회계정보를 정보이용자에게 효과적으로 전달하는 것을 의미한다.

1.3 회계의 분류

회계시스템은 [그림 2-2]에서 볼 수 있는 바와 같이 회계정보이용자의 정보이용 목적에 따라 재무회계, 관리회계, 세무회계, 특수회계(정부기관 예산회계) 등으로 분류된다.

그림 2-2 ▸ 회계시스템과 정보이용자

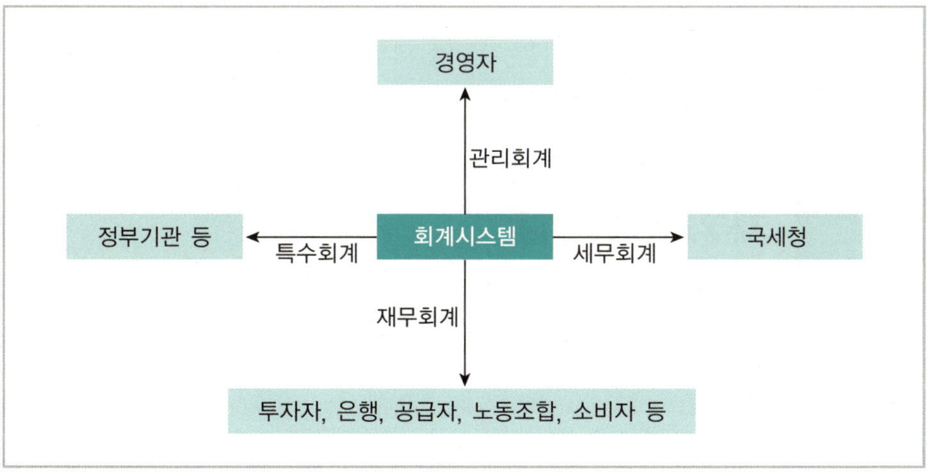

1) 재무회계

재무회계(financial accounting)는 기업 외부에 존재하는 다양한 이해관계자(투자자, 채권자, 공급자, 종업원, 소비자 등)들에게 합리적 의사결정을 하는 데 필요한 유용한 정보를 측정 · 보고할 목적으로 하는 회계를 말한다. 외부 이용자들에게 제공되는 재무회계정보는 요약된 형태로 보고되는데, 이 재무보고서를 재무제표라고 한다. 재무제표는 재무상태표, 손익계산서, 현금흐름표 등으로 구성된다.

2) 관리회계

관리회계는 경영자의 의사결정에 유용한 정보를 제공하는 것을 목적으로 하는 회계이다. 관리회계 정보는 대부분 기업 내부 경영자들이 이용하는 정보를 산출하는 회계이므로 특별한 재무보고서는 없다. 관리목적에 이용되는 정보 중 대표적인 정보는 원가정보이다.

3) 세무회계

세무회계는 외부 정보이용자 중에서 국세청에 정보를 제공하는 것을 목적으로 하는 것으로서 재무회계를 기초로 국세청의 과세소득을 계산하기 위한 회계이다. 당기순이익을 기초로 관련 세법의 규정에 따라 세무조정사항을 가감하여 세무회계상의 과세소득을 계산하는 절차를 세무조정이라 한다.

2 Section2 재무회계의 기초

2.1 재무회계의 기본 가정

회계정보가 외부 정보이용자들에게 경제적으로 유용한 정보가 되기 위해서는 재무회계에 대한 기본 가정이 필요하다. 재무회계의 기본 가정이란 회계정보에 관한 사건(거래)을 재무제표에 인식(기록)하기 위해서 전제되어야 할 가정으로 회계공준(postulate)이라고도 한다.

1) 기업실체의 가정

기업실체(business entity)의 가정이란 소유주나 경영자와 별개로 독립된 기업실체가 존재하며 이 실체는 독자적으로 자산을 소유할 수도 있고 부채를 부담할 수 있다는 가정이다. 따라서 이 가정을 바탕으로 재무제표 작성 시 기업실체를 회계단위로 간주하고 그 회계단위 관점에서 재무회계정보를 측정하고 보고하여야 한다.

2) 계속기업의 가정

계속기업의 가정이란 기업실체가 그 목적과 의무를 이행하기에 충분한 기간 동안 존속한다는 가정이다. 따라서 기업은 상당기간 존속하며 이 기간 동안 재무회계정보를 인식하고 보고하여야 한다.

3) 기간별 보고의 가정

기간별 보고의 가정이란 기업실체의 존속기간을 일정한 회계기간 단위로 구분하여 보고한다는 가정이다. 계속기업은 장기간 영속적으로 존재하는 것이기 때문에 정보이용자들에게 유용한 정보를 제공하기 위해서 일정한 기간 단위를 기준으로 회계정보를 보고하여야 한다. 다시 말해 각 기간단위를 기준으로 재무제표를 작성하는 것을 말하며, 여기서 말하는 기간단위를 회계연도라고 한다.

2.2 재무회계정보의 속성

재무회계정보의 속성이란 정보이용자의 의사결정에 유용한 정보를 제공하기 위하여 재무정보로서 갖추어야 할 속성을 말한다. 주요 속성으로 이해가능성, 목적적합성, 신뢰성, 비교가능성이 있다.

1) 이해가능성

재무회계정보가 갖추어야 할 속성으로 정보이용자가 그 정보를 쉽게 이해 가능하여야 한다. 재무회계정보가 다수의 이용자의 경제적 의사결정에 적합하지만 그 정보의 내용이 복잡하다는 이유로 제외되어서는 아니 된다.

2) 목적적합성

재무회계정보는 정보이용자의 의사결정목적에 적합해야 한다. 목적적합한 정보란 정보이용자가 과거, 현재, 미래의 사건을 평가하는 데 도움을 주어 경제적 의사결정에 영향을 미치는 정보를 의미한다.

3) 신뢰성

재무회계정보가 유용한 정보가 되기 위해서는 신뢰성이 있어야 한다. 재무회계정보가 나타내고자 하거나 나타낼 것으로 기대되는 사건(거래)을 충실하게 표현하고 있다고 믿을 수 있어야 한다.

4) 비교가능성

재무회계정보 이용자의 재무회계정보에 대한 기간별, 기업 간 비교가 가능하여야 한다. 이를 위해서는 일관된 회계처리방법을 적용하여야 한다.

2.3 재무회계기준

회계실무와 재무제표 작성을 지도하는 회계원칙으로서 '일반적으로 인정된 회계원칙(Generally Accepted Accounting Principles : GAAP)' 은 대부분 한국회계기준원에서 공식적으로 제정하고 있다. 이 회계원칙을 재무회계기준 또는 회계기준이라고 한다. 재무회계기준은 일반기업회계기준과 한국채택국제회계기준(Korean International Financial Reporting Standards : K-IFRS)으로 이원화하고 있는데, 일반기업회계기준은 비상장기업들이 따라야 할 회계기준이고, 한국채택국제회계기준은 상장기업을 비롯한 대부분의 기업들이 따라야 할 회계기준이다. 재무회계기준을 정하는 원칙으로 수익 · 비용 발생주의 기준, 수익의 실현주의 기준, 수익 · 비용 대응의 기준이 있다.

1) 수익 · 비용 발생주의 기준

수익 · 비용 발생주의 기준(accrual basis)이란 일정기간의 수익 · 비용 발생시점을 기준으로 인식한다는 것이다. 즉 수익은 실현된 시점에서 인식하고 비용은 발생된 시점에서 인식한다는 원칙이다. 따라서 현금의 수입이나 지출과는 관계없이 발생 여부를 기준으로 당기의 수익과 비용을 확정한다. 반면 현금주의는 영업활동에서 현금수입이 있으면 수익으로 보고 현금지출이 있으면 비용으로 보아 경영성과를 계산한다.

2) 수익의 실현주의 기준

수익의 실현주의(realization principle)란 수익을 실현하는 시점(기간)에서 인식한다는 원칙이다. 발생주의 기준에 따라 수익이 확정되었다고 하여도 수익이 실현된 시점에서 수익을 인식한다. 수익이 실현되었다는 것은 수익의 획득과정상 가장 결정적인 사건이 완료되었고 동시에 수익금액을 합리적으로 측정가능하다는 것이다.

3) 수익 · 비용 대응의 기준

수익 · 비용 대응의 기준이란 일정한 기간 발생한 수익과 이를 획득하는 데 소요된 비용을 대비시키는 것을 말한다. 즉 비용은 수익이 기록되는 기간과 동일한 기간에 기록되어 당기순이익을 산출하여야 한다는 원칙이다.

Section3 3 병원회계의 의의

3.1 병원조직

병원은 의료법 제3조에 '의료기관은 의료인이 공중 또는 특정 다수인을 위하여 의료 · 조산의 업을 행하는 곳' 으로 규정되고 있다. 개인병원을 제외한 모든 병원조직은 상법이 아닌 특별법에 근거하여 설립된 비영리기관이다. 그러나 병원조직은 비영리기관임에도 불구하고 의료업이라는 수익사업을 행하고 있으므로 수익사업에 한해서 법인세법의 적용을 받고 있다(다만 국립병원은 제외). 따라서 병원조직은 비영리기관이지만 수익사업을 행하고 법인세를 부담하고 있기 때문에 기업회계를 적용하고 있다고 본다.

3.2 병원회계의 목적과 특성

1) 병원회계의 목적

회계의 기본 목적은 정보이용자에게 합리적인 의사결정을 하는 데 필요한 정보를 제공하는 것이다. 병원회계도 병원 내 · 외부 이해관계자에게 적합한 정보를 제공함으로써 정보이용자가 합리적인 의사결정을 하도록 하는 데 그 목적이 있다. 병원 정보이용자는 병원 내부이용자와 외부이용자로 구분할 수 있는데

그림 2-3 ▸ 재무회계 정보이용자

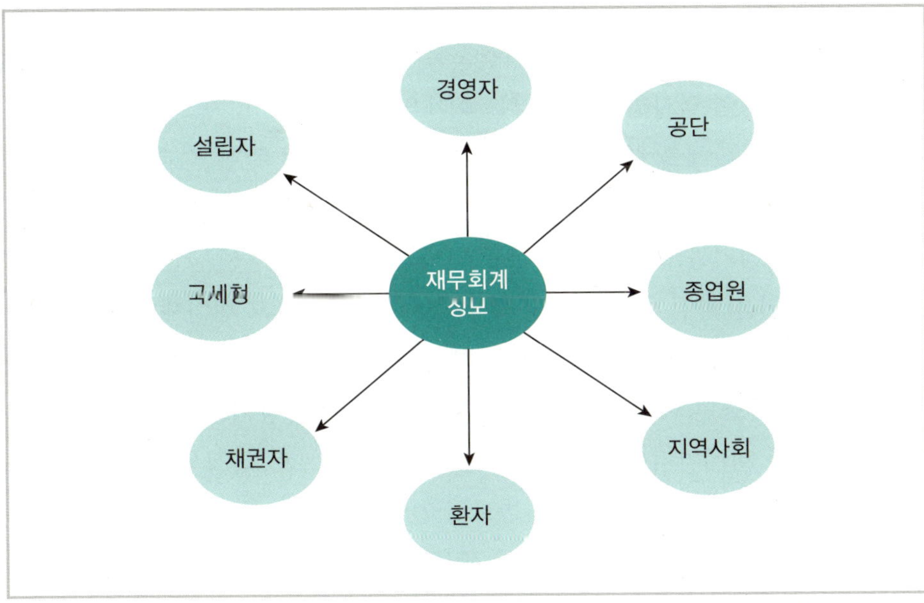

병원 내부이용자는 병원설립자, 경영자, 기금출연자이며, 병원 외부이용자는 보건복지부, 건강보험공단, 국세청, 종업원, 공급자, 채권자, 환자, 지역사회 등으로 구성된다. 병원경영자는 국민 건강 증진 도모와 아울러 병원의 합리적 경영을 위해서 재무회계정보가 요구되며, 보건복지부는 의료정책 결정, 건강보험공단은 의료보험수가와 보험료 결정, 종업원은 임금수준과 단체교섭결정, 공급자는 원재료 가격과 신용도 평가, 채권자는 부채의 상환능력 평가, 국세청은 각종 세금의 부과 및 징수, 지역사회는 지역주민의 건강 증진을 위한 공공보건과 예방활동 감시를 위해 재무회계정보가 이용된다.

병원회계의 일반적 기능을 정리하면 다음과 같다.

첫째, 병원경영에 일어나는 활동을 인식하여 가치를 부여 · 측정하고 복식부기의 원리에 따라 계정 양식에 의거, 기록하는 측정기능이 있다.

둘째, 앞에서 측정된 경영활동의 결과를 정보이용자가 의사결정을 하는 데 이용할 수 있도록 일정한 양식(재무제표)에 의해 보고하는 보고기능이 있다. 마지막으로 재무회계정보(재무제표)는 정보이용자의 목적에 따라 의사결정을 할 수 있도록 분석하고 해석하는 기능이 있다.

2) 병원회계의 특성

병원은 일반기업과 달리 비영리기관으로서 비영리기관의 회계 특성과 수익사업을 병행하는 수익사업체로서 갖는 회계의 특성, 그리고 제3자 진료비 지불방식으로 보험자단체를 통한 의료미수금 청구 · 정산에 관한 회계처리가 이루어지는 특성이 있다.

병원은 비영리기관으로서 영리 추구가 금지되어 기본재산, 기금, 지분에 대한 개인 소유권을 불인정함에 따라 이익배당이 불가능하고 법인세 지급을 제외하고 이익을 외부에 유출할 수가 없다. 따라서 이익잉여금처분회계가 불필요하다. 병원에서 창출된 이익은 병원의 고유목적사업에 충당되므로 고유목적사업준비금에 대한 회계처리를 한다. 병원은 비영리기관으로 특정목적사업을 하는데 필요한 자금을 운영하기 위하여 별도의 기금회계를 운영하고 있다.

그리고 병원은 무형의 의료서비스를 생산하는 조직이므로 원재료를 제외한 재공품 재고자산이 없기 때문에 원가계산을 통해 평가해야 할 재고자산이 없다. 따라서 원가계산을 하지 않고도 재무제표를 작성할 수 있다. 다시 말해 병원은 매출원가를 산출하기 위한 제품제조원가계산이 불필요하다. 그러므로 [그림 2-4]에서 볼 수 있는 바와 같이 병원과 제조기업은 손익계산서 양식상에 차이가 있다.

그림 2-4 ▶ 제조기업과 병원의 손익계산서 비교

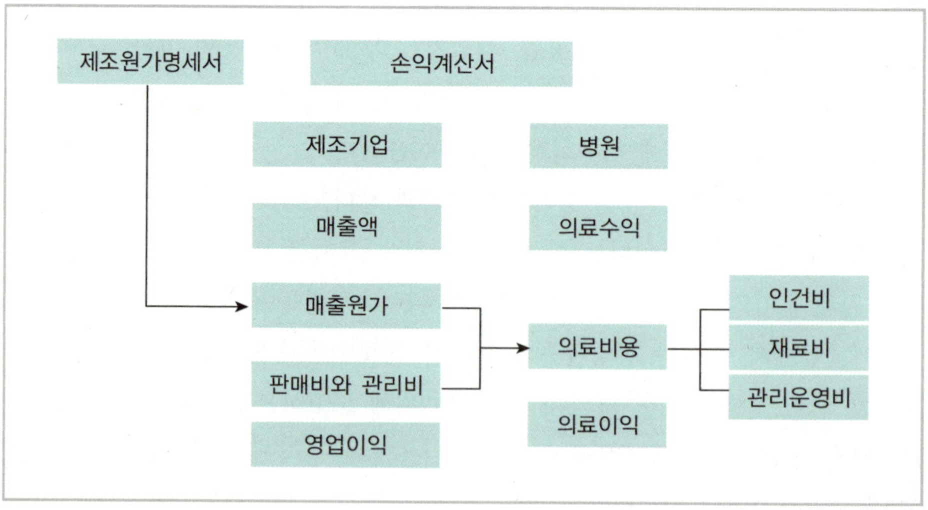

마지막으로, 병원은 각 환자유형(의료보험, 산재보험, 자동차보험, 의료급여)별로 보험자단체(국민건강보험공단, 근로복지공단, 손해보험회사, 지방자치단체)에 진료비를 청구하는 과정에서 미수금이 발생하며 이에 대한 회계처리(대금회수, 삭감, 감면, 대손 등)를 한다.

4 Section4 병원재무제표의 구조

병원은 인력, 시설, 물자, 자금 등 제 자원을 투입하여 환자에게 의료서비스를 생산하는 조직이다. 병원은 의료서비스를 생산하기 위해 환자 및 진료비관리, 물자관리, 인력관리, 회계 및 재무관리시스템으로 구성되어 있다. 병원회계는 이러한 의료경영시스템을 통하여 발생한 수익과 비용, 자금, 물자를 측정 · 기록 · 분류 · 요약하는 과정이다.

병원은 의료서비스를 환자에게 제공하기 위하여 인력, 시설, 물자, 자금 등 경영 제 자원을 투입함으로써 인건비, 재료비, 관리운영비 등 비용을 지출하고 의료서비스를 제공한 대가로 의료수익이 발생한다. 이러한 과정에서 발생하는 거래를 회계적으로 처리하여 재무제표를 작성하게 된다. 병원회계기준규칙에 정하고 있는 재무제표는 재무상태표, 손익계산서, 기본금변동계산서, 현금흐름표이다. 병원은 이익잉여금처분계산서 대신에 기본금변동계산서를 작성하고 있는데, 의료법인은 배당을 할 수 없게 되어 있어 이익잉여금처분계산서를 작성할 필요가 없고 단지 법인세 신고용으로 기본금변동계산서를 작성하고 있다.

4.1 재무상태표

1) 재무상태표의 구조와 형식

재무상태표(statement of financial position)는 일정시점(결산기 말)에서 병원의 자산, 부채, 자본에 관한 정보를 제공하는 재무보고서로서 대차대조표(balance sheet)라고도 한다. [그림 2-5]와 같이 T자 모형의 보고서 양식으로 만든 재무상태표는 왼편에 투자된 자산, 오른편에 자금조달원천별로 부채, 기본재산 또는 자본으로 구분하여 표시하며, 자산의 합계액과 부채 및 기본재산(자본)의 합계액은 같다. 그리고 재무상태표 작성 시, 재무상태표라는 명칭, 병원명, 재무상태표 작성날짜를 표시하여야 한다.

그림 2-5 ▶ 재무상태표의 구조

차변	대변
자산	부채
	기본재산(자본)
자산합계	부채 및 자본합계

재무상태표의 구성요소인 자산, 부채, 자본의 상호관계를 회계등식으로 표현하면 다음의 식과 같다.

자산 = 부채 + 자본

2) 자산

자산(assets)은 과거 거래의 결과로 발생되고 통제되는 미래의 경제적 효익이라고 정의하고 있다. 미래의 경제적 효익이란 미래의 순현금흐름을 가져올 수 있는 경제적 자원이며 과거의 거래에 의해 화폐금액으로 발생된다. 미래의 경제적 효익이 병원에 유입될 가능성이 매우 높고 신뢰성 있게 측정될 때 자산으로 인식하여 재무상태표에 기록한다. 이때 재무상태표에 표시된 자산은 재무상태표 작성시점에 그 자산을 취득할 당시 지급한 화폐액으로 표시한 것이며, 이는 원가주의에 입각하여 표시한 것이므로 그 자산의 진실한 가치를 표시한 것은 아니다.

3) 부채

부채(liabilities)란 현금으로 갚거나 상품을 인도하거나 용역을 제공해 주어야 할 경제적 의무이다. 즉 과거의 거래나 사건의 결과로 현재 기업실체가 부담하고 있고 미래에 자원의 유출(사용)이 예상되는 의무이다. 현재 의무의 이행에 따라 경제적 효익이 내재된 자원의 유출가능성이 높고 신뢰성 있게 측정될 때 부채로 인식하고 재무상태표에 기록한다.

4) 자본

자본(capital)은 자산에서 부채를 차감한 잔여지분(지분)으로 소유주의 청구권을 말한다. 부채는 채권자의 청구권으로, 자산은 소유주의 청구권과 채권자의 청구권을 합한 것이다. 따라서 소유주의 청구권은 자산에서 채권자의 청구권을 차감한 잔액으로 볼 수 있다.

4.2 손익계산서

1) 손익계산서의 구조와 형식

손익계산서(income statement)는 일정기간 동안 병원의 진료활동 결과 발생한 수익과 비용을 대응시켜 당해기간의 손익을 표시한 보고서로서 병원의 종합적인 경영성과를 나타내는 재무제표이다. [그림 2-6]과 같이 T자형의 보고서 양

그림 2-6 ▸ 손익계산서의 구조

차변	대변
비용	수익
당기순이익	
차변합계	대변합계

식으로 만든 손익계산서 왼쪽에 비용과 이익을, 오른쪽에 수익을 기록한다. 수익은 재무상태표의 대변 항목인 자본과 마찬가지로 내부에 현금이 유입(자본증가)되므로 대변에, 비용은 재무상태표의 자산투자와 같이 현금이 유출(자본감소)되므로 차변에 기록한다. 손익계산서의 차변합계와 대변합계가 같으므로 이를 일치시켜 주기 위해서 수익이 비용보다 크면 이익으로 차변에, 수익이 비용보다 작으면 대변에 기록한다.

비용 + 당기순이익 = 수익, 비용 = 수익 + 당기순손실

2) 수익

수익(income)은 일정기간 동안 경영활동을 통해 벌어들인 자산(현금 또는 현금을 받을 권리)이며 자본의 증가를 가져온다. 수익은 자산의 증가나 부채의 감소에 의해 미래의 경제적 효익이 증가하고 이를 신뢰성 있게 측정할 수 있을 때 손익계산서에 기록(인식)한다. 이는 수익의 인식으로, 자산의 증가 또는 부채의 감소에 대한 인식이 동시에 일어난다. 예를 들어 병원에서 의료수익이 증가하면 현금이나 미수금이 증가한다. 그리고 일정기간 의료수익의 증가는 의료서비스 제공으로부터 발생한 현금과 미수금의 합과 같다. 즉 기간 중의 총수익은 곧 동 기간의 순자산증가액과 같다. 따라서 수익의 증가는 곧 자본의 증가를 의미한다. 여기서 자본의 증가는 타인자본(부채)을 제외하면 지분의 증가와 같다.

3) 비용

비용(expense)은 기업이 수익을 얻기 위해 일정기간 동안 소비된 자산(상품 또는 현금의 지급, 현금을 지불할 의무)이며 자본을 감소시킨다. 구체적으로 비용은 수익을 얻기 위해 소비된 재화나 용역의 원가를 말한다. 비용은 자산의 감소나 부채의 증가와 관련하여 미래의 경제적 효익이 감소하고 이를 신뢰성 있게 측정할 수 있을 때 손익계산서상에 인식한다. 이는 비용의 인식으로, 자산의 감소 또는 부채의 증가에 대한 인식이 동시에 일어난다. 예를 들어 직원에 대한 급여를 지급한 경우, 인건비라는 비용이 발생하고 동시에 현금이라는 자산이 감소하거나 미지급인건비라는 부채가 증가한다. 결과적으로 비용은 순자산을 감소시킨다.

5 Section5 회계거래의 기록

5.1 회계의 순환과정

회계기간 중에 거래가 발생하면 이를 분석하여 분개장에 기록하고 계정별 원장에 전기한다. 기말에 가서 총계정원장 내의 각 계정의 차변과 대변에 기록된 금액의 정확성을 기하기 위하여 수정전시산표를 작성한다. 마지막으로 수정분개를 통하여 재무제표를 작성하여 회계정보이용자에게 보고한다. 이러한 일련의 과정은 [그림 2-7]과 같으며 이를 회계의 순환과정이라고 한다.

그림 2-7 ▸ 회계의 순환과정

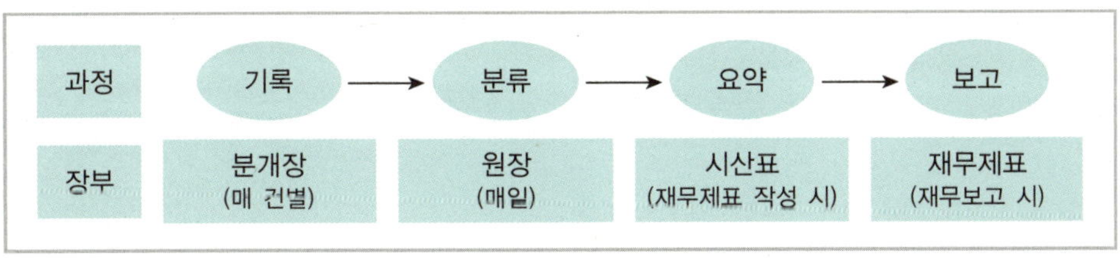

5.2 계정

계정(account)이란 자산, 부채, 자본, 수익, 비용에 속하는 여러 항목들을 각기 구분하여 기록하는 장소를 말한다. 계정은 T자 형식으로, T계정이라고 하며 왼쪽을 차변(debit : dr), 오른쪽을 대변(credit : cr)이라 부른다.

모든 계정과목은 T계정의 차변이나 대변에 기록하게 되는데, 거래를 분석하여 해당 계정에 기입할 때 계정기입의 규칙이 있다. 이를 좀 더 구체적으로 이해하기 위하여 재무상태표와 손익계산서 형식을 상기하여 보자.

재무상태표에서 자산의 증가는 투자로 인한 현금유출이므로 차변에, 부채 및 자본의 증가는 현금유입이므로 재무상태표 대변에 기입한다. 같은 논리로 손익계산서 비용의 증가는 자본(잉여금)의 감소 또는 현금유출이므로 차변에, 수익의 증가는 자본(잉여금)의 증가 또는 현금유입이므로 대변에 기입한다. 당기순이익과 당기순손실은 수익과 비용의 차이를 발생시키는 계정에 함께 기입한다. 예를 들어 수익이 크면 비용 쪽으로 균형을 맞추고 비용이 수익보다 크면 수익 쪽으로 균형을 맞추면 된다.

[그림 2-9]에서 재무상태표와 손익계산서상 현 위치에 있으면 증가, 그 반대 위치는 감소를 나타낸다. 자산이 증가하면 현 위치, 즉 차변, 자산이 감소하면 그 반대 위치는 감소, 부채가 증가하면 현 위치인 대변, 부채가 감소하면 그 반대 위치인 차변, 자본이 증가하면 현 위치인 대변, 감소하면 반대 위치인 차변에 기록한다. 그리고 비용이 증가하면 현 위치인 차변, 감소하면 그 반대 위치인 대변, 수익이 증가하면 현 위치인 대변, 감소하면 그 반대 위치인 차변에 각각 기록한다.

그림 2-8 ▶ T계정

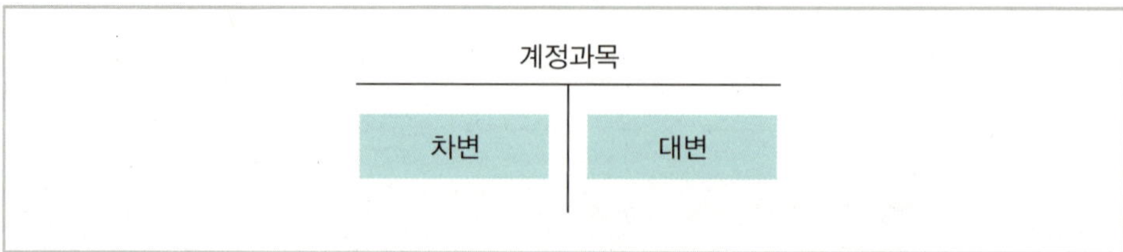

그림 2-9 ▶ 재무상태표와 손익계산서

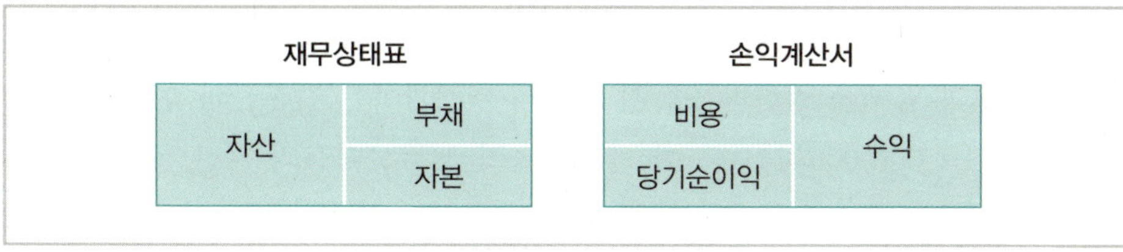

[그림 2-10]에서 자산계정 항목은 증가 시 차변, 감소 시 대변, 잔액은 차변에, 부채계정 항목은 증가 시 대변, 감소 시 차변, 잔액은 대변에, 자본계정 항목은 증가 시 대변, 감소 시 차변, 잔액은 대변에, 그리고 비용계정 항목은 증가 시 차변, 감소 시 대변, 잔액은 차변에, 수익계정 항목은 증가 시 대변, 감소 시 차변, 잔액은 대변에 남는다.

이와 같이 차변과 대변을 이용한 회계시스템에서 회계거래가 발생하여 계정에 기록할 때 반드시 한 개 이상의 차변기입과 이에 대응하는 한 개 이상의 대변기입, 즉 적어도 상호 대응되는 두 개의 기입이 동시에 이루어진다. 이때 한 회계거래에 대하여 기록된 차변금액의 합계와 대변금액의 합계는 항상 일치한다. 이와 같은 장부기록법을 복식부기시스템이라고 한다.

그림 2-10 ▶ 자산, 부채, 자본의 대차평균

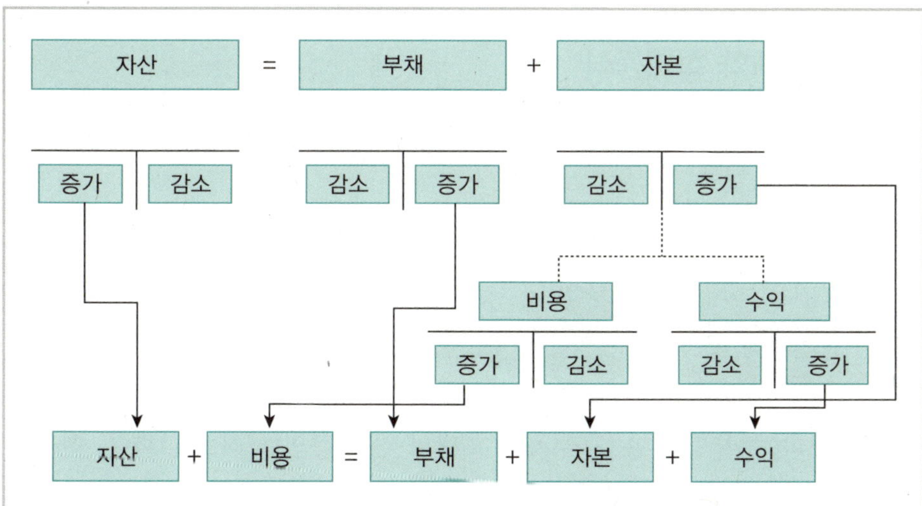

다음과 같은 거래에 대해 계정기입과 분개를 하여 보자.

한국병원의 대표가 1,000,000원을 현금으로 출연하였다. 먼저 이 거래에 대한 계정과목과 금액을 정한다. 즉 이 거래의 계정과목은 자본금과 현금이 적절하며 금액은 1,000,000원이다. 이 계정과목이 재무상태표의 자산, 부채, 자본 또는 손익계산서의 수익, 비용 중 어디에 속하는지를 판단한다. 출연금은 재무상태표의 자본, 현금은 재무상태표의 자산에 속한다. 마지막으로 T계정의 왼편과 오른편을 결정한다. 즉 출연금은 자본이 증가하였기 때문에 자본금계정 원래의 위치인 오른편 대변에 금액 1,000,000원을 기록한다. 그리고 현금, 즉 자산이 증가하였기 때문에 현금계정에서 재무상태표 원래의 위치인 차변에 1,000,000원을 기록한다.

현금	
① 1,000,000	

자본금	
	① 1,000,000

이 거래를 다음과 같이 분개한다.

(차변) 현금 1,000,000 (대변) 자본금 1,000,000

5.3 회계거래와 회계등식

1) 회계거래의 의의

회계거래(transaction)라 함은 병원의 자산, 부채 및 자본의 변동을 가져오는 경제적 사건을 화폐액으로 측정하는 것을 말한다. 회계거래는 수익 · 비용과 관련하여 교환거래, 손익거래, 혼합거래로 분류할 수 있다.

교환거래는 병원의 수익이나 비용을 직접적으로 발생시키지 않는 거래로 자산 간의 교환, 자본금의 출자, 부채의 조달과 상환 등의 거래를 말한다. 현금으로 의료장비를 구입하거나 현금을 출자한 경우가 교환거래의 예이다. 손익거래는 병원의 수익과 비용을 직접적으로 변동시켜 순자산에 영향을 미치는 거래로 인건비 지급, 수익발생으로 인한 현금증가 등을 손익거래로 볼 수 있다. 혼합거래는 한 거래 내에 교환거래와 손익거래가 동시에 발생하는 거래로 원금과 이자를 포함한 차입금 상환, 의료장비의 처분에 따른 손실 발생 등을 혼합거래의 예로 볼 수 있다.

2) 회계거래의 기록

병원의 자산, 부채 및 자본에 변화를 가져오면서 그 변화의 크기를 금액으로 측정할 수 있는 사건을 기록하는 것을 회계거래의 기록이라고 한다. 회계거래를 장부상에 기록하는 방법으로 복식부기방법이 있다. 복식부기는 하나의 거래를 차변과 대변에 기록해 가는 방법으로 회계등식을 이용하여 회계거래를 기록한다.

회계등식 : 자산 + 비용 = 부채 + 자본 + 수익

[그림 2-11]에서 보듯이 회계거래로 기록되면 거래발생 전 회계등식과 거래발생 후 회계등식이 균형을 유지하면서 등식 내의 개별적인 자산, 부채, 자본의 금액이 달라진다. 예를 들어 의료장비를 1,000,000원 현금으로 구입하는 경우 회계등식은 다음과 같다.

그림 2-11 ▸ 회계거래와 회계등식

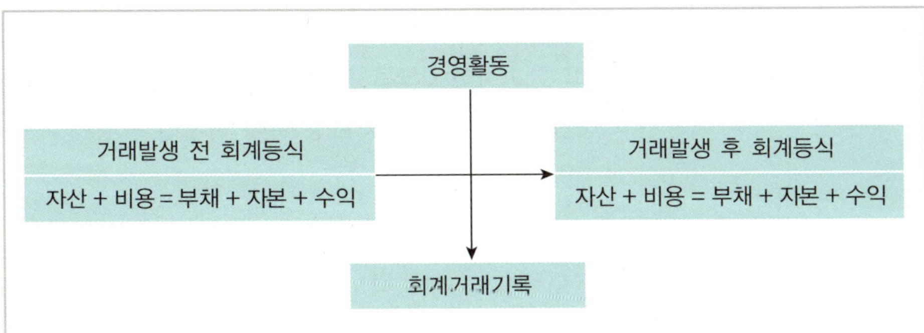

자산(의료장비 1,000,000−현금 1,000,000)+비용(0)=부채(0)+자본(0)+수익(0)

이 거래는 의료장비는 자산이고 증가하였으므로 자산계정 원래 위치인 차변에, 동시에 현금인 자산이 감소하였으므로 자산계정 원래 위치의 반대편 대변에 기록한다.

(차변) 의료장비 1,000,000 (대변) 현금 1,000,000

또한 은행으로부터 이자를 100,000원 현금으로 받은 경우 회계등식은 다음과 같다.

자산(현금 100,000)+비용(0)=부채(0)+자본(0)+수익(이자수익 100,000)

이 거래는 이자수익은 수익계정이고 증가하였으므로 수익계정 원래 위치인 대변에, 현금은 자산계정이고 증가하였으므로 원래 위치인 차변에 기록한다.

(차변) 현금 100,000 (대변) 이자수익 100,000

반대로 은행에 이자를 100,000원 현금으로 지급한 경우 회계등식은 다음과 같다.

자산(−100,000)+비용(100,000)=부채(0)+자본(0)+수익(0)

이 거래에서 현금은 자산이고 감소하였으므로 자산계정 원래 위치의 반대편, 즉 대변에, 이자는 비용이고 증가하였으므로 비용계정 원래 위치인 차변에 기록한다.

(차변) 지급이자비용 100,000 (대변) 현금 100,000

5.4 분개와 계정기입

회계거래가 발생하면 앞에서 설명한 바와 같이 회계등식의 원리에 따라 차변요소와 대변요소로 나누고 그 금액을 확정하여 회계장부에 기록하게 된다. 이때 차변요소와 대변요소로 나누는 행위, 즉 거래에 내재된 원인과 결과를 구분하여 차변과 대변에 따로따로 기록하는 행위를 분개(journalizing)라고 하고 분개를 기록하는 장부를 분개장(journal)이라고 한다.

분개방법을 이해하기 위해 앞에서 의료장비를 현금 1,000,000원에 구입한 거래의 결합관계를 살펴보자.

(차변) 자산의 증가 1,000,000 (대변) 자산의 감소 1,000,000

위의 결합관계에서 분개 시 자산이라는 포괄적인 명칭 대신 의료장비라는 구체적인 명칭을 부여한다. 또한 의료장비라는 자산이 차변에 기록되면 그 자체가 의료장비 자산의 증가를 의미한다. 마찬가지로 현금이라는 자산이 대변에 기록되면 그 자체가 현금의 감소를 의미한다. 따라서 위의 기록에서 구체적인 계정명칭을 사용하고 증가 또는 감소라는 말을 제거하면 다음과 같은 분개가 완성된다.

(차변) 의료장비 1,000,000 (대변) 현금 1,000,000

위의 분개를 보고 거꾸로 어떤 거래가 발생하였는지를 추론할 수 있다. 즉 '(차변) 의료장비 1,000,000'은 의료장비 1,000,000원 증가를 뜻하며, '(대변) 현금 1,000,000'은 현금 1,000,000원 감소를 뜻한다. 이 둘을 연결하면 '의료장비 1,000,000원어치를 현금으로 구입하다'라는 거래가 된다. 이와 같은 분개를 하기 위해서는 자산, 부채, 자본, 수익, 비용의 어떤 계정과목에 기록할 것인가, 얼마의 금액으로 기록할 것인가, 차변과 대변 중 어디에 기록할 것인가를 판단하여야 한다.

다음 자료는 20×1년도 4월 1일부터 4월 30일까지 1개월간의 한국병원의 영업에 관한 자료이다. 이 자료를 이용하여 거래를 분석하고 분개하여 각 계정에 기입하여 보자.

■ 거래 1 : 20×1년 4월 1일 현금 10,000,000원을 출연하여 법인병원(한국병원)을 설립하였다.

[거래분석]

현금(자산)이 10,000,000원 증가하였으므로 현금계정 차변에 기입하고 기본금(출연금)은 자본으로 증가하였으므로 기본금계정 대변에 기입한다.

[분개]

① (차변) 현금 10,000,000 (대변) 기본금 10,000,000

[계정기입]

현금	
① 10,000,000	

기본금	
	① 10,000,000

■ 거래 2 : 20×1년 4월 2일 병원건물 일부를 편의점에 임대하고 연간 임대료 600,000원을 현금으로 받다.

[거래분석]

미리 받은 임대료로서 선수임대료 600,000원이 증가하였으므로 선수임대료(부채)계정 대변에 기입하고 현금(자산)은 증가하였으므로 현금계정 차변에 기입한다.

[분개]

② (차변) 현금 600,000 (대변) 선수임대료 600,000

[계정기입]

현금	
② 600,000	

선수임대료	
	② 600,000

■ 거래 3 : 20×1년 4월 3일 갑 의료기기회사로부터 의료장비를 외상으로 1,200,000원에 구입하다.

[거래분석]

의료장비(자산)가 1,200,000원 증가하였으므로 의료장비계정 차변에 기입하고, 외상매입금(부채)이 1,200,000원 증가하였으므로 외상매입금계정 대변에 기입한다.

[분개]

③ (차변) 의료장비 1,200,000 (대변) 외상매입금 1,200,000

[계정기입]

의료장비	
③ 1,200,000	

외상매입금	
	③ 1,200,000

■ 거래 4 : 20×1년 4월 15일 사무용비품을 현금 500,000원에 구입하고 대금은 어음으로 지급하다.

[거래분석]

사무용비품(자산)이 500,000원 증가하였으므로 비품계정 차변에 기입하고 어음으로 대금을 지급하여 지급어음(부채)이 500,000원 증가하였으므로 지급어음계정 대변에 기입한다.

[분개]

④ (차변) 비품 500,000 (대변) 지급어음 500,000

[계정기입]

비품	
④ 500,000	

지급어음	
	④ 500,000

■ 거래 5 : 20×1년 4월 17일 당월의 진료비 2,000,000원에서 본인부담금인 1,000,000원을 현금으로 수령하고 나머지는 공단에 진료비를 청구하다.

[거래분석]

진료비는 의료수익이고 2,000,000원 증가하였으므로 의료수익계정 대변에 기입하고, 현금(자산)이 1,000,000원 증가하였으므로 현금계정 차변에, 그리고 나머지 미수금(자산)이 증가하였으므로 의료미수금계정 차변에 기입한다.

[분개]

⑤	(차변) 현금	1,000,000	(대변) 의료수익	2,000,000
	의료미수금	1,000,000		

[계정기입]

현금	
⑤ 1,000,000	

의료수익	
	⑤ 2,000,000

의료미수금	
⑤ 1,000,000	

■ 거래 6 : 20×1년 4월 18일 보험료 1년분 240,000원을 현금으로 납부하다.

[거래분석]

보험료를 미리 선급하였으므로 선급보험료(자산)가 240,000원 증가하였으므로 차변에 기입하고, 현금(자산)이 240,000원 감소하였으므로 현금계정 대변에 기입한다.

[분개]

⑥ (차변) 선급보험료 240,000 (대변) 현금 240,000

[계정기입]

선급보험료	
⑥ 240,000	

현금	
	⑥ 240,000

■ 거래 7 : 20×1년 4월 20일 은행으로부터 1,000,000원을 차입하다.

[거래분석]

은행차입금은 부채이고 1,000,000원 증가하였으므로 차입금계정 대변에 기입하고, 현금(자산)이 1,000,000원 증가하였으므로 현금계정 차변에 기입한다.

[분개]

⑦ (차변) 현금 1,000,000 (대변) 은행차입금 1,000,000

[계정기입]

현금	
⑦ 1,000,000	

차입금	
	⑦ 1,000,000

■ 거래 8 : 20×1년 4월 25일 직원급료 400,000원을 지불하다.

[거래분석]

직원급료는 400,000원이 증가하였으므로 급여(비용)계정 차변에 기입하고, 현금으로 지급되었으므로 현금계정 대변에 400,000원을 기입한다.

[분개]

⑧ (차변) 급여 400,000 (대변) 현금 400,000

[계정기입]

급여	
⑧ 400,000	

현금	
	⑧ 400,000

■ 거래 9 : 20×1년 4월 26일 '을' 제약회사로부터 약품 300,000원을 구입하고 대금 중 200,000원은 현금으로 지급하고 잔액은 외상으로 하다.

[거래분석]

약품(자산)이 300,000원 증가하였으므로 약품계정 차변에 기입하고, 현금(자산) 200,000원은 지급(감소)되었으므로 현금계정 대변에 기입한다. 잔액은 외상으로 구매하였으므로 외상매입금(부채)이 증가하여 외상매입금 계정 대변에 100,000원을 기입한다.

[분개]

⑨ (차변) 약품	300,000	(대변)	현금	200,000
			외상매입금	100,000

[계정기입]

약품	
⑨ 300,000	

현금	
	⑨ 200,000

외상매입금	
	⑨ 100,000

■ 거래 10 : 20×1년 4월 30일 월말에 4월분 약품대금 100,000원과 사무실임차료 50,000원을 현금으로 지급하다.

[거래분석]

약품대금은 재료비로서 비용이 100,000원 증가하였으므로 재료비계정 차변에 기입하고, 현금(자산)으로 지급(감소)되었으므로 현금계정 대변에 기입한다. 또한 사무실임차료도 비용이고 50,000원 증가하였으므로 임차료계정 차변에, 현금으로 지출되었으므로 현금계정 대변에 기입한다.

[분개]

⑩	(차변) 재료비	100,000	(대변) 현금	150,000
	임차료	50,000		

[계정기입]

재료비	
⑩ 100,000	

현금	
	⑩ 150,000

임차료	
⑩ 50,000	

■ 거래 11 : 20×1년 4월 31일 월말에 전기수도료 50,000원과 재산세 50,000원을 현금으로 지급하다.

[거래분석]

전기수도료와 재산세는 모두 비용이고 각각 50,000원씩 증가하였으므로 비용계정 차변에 기입하고, 현금으로 지급되었으므로 현금계정 대변에 기입한다.

[분개]

⑪	(차변) 전기수도료	50,000	(대변) 현금	100,000
	세금과 공과금	50,000		

[계정기입]

전기수도료	
⑪ 50,000	

현금	
	⑪ 100,000

세금과 공과금	
⑪ 50,000	

5.5 분개장

앞에서 간편 분개법으로 분개한 거래내역을 분개장에 기록하게 되는데, 이때 거래를 발생 순으로 기입한다. 분개장 기입순서는 다음과 같다.

첫째, 거래의 '발생일자'를 첫 난에 기록한다.

둘째, 각 거래에서 차변에 기입되는 계정과목의 이름을 '적요'란의 첫 항목에 기입하고 금액은 차변란에 기입한다.

셋째, 대변에 기입되는 계정과목은 차변의 계정과목 밑줄에 쓰되 몇 칸을 왼쪽으로 띈다. 그리고 금액은 대변란에 기입한다.

넷째, 원면은 원장의 계정번호로, 분개장에 원장의 계정번호[01]를 기입한다.

앞에서 분개한 내역을 분개장에 옮기면 [표 2-1]과 같다.

표 2-1 | 분개장

(단위 : 원)

일자		적요	원면	차변	대변
4월	1일	현금	101	10,000,000	
		기본금	301		10,000,000
		현금을 출연하여 법인병원 설립			
	2일	현금	101	600,000	
		선수임대료	202		600,000
		건물임대료 1년분 미리 받음			
	3일	의료장비	111	1,200,000	
		외상매입금	205		1,200,000
		의료장비 구입			

01 원장의 계정번호 또는 계정과목번호는 자산, 부채, 자본, 수익, 비용 순으로 되어 있다. 물론 병원별로 고유한 번호를 부여하고 있는데, 보통 자산 1××, 부채 2××, 자본 3××, 수익 4××, 비용 5×× 순으로 나간다.

	15일	비품	115	500,000	
		지급어음	203		500,000
		비품구입			
	17일	제좌*			
		현금	101	1,000,000	
		의료미수금	104	1,000,000	
		의료수익	401		2,000,000
		진료비수입 입금			
4월	18일	선급보험료	106	240,000	
		현금	101		240,000
		보험료 선지급			
	20일	현금	101	1,000,000	
		차입금	201		1,000,000
		은행차입			
	25일	급여	501	400,000	
		현금	101		400,000
		직원급료 지불			
	26일	약품	112	300,000	
		제좌			
		현금	102		200,000
		외상매입금	205		100,000
		약품비 지불			
	30일	제좌			
		재료비	502	100,000	
		임차료	504	50,000	
		현금	101		150,000
		재료비, 임차료 지불			
	31일	제좌			
		전기수도료	505	50,000	
		세금과 공과금	506	50,000	
		현금	101		100,000
		수도료, 공과금 지불			
합계				16,490,000	16,490,000

* 두 개 이상의 계정을 동시에 기록할 때 계정 위에 제좌라고 표시함.

5.6 원장

분개가 완료되고 분개장에 기록이 되면 분개장의 차변에 기입된 내용은 원장

표 2-2 | 총계정원장

기본금	301
	① 10,000,000

선수임대료	202
	② 600,000

의료장비	111
③ 1,200,000	

비품	115
④ 500,000	

지급어음	203
	④ 500,000

외상매입금	205
	③ 1,200,000
	⑨ 100,000

의료수익	401
	⑤ 2,000,000

의료미수금	104
⑤ 1,000,000	

선급보험료	106
⑥ 240,000	

차입금	2011
	⑦ 1,000,000

급여	501
⑧ 400,0000	

약품	112
⑨ 300,000	

재료비	502
⑩ 50,000	

임차료	504
⑩ 50,000	

전기수도료	505
⑪ 50,000	

세금과 공과금	506
⑪ 50,000	

	현금계정		101
	① 10,000,000	⑥ 240,000	
	② 600,000	⑧ 400,000	
	⑤ 1,000,000	⑨ 200,000	
	⑦ 1,000,000	⑩ 150,000	
		⑪ 100,000	
계	12,600,000	1,090,000	
차이	11,510,000		

해당 계정의 차변에 옮기고 대변에 기입된 내용은 원장의 대변에 옮긴다. 이러한 과정을 원장으로의 전기(posting)라고 한다. 이 원장을 총계정원장이라고도 한다. 앞의 거래 1에서 11을 원장에 전기하면 [표 2-2]와 같다.

5.7 시산표 작성

복식부기에서는 모든 거래를 차변과 대변으로 나누어 동일한 금액을 차변과 대변에 분개한 다음, 차변에 분개된 금액은 총계정원장의 차변에 전기하고 대변에 분개된 금액은 총계정원장 대변에 전기한다. 따라서 총계정원장의 차변금액과 대변금액은 대차평균의 원리에 따라 같아지게 된다. 시산표는 총계정원장에 있는 모든 계정과목을 모아놓은 표이며 회계등식에 따라 시산표 등식이 성립한다.

시산표는 모든 계정의 과목을 집계하는 곳으로 각 계정의 차변합계액과 대변합계액을 모아서 작성한 합계시산표, 각 계정의 잔액만 모아서 작성한 잔액시산표, 이 두 시산표를 합친 합계잔액시산표가 있다. 시산표 작성은 자산, 부채, 자본, 수익, 비용 순으로 작성한다. 그리고 이 시산표는 결산수정분개가 이루어지기 전에 작성되므로 수정 전 시산표라고 한다. 앞에서 정리된 총계정원장을 중심으로 시산표를 작성하면 [표 2-3]과 같다.

그림 2-12 ▶ 시산표 등식 : 자산 + 비용 = 부채 + 자본 + 수익

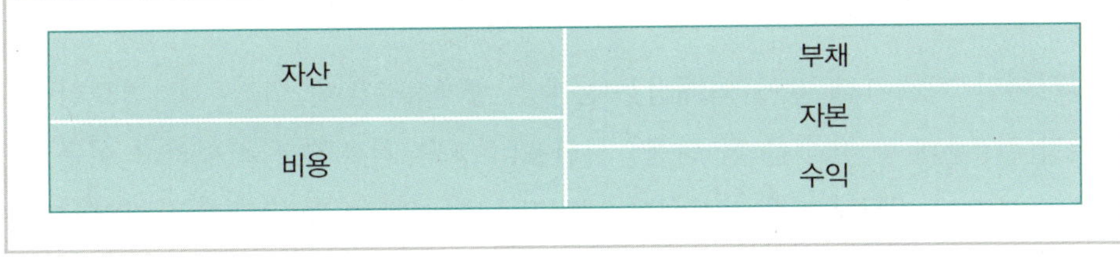

표 2-3 | 수정 전 시산표

(20×1년 4월 30일 현재)

한국병원 (단위 : 원)

차변		계정과목	대변	
잔액	합계		합계	잔액
11,510,000	12,600,000	현금	1,090,000	
1,200,000	1,200,000	의료장비		
500,000	500,000	비품		
1,000,000	1,000,000	의료미수금		
300,000	300,000	약품		
240,000	240,000	선급보험료		
		차입금	1,000,000	1,000,000
		외상매입금	1,300,000	1,300,000
		지급어음	500,000	500,000
		선수임대료	600,000	600,000
		기본금	10,000,000	10,000,000
		의료수익	2,000,000	2,000,000
400,000	400,000	급여		
100,000	100,000	재료비		
50,000	50,000	임차료		
50,000	50,000	전기수도료		
50,000	50,000	세금과 공과금		
15,400,000	16,490,000	합계	16,490,000	15,400,000

5.8 결산

결산이란 회계기간 말에 회계장부(분개장, 총계정원장)를 마감하고 필요한 결산수정(수정분개 및 전기)을 한 다음, 시산표(수정 후 시산표)를 작성하고 이를 기초로 정산표와 재무제표를 작성하고 계정을 마감하는 일련의 절차를 말한다.

그림 2-13 ▶ 결산절차

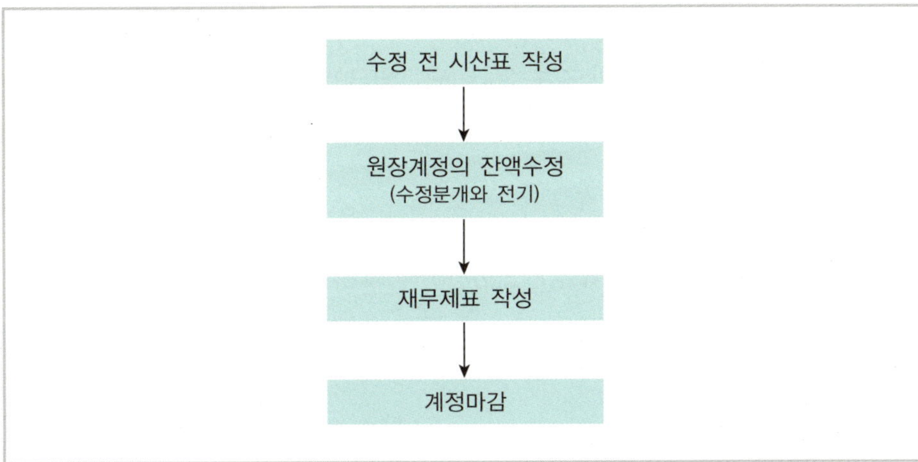

앞에서 시산표 작성을 통해 계정 잔액에 오류가 없는 것으로 판단되면 장부상 기록되지 않았거나 추가로 기록하여야 할 결산수정사항을 파악하고 기록하여 원장의 계정 잔액수정이라는 작업이 이루어진다. 결산시점에서 이러한 결산수정사항을 수정기입하는 것을 결산수정분개라고 한다.

1) 결산수정분개

수정분개의 대상항목의 유형에는 크게 발생항목과 이연항목이 있다. 발생항목은 이미 발생하였으나 아직 장부상에 기록되지 않은 항목을 말한다. 대표적인 항목으로 미수수익과 미지급비용이 있다. 미수수익(유동자산)은 발생하였으나 아직 현금으로 회수되지 않은 수익으로 미수이자, 미수임대료 등이 있다. 미지급비용(유동부채)은 이미 발생하였으나 현금으로 지급되지 않은 비용으로 미지급이자, 미지급급여, 미지급임차료 등이 있다.

이연항목은 현금의 지급이나 수취는 있었으나 이번 연도의 수익과 비용이 아니기 때문에 다음 연도의 수익과 비용으로 연기시키는 항목을 말한다. 대표적인 항목으로 선수수익과 선급비용(유동부채)이 있다. 선수수익은 수익이 발생되기 전에 현금을 받아 부채로 기록된 미실현수익을 말하며 선수임대료, 선수이자 등이 있다. 선급비용(유동자산)은 현금은 이미 지급되었지만 이번 연도 비용이 아니어서 그 지출을 이연시켜 자산으로 계상하는 항목으로 선급보험료, 선급임차료 등이 있다.

앞에서 예시한 한국병원의 경우 20×1년 4월 30일 현재 다음과 같은 수정사항이 발견되었다고 하자.

〈미수수익〉

① 은행예금에 대한 월이자 100,000원이 발생하였으나 아직 받지 못하였다. 수정분개를 하면 다음과 같다.

(차변) 미수수익 100,000 (대변) 이자수익 100,000

위의 수정분개를 원장에 전기한 결과는 다음과 같다.

미수수익 402	
4/30 100,000	

이자수익 405	
	4/30 100,000

〈미지급비용〉

② 장부상에 직원의 급여가 400,000원 지급되었으나 4월 특근 수당을 지급하지 않아 4월 말 현재 100,000원이 미지급 상태에 있다. 이에 대한 수정분개는 다음과 같다.

(차변) 급여 100,000 (대변) 미지급금 100,000

위의 수정분개를 원장에 전기한 결과는 다음과 같다.

급여 501	
⑧ 400,000	
4/30 100,000	

미지급금 221	
	4/30 100,000

③ 1월분 이자비용 100,000원을 아직 지급하지 않았다. 수정분개는 다음과 같다.

(차변) 이자비용 100,000 (대변) 미지급금 100,000

위의 수정분개를 원장에 전기하면 다음과 같다.

이자비용	511
4/30 100,000	

미지급금	221
	4/30 100,000

〈선수수익〉

④ 4월 2일 병원건물을 일부 임대하고 1년분 임대료 600,000원을 받았으며 이 중 4월 한 달 실현된 수익은 50,000원이다. 수정분개는 다음과 같다.

(차변) 선수수익 50,000 (대변) 임대료수익 50,000

위의 수정분개를 원장에 전기하면 다음과 같다.

선수수익	202
4/30 50,000	② 600,000

임대료수익	411
	4/30 50,000

〈선급비용〉

⑤ 한국병원은 1년분 보험료 240,000원을 선납하였다. 그런데 매월 비용화되는 보험료는 매월 10,000원이므로 다음과 같이 수정분개를 한다.

(차변) 보험료 10,000 (대변) 선급보험료 10,000

위의 수정분개를 원장에 전기하면 다음과 같다.

보험료	503
4/30 10,000	

선급보험료	106
⑥ 240,000	4/30 10,000

〈재고자산〉

⑥ 20×1년 4월 26일 약품 300,000원을 구입하여 결산일 현재 창고조사를 해보니 미사용분이 150,000원이었다. 이에 대한 수정분개는 다음과 같다.

(차변) 재료비 150,000 (대변) 약품 150,000

위의 수정분개를 원장에 전기하면 다음과 같다.

재료비	503
4/30 150,000	

약품	112
⑨ 300,000	4/30 150,000

〈감가상각비〉

⑦ 한국병원은 4월 3일 의료장비를 1,200,000원에 구입하였는데, 이 기기의 내용연수는 5년이고 잔존가치는 없는 것으로 추정하였을 경우 감가상각비를 계상해 주어야 한다. 이때 감가상각방법은 정액법으로 한다. 따라서 감가상각비는 월 20,000원$\left(=\frac{1,200,000\text{원}}{60\text{개월}}\right)$이 되며 수정분개는 다음과 같다.

(차변) 감가상각비 10,000 (대변) 의료장비감가상각누계액 10,000

위의 수정분개를 원장에 전기하면 다음과 같다.

감가상각비	503
4/30 10,000	

의료장비감가상각누계액	207
	4/30 10,000

⑧ 한국병원은 4월 15일 비품을 360,000원에 구입하였는데, 이 비품의 내용연수는 3년이고 잔존가치는 없는 것으로 가정하는 경우 이 비품의 감가상각비

를 계상하여야 한다. 이때 감가상각법으로 정액법을 적용할 때, 월 감가상각비는 10,000원이다. 수정분개는 다음과 같다.

(차변) 감가상각비 10,000 (대변) 비품감가상각누계액 10,000

위의 수정분개를 원장에 전기하면 다음과 같다.

감가상각비	504
4/30 10,000	

비품감가상각누계액	208
	4/30 10,000

2) 수정 후 잔액시산표 작성

수정분개를 원장에 전기한 후 분개장과 총계정원장을 바탕으로 수정 후 잔액시산표를 작성하면 [표 2-4]와 같다.

3) 재무제표 작성

결산이란 회계기간 말에 회계장부(분개장, 총계정원장)를 마감하고 필요한 결산수정사항을 분개장과 원장에 기입한 후, 최종적으로 원장을 마감하고 잔액시산표란의 금액과 결산수정분개란의 금액을 통합하여 수정 후 잔액시산표를 작성한다. 그리고 수정 후 잔액시산표에 있는 계정 중 수익 · 비용계정은 손익계산서란에 옮겨 손익계산서 차변의 비용금액과 대변의 수익금액을 합계하고 그 차이를 당기순이익 또는 당기순손실로 기록한다. 또한 수정 후 잔액시산표에 있는 계정 중 자산, 부채, 자본계정을 재무상태표란에 옮겨 차변의 자산금액을 합계하고 대변의 부채 및 자본금액을 합계하여 각각 합계란에 기록한다. 이때 양변의 차이를 당기순이익 또는 당기순손실로 기록하여 손익계산서란의 당기순이익 또는 당기순손실과 일치하는지를 확인한다.

표 2-4 | 수정 후 시산표

(20×1년 4월 30일 현재)

한국병원 (단위 : 원)

차변		계정과목	대변	
잔액	합계		합계	잔액
11,510,000	12,600,000	현금	1,090,000	
1,200,000	1,200,000	의료장비감가누계액	10,000	10,000
500,000	500,000	비품		
		비품감가누계액	10,000	10,000
1,000,000	1,000,000	의료미수금		
150,000	300,000	약품	150,000	
100,000	100,000	미수수익		
230,000	240,000	선급보험료	10,000	
		차입금	1,000,000	1,000,000
		외상매입금	1,300,000	1,300,000
		미지급금	200,000	200,000
		지급어음	500,000	500,000
	50,000	선수수익	600,000	550,000
		기본금	10,000,000	10,000,000
		의료수익	2,000,000	2,000,000
		임대료수익	50,000	50,000
		이자수익	100,000	100,000
500,000	500,000	급여		
250,000	250,000	재료비		
50,000	50,000	임차료		
20,000	20,000	감가상각비		
10,000	10,000	보험료		
50,000	50,000	전기수도료		
50,000	50,000	세금과 공과금		
100,000	100,000	이자비용		
15,720,000	17,020,000	합계	17,020,000	15,720,000

표 2-5 | 재무상태표와 손익계산서

재무상태표
(20×1년 4월 30일 현재)

한국병원 (단위 : 원)

자산		부채 및 자본	
현금	11,510,000	외상매입금	1,300,000
의료미수금	1,000,000	미지급어음	500,000
선급보험료	230,000	선수임대료	550,000
미수수익	100,000	미지급금	200,000
약품	150,000	차입금	1,000,000
의료장비	1,200,000	자본금(출연금)	10,000,000
비품	500,000		
감가상각비누계액	(20,000)	당기순이익	1,120,000
자산합계	14,670,000	부채 및 자본합계	14,670,000

손익계산서
(20×1년 4월 30일 현재)

한국병원 (단위 : 원)

비용		수익	
급여	500,000	의료수익	2,000,000
재료비	250,000	임대료수익	50,000
전기수도료	50,000	이자수익	100,000
세금과 공과금	50,000		
보험료	10,000		
임차료	50,000		
감가상각비	20,000		
이자비용	100,000		
당기순이익	1,120,000		
합계	2,150,000	합계	2,150,000

4) 계정마감

계정마감이란 회계기말의 분개장과 총계정원장 등의 장부를 다음 연도에 기록할 수 있도록 잔액을 정리하는 절차를 말한다. 총계정원장에는 손익계산서의 손익계정, 즉 수익계정과 비용계정이 있고 재무상태표의 자산, 부채, 자본계정

그림 2-14 ▸ 계정마감의 절차

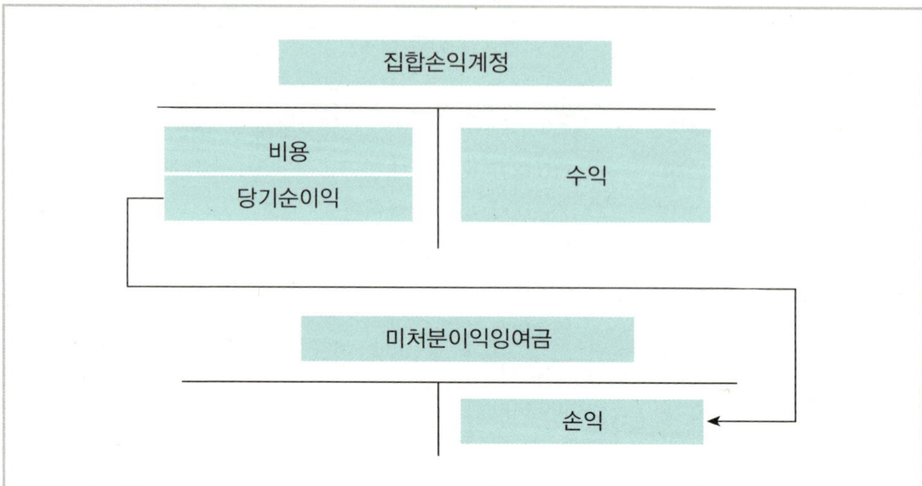

이 있다. 이 중 손익계정을 임시계정이라 하고 재무상태표의 계정을 영구계정이라 하며 이들의 마감절차는 다음과 같다.

(1) 손익계정마감

손익계정을 마감하기 위하여 임시계정인 집합손익계정을 설정한다. 이 계정은 잔액을 0으로 만들기 위해 모든 수익과 비용을 집합시킨다. 먼저 수익계정을 집합손익계정에 대체시키기(모으기) 위하여 수익의 대변잔액을 차변으로 기입하고 집합손익계정 대변에 기입한다.

(차변) ○○○수익 ××× (대변) 집합손익 ×××

그리고 비용계정을 집합손익계정에 대체시키기(모으기) 위하여 비용의 차변잔액을 대변으로 기입하고 집합손익계정 차변에 기입한다.

(차변) 집합손익 ××× (대변) ○○○비용 ×××

따라서 수익계정과 비용계정이 집합손익계정으로 대체되어 0이 되고 계정은 마감된다.

앞에서 수익계정과 비용계정을 모은 집합계정은 대변에 모든 수익, 차변에 모든 비용이 집계된다. 수익이 비용보다 크면 집합손익계정 대변에 잔액이 남게 된다(당기순이익 발생). 이 대변잔액이 미처분이익잉여금계정 차변에 대체되면서 집합손익계정이 마감된다.

(차변) 집합손익	×××	(대변) 미처분이익잉여금	×××

한국병원의 수익의 대변잔액을 집합손익계정 차변으로 대체한다.

(차변) 의료수익	2,000,000	(대변) 집합손익	2,150,000
임대료수익	50,000		
이자수익	100,000		

한국병원의 비용의 차변잔액을 집합손익계정 대변으로 대체한다.

(차변) 집합손익	1,030,000	(대변) 급여	500,000
		재료비	250,000
		전기수도료	50,000
		세금과 공과금	50,000
		보험료	10,000
		임차료	50,000
		감가상각비	20,000
		이자비용	100,000

위의 한국병원의 손익계정마감을 위한 분개를 하면, 다음과 같다.

(차변) 집합손익	1,120,000	(대변) 미처분이익잉여금	1,120,000

(2) 영구계정마감

영구계정은 실재하는 계정으로 재무상태표의 자산, 부채, 자본계정을 말하며 영구계정을 마감하는 방법은 다음과 같다.

첫째, 자산계정의 차변잔액은 대변에 차기이월로 기록하여 차변합계와 대변합계를 일치시킨다. 다음 회계기간 개시일에 이월된 금액을 대변에 전기이월로 표시한다.

둘째, 부채와 자본계정의 잔액은 동일한 금액을 차변에 차기이월로 기록하며 차변과 대변의 합계액을 일치시킨다. 다음 회계기간 개시일에 이월된 금액을 대변에 전기이월로 표시한다.

연습문제

1 다음 용어를 간략하게 설명하라.
(1) 회계의 정의
(2) 회계거래
(3) 수익비용의 발생주의
(4) 복식부기회계시스템
(5) 회계등식
(6) 수익과 비용의 정의
(7) 분개장과 원장
(8) 수정분개

2 사산, 부채 및 사본의 개념을 설명하라.

3 회계의 순환과정을 설명하라.

4 손익계산서와 재무상태표의 구조 및 형식에 대해 설명하라.

5 계정마감에 대해 설명하라.

6 병원회계의 특성에 대해 설명하라.

7 다음 거래를 분개하시오.
(1) 진료비 ₩300,000을 현금 ₩200,000과 우리은행 발행 당좌수표 ₩100,000으로 받다.
(2) 우리은행과 당좌차월한도를 ₩10,000,000으로 당좌차월계약을 체결하다. 현대약품으로부터 외상매입금 10,000,000을 갚기 위하여 당좌수표를 발행하다. 당좌예금잔액은 ₩1,000,000이다.
(3) 김해동의 퇴원미수금 ₩1,000,000 중에서 ₩500,000을 받았으나 나머지 ₩500,000은 지불능력이 없어 회수불능으로 판명되었다.
(4) 한국병원의 20×1년 12월 31일 의료미수금 잔액은 ₩1,000,000이다. 이 중 회수불능인 미수금은 ₩300,000이 있으며 나머지 ₩700,000 중 대손예상액은 ₩70,000이다. 이 병원은 지금까지 대손충당금을 설정하지 아니하였다.
(5) 당월에 A약품 ₩500,000, B약품 ₩500,000을 구입하고, 대금은 ₩500,000을

지불하고 나머지는 외상으로 하다.

(6) 지난달 전기료 ₩100,000을 미지급한 상태에 있다.

(7) A의료장비를 구입하기 위해 계약금 ₩1,000,000을 현금으로 지급하다.

(8) 부산약품으로부터 외상매입한 약품대금 ₩500,000을 현금지불하고 ₩50,000을 할인받다.

(9) A회사로부터 단체 건강진단을 한 대가로 약속어음 ₩100,000을 받다.

(10) 한국병원에서 중간예납으로 ₩300,000의 법인세를 납부하다.

8 다음은 한국병원의 20×1년도 10월 말 수정 전 잔액시산표이다. 결산수정사항에 의해 수정분개를 하고 수정 후 잔액시산표, 재무상태표, 손익계산서를 작성하시오.

합계잔액시산표(수정 전)

20×1년 10월 30일

잔액	합계	계정과목	합계	잔액
2,000,000	3,000,000	현금	1,000,000	
200,000	200,000	약품		
100,000	100,000	공기구비품		
1,000,000	1,000,000	임차보증금		
	100,000	외상매입금	200,000	100,000
		단기차입금	1,000,000	1,000,000
		기본금	2,000,000	2,000,000
		의료수익	300,000	300,000
100,000	100,000	인건비		
3,400,000	4,500,000	합계	4,500,000	3,400,000

〈월말 수정사항〉

① 10월분 임차료 ₩10,000을 미지급한 상태에 있다.

② 10월분 차입금 이자 ₩20,000을 미지급한 상태에 있다.

③ 약품재고는 ₩20,000이다.

03

Chapter

병원재무제표의 이해

1. 재무상태표
2. 손익계산서
3. 기본금변동계산서
4. 현금흐름표
5. 재무제표 간의 상관관계

병원경영분석에서 주로 이용되는 재무제표는 병원의 이해관계자에게 재무정보를 제공하기 위해 작성되는 회계보고서로서 재무상태에 대한 정보를 제공하는 재무상태표(대차대조표), 경영성과에 대한 정보를 제공하는 손익계산서, 그리고 현금흐름에 대한 정보를 제공하는 현금흐름표 등으로 구성된다. 기업재무제표에는 재무상태표, 손익계산서, 현금흐름표, 이익잉여금처분계산서, 자본변동표 및 주석이 있는 반면, 병원재무제표에서는 의료기관회계기준규칙(보건복지부령 제257호)과 재무제표세부작성방법고시(보건복지부고시 제2003-78호)에 따른 재무상태표, 손익계산서, 기본금변동계산서, 현금흐름표 및 주기와 주석이 있으며, 2013년 의료기관 「재무제표세부작성방법」고시 개정안에 따라 변경된 내용을 수정한 재무제표를 활용하였다. 본 장에서는 병원경영분석의 기초자료인 재무상태표, 손익계산서, 기본금변동계산서, 현금흐름표 등을 중심으로 자료의 구성과 내용에 대해 살펴보고자 한다.

Section1 1 재무상태표

재무상태표(statement of financial position)는 일정시점(결산기 말)에서 병원의 자산, 부채, 자본에 관한 정보를 제공하는 재무보고서로서 대차대조표(balance sheet)라고도 한다.[01] 재무상태표는 작성방법에 따라 계정식과 보고식 재무상태표가 있다. 계정식 재무상태표에서는 차변과 대변으로 구분하여 각각 자산과 부채 및 자본을 기재하며, 보고식 재무상태표에서는 위에서 아래 방향으로 자산, 부채, 자본의 순서로 기재한다. 보고식으로 작성된 재무상태표 양식은 [표 3-1]과 같다.

재무상태표를 통하여 자금운용(자산)과 조달원천(부채와 자본)의 관계를 파악할 수 있다. 재무상태표의 자산항목은 병원이 조달한 자금의 운용(투자활동)을 나타내며, 부채와 자본항목은 자금의 조달(자본구조)을 나타내고 있다. 따라서 재무상태표는 일정한 시점에서 병원의 투자활동과 자금조달활동의 결과를 정리한 보고서라고 말할 수 있다.

1.1 자산항목

재무상태표상의 자산항목은 유동성이 높은 순서에 따라 배열함을 원칙으로 한다. 유동성(liquidity)은 자산의 현금 전환 정도를 의미하며 현금화가 용이한 자산을 유동성이 높은 자산이라고 한다. 자산은 유동자산과 비유동자산으로 구분하고 유동자산, 비유동자산 순으로 배열한다.

유동자산은 유동성의 정도에 따라 현금 및 현금성자산, 단기금융상품, 유가증권(단기매매증권, 단기매도가능증권 등), 의료미수금과 재고자산의 순으로 배열되어 있으며, 비유동자산(또는 고정자산)은 투자자산, 유형자산과 무형자산의 순

01 2013년 의료기관 「재무제표세부작성방법」고시 개정안에서 대차대조표로 고시하고 있으나 본 서에서는 대차대조표를 재무상태표로 칭한다.

으로 배열되어 있다. 유동자산은 유동성이 높은 자산부터 낮은 순서로 배열하는 것을 원칙으로 하나, 비유동자산 중에서 유형자산의 구분표시는 이와 반대로 유동성이 낮은 자산부터 높은 순으로 배열하는 고정성 배열법이 적용되는데, 이는 중요성의 원칙과 회계 관행에 따라 정해진 것이다.

표 3-1 | 재무상태표 양식

계정과목	당기	전기
	금액	금액
자　　산		
Ⅰ. 유동자산	×××	×××
(1) 당좌자산	×××	×××
1. 현금 및 현금등가물	×××	×××
2. 단기금융상품	×××	×××
:	:	:
(2) 재고자산	×××	×××
1. 약품	×××	×××
2. 진료재료	×××	×××
:	:	:
Ⅱ. 비유동자산	×××	×××
(1) 투자자산	×××	×××
1. 장기금융상품	×××	×××
2. 투자유가증권	×××	×××
:	:	:
(2) 유형자산	×××	×××
1. 토지	×××	×××
2. 건물	×××	×××
:	:	:
(3) 무형자산	×××	×××
1. 영업권	×××	×××
2. 창업비	×××	×××
:	:	:
(자 산 총 계)	×××	×××
부　　채		
Ⅰ. 유동부채	×××	×××
1. 매입채무	×××	×××
2. 단기차입금	×××	×××

:	:	:
Ⅱ. 비유동부채	×××	×××
1. 장기차입금	×××	×××
2. 외화장기차입금	×××	×××
:	:	:
(부 채 총 계)	×××	×××
자 본		
Ⅰ. 자본금(기본재산)	×××	×××
1. 기본금	×××	×××
- 법인기본금	×××	×××
- 기타기본금	×××	×××
Ⅱ. 잉여금	×××	×××
1. 자본잉여금	×××	×××
- 기타자본잉여금	×××	×××
2. 이익잉여금	×××	×××
- 차기이월잉여금	×××	×××
- 당기순이익(순손실)	×××	×××
:	:	:
(자 본 총 계)	×××	×××
(부채와 자본총계)	×××	×××

1) 유동자산

유동자산(current assets)은 재무상태표의 작성일로부터 1년 이내에 현금으로 전환되거나 전환이 예상되는 자산을 말하며, 현금화의 정도에 따라 당좌자산과 재고자산으로 구분하고 있다.

당좌자산(quick assets)은 유동자산 중에서 환금성이 가장 높은 자산으로 단기간에 현금화시킬 수 있는 현금 및 현금성자산, 단기금융자산, 의료미수금(재원미수금, 퇴원미수금, 외래미수금, 기타미수금), 단기대여금 등이 포함된다.[02] 한편 재고자산(inventories)은 병원이 정상적인 의료활동 과정에서 소비할 목적으로 보유하고 있는 자산을 말하며 소비과정을 거쳐야만 현금화시킬 수 있는 자산으로

02 현금성자산은 큰 거래비용 없이 현금전환이 용이하고 이자율 변동에 따른 가치변동위험이 중요하지 않은 유가증권 및 단기금융상품으로서 취득 당시 만기가 3월 내에 도래하는 것을 말한다.

서 당좌자산에 비하여 유동성이 낮은 자산이다. 재고자산에는 약품, 진료재료, 급식재료, 일반저장품, 의료소모품, 미착재료, 기타재고자산 등이 포함된다.

2) 비유동자산

비유동자산(non-current assets)은 정상적인 의료서비스활동에 투자되어 운용되고 있는 자산으로서 현금화하는 데 1년 이상이 소요되고 사용형태가 급격하게 변하지 않는 자산을 말한다. 비유동자산은 투자자산, 유형자산과 무형자산으로 분류되며, 토지를 제외한 대부분의 유·무형자산은 감가상각이라는 절차를 통해 장기간에 걸쳐 비용으로 처리된다.

투자자산(long-term investments)은 장기적인 투자수익을 목적으로 보유하는 채권 및 주식 등의 금융자산, 영업활동에 사용되지 않는 투자부동산(토지 및 건물), 특정 목적(퇴직금 지급, 설비확장, 채무상환 등)의 장기성 예금, 그리고 다른 기업에 대한 중대한 영향력 행사나 지배를 목적으로 장기간 보유하는 주식(관계기업투자주식)이 포함된다. 투자자산은 병원의 고유한 영업목적에 사용되지 않는다는 점에서 유형자산과 구분되며, 장기적으로 보유하고 있다는 점에서 단기투자목적의 유동자산과 구분된다. 투자자산에는 장기금융상품, 장기투자증권(매도가능증권과 만기보유증권), 장기대여금, 퇴직보험예치금, 보증금, 이연법인세차, 기타의 투자자산 등이 포함된다.

유형자산(tangible assets)은 병원의 정상적인 의료활동과정에서 장기간(1년 이상) 사용하기 위하여 소유하고 있는 유형의 자산을 말하며, 토지, 건물, 구축물, 기계장치, 의료장비, 차량운반구, 공기구비품, 기타유형자산, 건설 중인 자산 등을 포함한다.

무형자산(intangible assets)은 물리적 형태는 없으나 병원의 수익창출에 기여할 것으로 예상되는 자산으로 영업권, 산업재산권(특허권, 의장권, 상표권, 저작권 등) 등을 포함한다.

1.2 부채와 자본항목

1) 부채항목

부채와 자본항목도 마찬가지로 유동성 배열의 원칙에 따라 구분 · 표시되고 있다. 부채는 상환만기가 빠른 순으로 기록되며, 상환기간을 기준으로 하여 1년 이내에 상환해야 하는 부채는 유동부채로 분류하며, 적어도 1년이 경과해야만 상환되는 부채를 비유동부채(또는 고정부채)로 분류하고 있다.

유동부채(current liabilities)는 일상적인 상거래에서 발생하는 영업상의 채무와 만기가 1년 이내인 지급채무로 구성된다. 유동부채에는 매입채무, 단기차입금, 미지급금, 선수금, 예수금, 미지급비용, 유동성장기부채, 선수수익, 예수보증금, 단기부채성충당금, 임직원단기차입금 등이 속한다. 한편 비유동부채(noncurrent liabilities)는 만기가 1년 이상인 장기성부채로서 장기차입금, 외화장기차입금, 금융리스미지급금, 장기성매입채무, 퇴직급여충당금, 이연법인세대, 임대보증금 등이 비유동부채에 속한다.

2) 자본항목

자본(stockholders' equity)은 기업의 소유자인 주주에게 귀속되는 소유자지분을 의미한다. 자본은 자산총액에서 부채총액을 차감한 잔여지분, 즉 자본금, 자본잉여금, 이익잉여금과 자본조정으로 분류된다. 병원은 기업과 달리 자본을 기본금, 자본잉여금, 이익잉여금으로 분류한다. 여기서 기본금은 병원설립자가 출연한 출연금으로 법인기본금과 기타기본금을 포함한다. 자본잉여금(capital surplus)은 자본거래(증자, 감자 등)에서 발생된 잉여금으로 주식발행초과금, 감자차익과 기타자본잉여금 등이 포함되나, 병원은 재평가적립금을 제외하고는 자본거래로부터 발생하는 잉여금이 거의 없다. 이익잉여금은 차기이월잉여금과 당기순이익을 포함한다.

1.3 재무상태표의 한계

재무상태표는 일정한 시점에서 자금의 운용결과와 조달원천을 나타내는 보고서이기 때문에 병원의 재무상태를 평가하는 데 유용한 자료로 이용되고 있다. 특히 재무상태표의 정보는 병원의 유동성 및 재무적 탄력성(financial flexibility), 부채상환능력과 이익창출능력 등을 평가하는 데 유용하게 이용될 수 있다.[03]

그러나 재무상태표는 다음과 같은 몇 가지 한계점을 가지고 있다.[04]

첫째, 재무상태표는 역사적 원가주의(historical cost principle)에 입각하여 작성되기 때문에 현행 시장가치(current market value)를 나타내지 못한다는 점이다. 따라서 재무상태표상의 자산가치와 경제적 실질가치 사이에 차이가 있을 수 있다. 또한 물가변동으로 인한 화폐성 자산 · 부채의 구매력손익과 비화폐성 자산 · 부채의 보유손익이 재무상태표에 반영되지 않는다. 어떤 자원들은 아예 공시조차 되지 않기 때문에 재무상태표상의 순자산액이 공정한 시장가치를 나타낸다고 볼 수 없다.

둘째, 재무상태표에는 많은 질적 정보 또는 비계량적 정보가 반영되어 있지 않다는 점이다. 모든 회계처리가 실제로 발생한 거래를 기준으로 이루어지기 때문에 어떤 자원은 미래의 현금흐름을 창출하기 위해 사용되었음에도 불구하고 그 자원이 재무상태표에 기재되지 않는 경우가 있다. 예로서 인적자원을 들 수 있다. 경영능력이 탁월한 경영집단은 병원의 미래 현금흐름을 증가시키는 중요한 인적자원임에도 불구하고 재무상태표에는 이러한 가치가 기재되지 않는다.

셋째, 대체적 회계처리방법이 지나치게 많이 인정되고 있다는 점이다. 기업회계기준에서 인정하고 있는 여러 회계처리방법 중에서 하나를 선택하여 회계처리를 할 수 있기 때문에 여러 병원의 재무상태표를 비교 · 분석하는 것이 어려울 뿐만 아니라 동일 병원이라 하더라도 회계처리방법을 변경하는 경우에는

03 재무적 탄력성은 현금흐름의 금액과 시기를 효과적으로 조절할 수 있어서 예상하지 않은 자금수요 또는 투자기회에 대처할 수 있는 병원의 능력을 의미한다.

04 권수영 · 이재경, 중급 재무회계, 박영사, 2005, pp.116~117.

재무상태표를 기간별로 비교하는 것도 현실적으로 어려운 일이다.

넷째, 재무상태표를 작성하는 데 주관적인 판단이 많이 개입된다는 점이다. 예를 들어 병원의 재무구조가 부실한 경우 이를 은폐하기 위하여 자산을 가공하거나 부채를 미계상하는 분식회계의 가능성이 있다.

다섯째, 일반적으로 인정된 회계원칙하에서는 부외금융(off-balance sheet financing)현상이 발생할 가능성이 있다는 점이다. 예를 들어 비유동자산을 구입하지 않고 리스를 이용하는 경우에 리스이용자(임차인)가 운용리스로 회계처리하면, 리스이용자는 리스의무를 재무상태표에 부채로 계상하지 않고도 비유동자산의 구입대금을 조달한 것과 동일한 경제적 효과를 얻게 된다.

이상과 같은 한계로 인하여 재무상태표는 특정 시점에서의 재무상태, 즉 자산과 부채 및 소유주지분을 실질적으로 평가하여 작성하는 것이 아니라, 단순히 정해진 회계처리방법에 따른 회계기록의 결과로 차기에 이월될 잔액의 나열에 불과하고 회계실체의 정확한 경제적 상태를 나타내 주지 못한다는 비판을 받고 있다. 그러므로 재무상태표를 분석하는 경우에는 재무상태표상에 나타나지 않지만 재무상태를 파악하는 데 중요한 정보를 보완적으로 이용하여야 한다.

2 Section2 손익계산서

손익계산서(income statement)는 일정기간 동안 병원에서 발생한 수익과 비용을 대응시켜 당해기간의 손익을 표시한 보고서로서 병원의 종합적인 경영성과를 나타내는 재무제표이다. 병원회계준칙에서는 이익항목을 의료이익, 경상이익, 법인세비용차감전순이익, 당기순이익으로 구분 · 표시하도록 규정하고 있으나, 본서는 의료이익, 법인세차감전순이익, 당기순이익으로 구분 · 표시한다. 병원의 손익계산서 양식은 [표 3-2]와 같다.[05]

05 한국채택국제회계기준(K-IFRS)에서 손익계산서는 법인세차감전순손익에서 법인세를 차감하고 중단영업손실을 차감한 후 당기순손익을 도출하지만 병원에서는 중단영업손익이 발생하지 않으므로 법인세를 차감한 후 바로 당기순손익으로 표시한다. 한편 한국채택국제회계기준에서 포괄손익계산서는 당기순이

표 3-2 | 손익계산서

계정과목	당기	전기
	금액	금액
Ⅰ. 의료수익		
1. 입원수익	×××	×××
2. 외래수익	×××	×××
:	:	:
(의 료 수 익 계)	×××	×××
Ⅱ. 의료비용		
(1) 인건비	×××	×××
1. 급여	×××	×××
2. 퇴직급여	×××	×××
:	:	:
(2) 재료비	×××	×××
1. 약품비	×××	×××
2. 진료재료비	×××	×××
:	:	:
(3) 관리운영비	×××	×××
1. 복리후생비	×××	×××
2. 여비교통비	×××	×××
:	:	:
(의 료 비 용 계)	×××	×××
Ⅲ. 의료이익(손실)	×××	×××
Ⅳ. 의료외수익	×××	×××
1. 의료부대수익	×××	×××
2. 이자수익	×××	×××
3. 자산수증수익	×××	×××
4. 채무변제이익	×××	×××
:	:	:
Ⅴ. 의료외비용	×××	×××
1. 의료부대비용	×××	×××
2. 이자비용	×××	×××
3. 재해손실	×××	×××
:	:	:
Ⅵ. 법인세차감전순이익(순손실)	×××	×××
1. 법인세비용	×××	×××
:	:	:
Ⅶ. 당기순이익(순손실)	×××	×××

익과 기타포괄손익(해외사업장환산차이, 매도가능금융자산, 현금흐름회피, 부동산재평가이익 등)을 구분 · 표시하도록 되어 있다.

2.1 손익계산서의 내용

1) 의료이익

의료수익(medical revenue)은 의료활동을 통하여 의료서비스를 제공한 대가로 얻어지는 수익으로 입원수익, 외래수익, 기타의료수익으로 구분된다. 의료비용(medical expense)은 의료서비스를 제공하는 과정에서 소비된 비용으로 인건비(급여, 제수당, 퇴직급여), 재료비(약품비, 진료재료비, 급식재료비), 관리운영비(복리후생비, 여비교통비, 통신비, 전기수도료, 세금과 공과금 등)로 구분된다.

의료이익(medical income)은 의료수익에서 의료비용을 차감한 이익으로 의료활동의 효율성을 측정하는 근거가 된다.

2) 법인세비용차감전순이익

법인세비용차감전순이익(income before income tax expenses)은 의료이익에서 의료외손익을 가감하여 측정된다. 의료외수익과 의료외비용은 이자수익이나 이자비용 등을 포함하는 재무활동의 결과이므로 재무효율성을 측정하는 근거가 된다.

의료외손익은 의료수익을 창출하기 위한 의료활동 이외의 보조적 또는 부수적인 활동에서 발생하는 손익이다. 의료외수익(non-medical income)에 의료부대수익, 이자수익, 배당금수익, 임대료수익, 연구수익, 단기매매증권처분이익, 외환차익, 외화환산이익, 투자자산처분이익, 유형자산처분이익, 대손충당금환입, 기부금수익, 자산수증이익, 채무면제이익 및 보험차익 등이 포함된다. 그리고 의료외비용(non-medical expenses)에는 의료부대비용, 기부금, 이자비용, 기타의 대손상각비, 연구비용, 단기매매증처분손실, 외환차손, 외화환산손실, 투자자산처분손실, 유형자산처분손실, 재고자산감모손실, 재해손실 등이 포함된다.

3) 당기순이익

법인세는 사업활동을 수행함에 따라 발생된 소득에 대하여 법인세법의 규정에 따라 부과되는 조세이다. 법인 형태의 의료기관은 법인세 비과세 수익사업에 포함되지 않기 때문에 일반 영리법인과 마찬가지로 15~27%의 법인세가 과세된다.

당기순이익(net income)은 최종적인 경영활동의 결과로서 발생되는 이익이며, 법인세비용차감전순이익에서 회계이익에 근거한 법인세를 차감하여 측정된다. 그러므로 당기순이익은 자기자본의 투자성과를 측정하는 척도가 된다.

2.2 손익계산서의 한계

손익계산서는 일정한 기간 동안에 발생한 수익과 비용을 대응시켜 작성되는 재무제표로서 병원의 경영성과를 평가하는 데 유용한 자료이다. 그러나 재무상태표에서와 마찬가지로, 수익과 비용의 측정 및 표시방법의 차이로 인하여 다음과 같은 한계점을 지니고 있다.

첫째, 회계이익이 병원의 현금동원능력을 의미하지 않는다. 회계이익은 모든 수익과 비용을 실현주의와 발생주의에 기초하여 인식하는 한편 기간적으로 대응시켜 측정되는 이익의 개념이기 때문에, 모든 수익과 비용을 실현주의에 기초하여 측정되는 현금흐름과 상당한 차이가 있다. 예를 들어 회계이익을 산출할 때 의료활동에 필요한 시설의 구입대금을 자본적 지출로 인식하여 구입대금의 일부만을 당기의 비용으로 처리하지만, 현금흐름에서는 구입대금을 모두 당기의 현금유출로 처리하고 있다.

둘째, 재무상태표와 마찬가지로 손익계산서를 작성하는 작성자의 주관이 개입될 가능성이 높다는 점이다. 예를 들어 원가배분 또는 대손율 추정 등에서 개인의 주관이 작용할 수 있다.

셋째, 수익은 당해연도 초에 정해진 의료수가에 의하여 측정되는 반면에 비용은 역사적 원가에 의하여 측정된다는 점이다. 따라서 인플레이션이 심할 때

회계이익에 근거하여 병원의 경영성과를 평가하는 경우 그릇된 판단을 가져올 수 있다는 점이다.

넷째, 여러 가지 회계처리방법 중에서 하나의 방법을 이용하여 회계처리를 할 수 있기 때문에 병원 간 비교가 어려울 뿐만 아니라 동일병원에서도 회계처리방법을 변경할 수 있기 때문에 기간별 비교가 어려우며, 회계방법 및 추정의 변경으로 이익조작의 문제가 발생될 수 있다는 점이다.

다섯째, 회계이익에는 병원출연자의 기회비용이 반영되어 있지 않다는 점이다. 순이익은 채권자들에 대한 금융비용을 공제한 후 계산되지만, 출연자의 자본비용(기회비용)인 자기자본비용이 반영되어 있지 않다.

여섯째, 손익계산서에는 포함되지 않지만 병원의 경영성과에 중대한 영향을 미치는 요인으로 계량화할 수 없는 질적인 요소가 많다는 점이다. 예를 들어 의료진의 숙련도, 기술수준, 병원의 브랜드와 평판 등과 같은 요인은 손익계산서에 반영되어 있지 않다.

3 Section3 기본금변동계산서

이익잉여금은 배당금 등으로 사외에 유출되지 않고 사내에 유보된 이익으로서 회계연도 말까지 누적된 잉여금을 말한다. 이익잉여금은 손익계산서와 재무상태표를 연결시키는 중요한 항목으로서 이익잉여금의 변동내역은 주주, 채권자 및 기타 이해관계자에게 매우 중요하기 때문에 이익잉여금의 변동에 관한 정보를 제공할 수 있는 재무제표가 필요한 것이다. 이와 같은 필요성에서 작성되는 재무제표가 바로 이익잉여금처분계산서이다. 일반기업에서 이익잉여금처분계산서는 법인세를 납부한 후 당기순이익을 포함한 이익잉여금을 처분한 내용을 정리한 보고서로서 미처분이익잉여금(전기이월이익잉여금±회계변경누적효과±전기오류수정−중간배당액+당기순이익), 임의적립금이입액, 이익잉여금처분액(이익준비금, 기타법정적립금, 배당금 등), 차기이월미처분이익잉여금으로 구분하여 표시한다.

미처분이익잉여금과 임의적립이입액이 당기에 처분할 수 있는 이익잉여금이며, 이를 처분하는 순서는 상법 규정에 따라 법정적립금(이익준비금, 기업합리화적립금, 재무구조개선적립금), 임의적립금으로 처분하고 나머지 잔액은 차기이월이익잉여금으로 적립된다.

한편 병원에서는 이익잉여금처분계산서 대신 기본금변동계산서를 작성한다. 그 이유로 병원은 주주가 없고 배당을 하지 않으므로 이익잉여금에 대한 처분내용을 자세하게 알릴 필요가 없기 때문이다. 병원에서 작성하는 기본금변동계산서는 기본금, 자본잉여금, 이익잉여금, 이익잉여금처분액 및 차기이월이익잉여금으로 구분하여 표시하며, 처분순서는 일반기업과 동일하다. 의료기관회계기준규칙에 따른 기본변동계산서 양식은 [표 3-3]과 같다.

표 3-3 | 기본금변동계산서

계정과목	당기	전기
	금액	금액
Ⅰ. 기 본 금	×××	×××
1. 법인기본금	×××	×××
2. 기타기본금	×××	×××
Ⅱ. 자본잉여금		
1. 자산재평가적립금	×××	×××
:	:	:
Ⅲ. 이익잉여금	×××	×××
1. 전기이월이익잉여금(결손금)	×××	×××
2. 회계변경의 누적효과	×××	×××
:	:	:
Ⅳ. 이익잉여금처분액	×××	×××
1. 기본금대체액	×××	×××
:	:	:
Ⅴ. 차기이월이익잉여금	×××	×××

4 Section4 현금흐름표

현금흐름표(statement of cash flows)는 일정기간 병원이 조성한 현금과 사용한 현금의 내역을 정리한 보고서를 말한다. 현금흐름표에서는 현금의 변동내용을 명확하게 보고하기 위하여 당해 회계기간에 속하는 현금유입과 현금유출의 내용을 의료활동, 투자활동과 재무활동 등 세 가지 활동부문으로 구분하여 표시하고 있다. 따라서 현금흐름표를 통하여 일정기간 동안에 일어난 현금흐름의 변동원인, 미래의 현금흐름창출능력 및 현금결제능력 등에 관한 유용한 정보를 얻을 수 있다.

현금흐름표에서 의료활동으로 인한 현금흐름은 당기순이익에 현금유입이 없는 수익은 차감하고 현금유출이 없는 비용은 가산한 후 의료활동으로 인한 자산 · 부채의 변동을 포함시켜 측정한다. 투자활동을 통한 현금흐름은 자산을 취득하거나 처분하여 발생하는 현금흐름으로 유형자산이나 투자자산을 매입함으로써 현금유출이 발생하게 되고 유형자산이나 투자자산을 매각함으로써 현금유입이 발생된다. 이러한 비유동자산이나 투자자산의 매입 또는 매각에 의해 발생하는 현금흐름은 투자활동을 통한 현금흐름이다. 재무활동을 통한 현금흐름은 병원경영활동에 필요한 부채와 자본을 조달하거나 상환하는 것과 관련된 현금흐름이다. 이때 부채 중 유동부채의 변화에 따른 현금흐름은 의료활동에 관련된 현금흐름에 포함시키며, 비유동부채의 변화분만 재무활동에 따른 현금흐름에 포함시킨다. 재무활동에 따른 현금흐름은 장기부채를 상환(차입)하거나 자본금을 증자 또는 감자하는 것과 관련된 현금흐름이다. 의료기관회계기준규칙에 따른 현금현름표 양식은 [표 3-4]와 같다.

표 3-4 | 현금흐름표

계 정 과 목	당기	전기
	금액	금액
Ⅰ. 의료활동으로 인한 현금흐름	×××	×××
(1) 당기순이익(순손실)	×××	×××
(2) 현금의 유출이 없는 비용 등의 가산	×××	×××
1. 감가상각비	×××	×××
2. 퇴직급여	×××	×××
:	:	:
(3) 현금의 유입이 없는 수익 등의 차감	×××	×××
1. 채무변제이익	×××	×××
2. 외화환산이익	×××	×××
:	:	:
(4) 의료활동으로 인한 자산 · 부채의 변동	×××	×××
1. 재고자산의 감소(증가)	×××	×××
2. 매출채권의 감소(증가)	×××	×××
:	:	:
Ⅱ. 투자활동으로 인한 현금흐름	×××	×××
(1) 투자활동으로 인한 현금유입액	×××	×××
1. 단기금융상품의 처분	×××	×××
2. 토지의 처분	×××	×××
:	:	:
(2) 투자활동으로 인한 현금유출액	×××	×××
1. 현금의 단기대여	×××	×××
2. 토지의 취득	×××	×××
:	:	:
Ⅲ. 재무활동으로 인한 현금흐름	×××	×××
(1) 재무활동으로 인한 현금유입액	×××	×××
1. 단기차입금의 차입	×××	×××
:	:	:
(2) 재무활동으로 인한 현금유출액	×××	×××
1. 단기차입금의 상환	×××	×××
:	:	:
Ⅳ. 현금의 증가(감소)(Ⅰ+Ⅱ+Ⅲ)	×××	×××
Ⅴ. 기초의 현금	×××	×××
Ⅵ. 기말의 현금	×××	×××

5 Section5 재무제표 간의 상관관계

이상에서 설명한 재무상태표, 손익계산서, 기본금변동계산서와 현금흐름표는 서로 유기적으로 연결되어 있다. 재무상태표는 이익잉여금을 통하여 손익계산서 및 기본금변동계산서와 연계되어 있다. 그리고 현금흐름표는 당기순이익, 현금유출 또는 현금유입이 없는 비용이나 수익 등을 통해 손익계산서와 연계되어 있으며, 자산 · 부채 및 자본의 변동을 통하여 재무상태표와 연계되어 있다. 이와 같은 재무제표 간의 상관관계를 그림으로 나타내면 [그림 3-1]과 같다.

그림 3-1 ▶ 재무제표 간의 상관관계

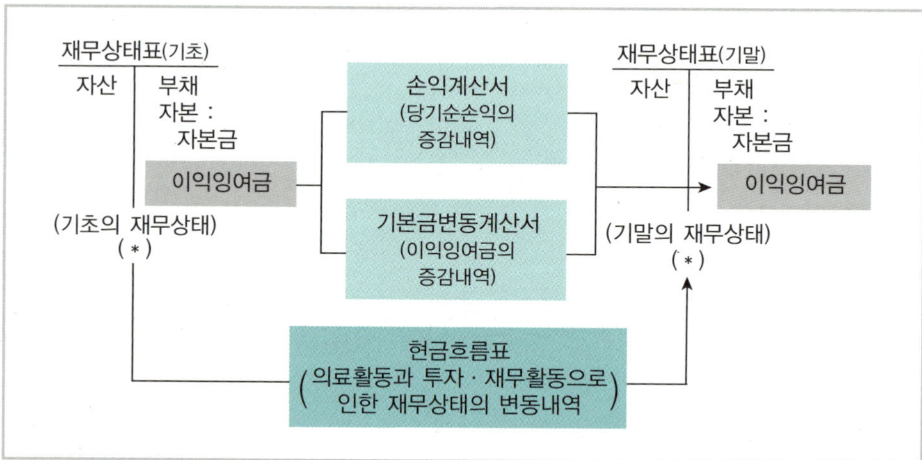

자료 : 송인만 · 윤순석, 중급재무회계, 신영사(2000), p.878.

연습문제

1 다음 용어를 간략하게 설명하라.

(1) 유동성
(2) 당좌자산
(3) 투자자산
(4) 무형자산
(5) 의료미수금
(6) 기본금
(7) 의료이익

2 재무상태표와 손익계산서를 비교 · 설명하라

3 재무상태표와 손익계산서의 한계점을 설명하라.

4 기본금변동계산서에 대하여 설명하라.

5 현금흐름표에 대하여 설명하라.

6 재무제표 상호관계를 설명하라.

보론 병원재무제표 과목분류 및 해설

1. 재무상태표 과목분류와 내용해설

■ 자산과목

계 정 과 목	해 설
Ⅰ. 유동자산	1년 이내에 현금화할 수 있는 자산
(1) 당좌자산	현금과 비교적 단기간 내에 현금화할 수 있는 유동자산
1. 현금 및 현금성자산	가. 현금 및 타인발행수표 등 통화대용증권과 당좌예금 · 보통예금 및 현금성자산을 포괄 나. 현금성자산은 큰 거래비용 없이 현금전환이 용이하고 이자율 변동에 따른 가치변동위험이 중요하지 않은 유가증권 및 단기금융상품으로서 취득 당시 만기가 3월 내에 도래하는 것
2. 단기금융상품	금융기관이 취급하는 정기예금 · 정기적금 · 사용이 제한된 예금 및 기타 정형화된 상품 등으로 단기자금운용목적으로 소유 또는 기한이 1년 내 도래하는 것
3. 단기매매증권	시장성 있는 회사채 · 국공채 등과 같은 유가증권으로 단기자금운용목적으로 소유한 것
4. 의료미수금	가. 진료행위로 인하여 발생된 의료미수금, 받을 어음, 부도어음 등 나. 의료미수금은 입원 중 발생하여 계상되는 재원미수금, 퇴원환자진료비 · 외래환자진료비 · 기타의료수익 중 미회수금액(청구분 및 본인부담금) 다. 재원미수금, 퇴원미수금, 외래미수금은 환자종류에 따라 보험, 급여(보호), 자보, 산재, 일반, 건강진단 등으로 분류
5. 단기대여금	회수기간이 1년 이내 도래하는 대여금(임직원에게 대여한 1년 이내 회수가능한 채권 등)
6. 대손충당금	매출채권의 징수불능에 대비하여 설정한 평가성충당금
7. 미수금	의료미수금을 제외한 미수채권
8. 미수수익	이자, 임대료 등 당기에 속하는 수익 중 미수액

계정과목	해 설
9. 선급금	의료장비 등의 발주를 위해 선급한 금액 ※ 병원을 둘 이상 운영하는 법인이 본원과 분원 간에 전도해준 전도금(선급금)은 결산시 정산하여 해당금액으로 처리
10. 선급비용	선급된 비용 중 1년 내에 비용으로 되는 것으로서 선급보험료 · 선급이자 · 선급리스료 등
11. 선급제세	의료수익이나 이자수입 중 원천징수된 세금과 중간예납한 세금 등
12. 기타의 당좌자산	기타 다른 계정에 속하지 아니하는 당좌자산
(2) 재고자산	진료나 병원운영을 위해 보관 중인 유형의 자산
1. 약품	가. 진료목적으로 보유하고 있는 일반약품, 주사약품, 마취약품, 마약, 소독약품, 약국재료 등 나. 약품매입시 또는 대금결제시의 에누리 · 할인 · 할증 · 판매장려금 등은 약품매입액에서 차감하여 계상 다. 약국재료는 조제를 위한 약포장지 · 약병 · 연고튜브 · 약조제기기 · 실험정보실재료 등 간접재료
2. 진료재료	가. 진료목적으로 보유하고 있는 각종재료와 진료용구로서 1년 이내에 사용되는 재료 나. 진료재료는 방사선재료, 검사재료, 수술재료, 치과재료, 의료소모품, 혈액, 동위원소재료 등으로 분류 – 방사선재료 : 진단방사선과의 방사선필름 · 현상약품 · 조영제 · 필름봉투 등 – 검사재료 : 임상검사과 · 병리과 · 기능검사실 등의 시약 · 초자류 등 – 수술재료 : 수술시 환자 체내에 삽입되는 심장판막 · 인공수정체 · 인공관절 등 – 치과재료 : 치과에서 치료시 사용하는 금 · 지경 · 석고 · 은 · 질렉스 · 징크세멘 · 수은 등 – 의료소모품 : 중앙공급실에서 공급하는 수술이나 처치용 소모품(붕대 · 거즈 등) 및 내구성 의료용소도구(청진기, 혈압계, 감자류 등) – 동위원소재료 : 핵의학과의 동위원소(1년 내 사용분) · 필름 · 시약 · 장갑 · 컵 등
3. 급식재료	급식을 위한 채소류 · 육류 · 생선류 · 미곡류 등의 재료와 급식용구(접시, 수저 등)
4. 저장품	가. 약품, 진료재료 및 급식재료 이외의 사무 · 수선 · 청소 · 냉난방을 위한 저장품

계정과목	해 설
	나. 사무용 · 관리용 사무용품(장부 · 각종서식 · 인쇄물 · 문방구류), 기계부품 등 수선용부품, 냉난방을 위한 유류, 인쇄물, 청소용구 · 청소용품 등 환경용품, 직원복리를 위한 제복 · 포상용 상품 등의 저장품으로 구분
5. 의료부대물품	의료부대수익을 위하여 보유하고 있는 장의용품, 매점용품 등
Ⅱ. 비유동자산(고정자산)	현금화시키는 데 1년 이상 소요되는 자산
(1) 투자자산	투자목적으로 보유하는 자산
1. 장기금융상품	유동자산에 속하지 않는 자산으로서 금융상품 중 만기일이 1년 후에 도래하는 자산
2. 투자유가증권	투자목적으로 보유하는 유동자산에 속하지 않는 자산
3. 장기대여금	회수기간이 1년을 초과하는 장기성대여금
4. 장기대여금대손충당금	장기대여금의 징수불능에 대비하여 설정한 평가성충당금
5. 퇴직보험예치금	퇴직보험료로 납부한 금액에서 보험회사의 사업비충당금액을 차감한 금액
6. 보증금	전세보증금 · 전신전화가입보증금 · 영업보증금 등
7. 이연법인세차	일시적 차이로 인하여 법인세법 등의 법령에 의해 납부할 세금이 법인세비용을 초과하는 경우 초과금액
8. 기타 투자자산	콘도회원권 · 골프회원권 · 임차자산개량비 등의 투자자산
(2) 유형자산	병원의 의료활동과정에서 장기간(1년 이상) 사용하기 위하여 소유하고 있는 실체가 있는 자산
1. 토지	병원이 보유하는 업무용 · 비업무용 토지
2. 건물	병원이 보유하는 병동 · 관리동 · 직원숙소와 같은 일체의 건물과 전기 · 기관 · 난방 · 승강기 · 급배수 · 위생 · 기송관 등의 부속설비
3. 구축물	굴뚝 · 문 · 울타리 · 옹벽 · 도로 · 정원 등과 같이 건물 및 부속설비 이외의 공작물이나 토목설비로서 토지에 고정되어 있는 시설
4. 기계장치	전기설비 · 기계설비 · 냉동설비 · 주방설비(싱크대, 전기밥솥 등) · 세탁설비 등의 기계장치
5. 의료장비	환자진료를 위해 사용되는 의료기구나 용구(병실침대 포함)

계 정 과 목	해 설
6. 차량운반구	승용차, 구급차와 기타의 육상운반구
7. 공기구비품	내용연수가 1년 이상이고 구입가액이 상당액 이상인 일반 가구류 · 전기가구류 · 사무용비품 · 병실용비품(상두대) · 공구류 · 집기류 · 전자계산기 등
8. 기타 유형자산	도서, 예술품(그림 등) 등 기타 유형자산에 속하지 아니하는 자산
9. 건설 중인 자산	유형자산의 건설을 위해 투입된 재료비, 인건비, 경비, 도급금 등
10. 감가상각누계액	유형자산에 대한 감가상각비의 누계액을 기재하며 당해자산에서 차감형식으로 기재
(3) 무형자산	
1. 영업권	합병, 영업양수 및 전세권 취득 등의 경우 유상으로 취득한 권리
2. 산업재산권	특허권, 의장권, 상표권 등의 재산권

■ 부채과목

계 정 과 목	해 설
Ⅰ. 유동부채	상환기일이 1년 이내에 도래하는 부채
1. 매입채무	약품 등 재고자산매입대금의 미지급금
2. 단기차입금	금융기관으로부터 차입한 1년 이내에 상환할 부채
3. 미지급금	일반적 상거래 이외의 거래에서 발생한 1년 이내에 지급할 금액
4. 선수금	일반적 상거래에서 발생한 선수금
5. 예수금	거래상대방 또는 병원직원으로부터 원천징수하여 납부시까지 예수하고 있는 제세와 예수금
6. 미지급비용	발생된 비용 중 미지급한 금액(미지급급여 · 미지급집세 · 미지급이자 등)
7. 미지급제세	당기소득에 대해 납부할 법인세 등 기타 제세의 미지급액
8. 유동성 장기부채	장기부채 중 1년 이내에 상환할 부채
9. 선수수익	현금으로 수령하였으나 차기 이후에 속하는 것(선수임차료 · 선수이자 · 선수수수료 등)

계정과목	해　설
10. 예수보증금	업무상 일시적으로 보관하는 보증금(입원보증금 · 하자보증금 등)
11. 단기부채성충당금	1년 이내에 사용되는 부채성충당금(임직원의 상여금지급충당금 · 연월차수당충당금 등)
12. 임직원단기차입금	임원이나 직원으로부터 일시적으로 차입한 금액(가수금)
13. 기타의 유동부채	기타 다른 계정에 속하지 아니하는 유동부채
Ⅱ. 비유동부채(고정부채)	상환기일이 1년 이후에 도래하는 부채
1. 장기차입금	상환기일이 1년 이후에 도래하는 차입금
2. 외화장기차입금	외화표시차입금으로 상환기일이 1년 이후에 도래하는 차입금
3. 금융리스미지급금	상환기일이 1년 이후에 도래하는 금융리스미지급금
4. 장기성 매입채무	지급기일이 1년 이후에 도래하는 매입채무
5. 퇴직급여충당금	임직원이 일시에 퇴직할 경우에 지급할 금액으로 국민연금퇴직전환금을 차감한 금액
6. 이연법인세대	일시적 차이로 인하여 법인세비용이 법인세법 등의 법령에 의해 납부할 세금을 초과하는 경우 초과금액
7. 임대보증금	임대계약 등을 확실히 하기 위하여 1년 이상 보관하는 보증금

■ 자본과목

계정과목	해　설
Ⅰ. 자본(기본재산)	병원설립자 지분
1. 기본금 – 법인기본금 – 기타기본금	병원설립을 위하여 출연한 금액 병원증축 등을 위해 출연한 금액 중 미등기금액 또는 이익잉여금의 기본금대체액(정부로부터 받는 보조금으로서 시설과 장비보강 등을 위한 자본적 지출 성질의 보조금 포함)
II. 잉여금	
1. 자본잉여금 – 기타자본잉여금	자본보존 목적의 자본잉여금
2. 이익잉여금 – 차기이월잉여금 – 당기순이익	차기로 이월될 잉여금

2. 손익계산서 과목분류와 내용해설

■ 의료수익과목

계정과목	해설
1. 입원수익	① 입원환자 진료에 따른 제반 의료수익 ② 환자 종류별로 보험 · 급여 · 산재 · 일반 · 자보수익 등으로 구분 가능 ③ 사전에 정한 할인율에 따라 특정 기관 및 개인에게 진료비를 에누리 또는 할인해준 금액, 극빈환자 등을 위한 자선진료에 따른 무료 또는 감면액, 연구용환자에 대한 진료비감면액을 차감하여 계상
2. 외래수익	① 외래환자진료에 따른 제반 의료수익 ② 환자종류별로 구분 가능 ③ 진료비의 에누리 등은 입원수익과 같은 방법으로 차감하여 계상
3. 기타의료수익	
- 건강진단수익	종합건강진단 · 신체검사 · 건강상담 · 예방접종 등에 따른 제반수익
- 수탁검사수익	타 병원으로부터 검사 · 촬영 등을 의뢰받아 발생한 수익
- 직원급식수익	병원의 주방시설을 이용하여 병원직원 및 내방객 등에게 식사를 제공하여 발생한 수익
- 제증명료수익	진단서 등의 발급에 따른 수익
- 구급차운영수익	환자에게 구급차를 제공하여 발생한 수익
- 기타수익	기타 다른 계정에 속하지 아니하는 의료수익(단, 금액적으로 중요한 경우 독립된 계정과목을 설정)

■ 의료비용과목

계정과목	해 설
(1) 인건비	
1. 급여	① 본봉 · 직책수당 등 명칭에 관계 없이 근로의 대가로 지급하는 비용 ② 의사급여 · 간호직급여 · 약무직급여 · 의료기사급여 · 영양직급여 · 사무직급여 · 기술직급여 · 기능직급여 · 일용직급여 등으로 나누어 계상 ③ 의사급여에는 전문의와 전공의급여, 간호직급여에는 간호사와 조무사급여, 약무직급여에는 약사와 조제보조원급여, 의료기사직급여에는 의료기사와 보조원급여, 영양직급여에는 영양사 · 조리사 · 배식원 등의 급여, 사무직급여에는 행정직원과 전산직원급여, 기술직급여에는 의공, 전기, 기계 등 면허보유 기술자의 급여, 기능직급여에는 운전기사 · 경비원 · 미화원 · 세탁원 등의 급여, 일용직급여에는 시간급 · 일당 등의 조건으로 일시 고용하여 지급하는 급여를 계상 ④ 대학병원의 경우 임상교원의 본봉 · 진료수당 · 선택진료성과금 등의 급여를 교비 또는 기성회비회계에서 지급시에도 그 부담이 부속병원회계와 관련되는 경우 부속병원회계에서 지출하는 것으로 계상 ⑤ 대학병원의 경우 고유목적사업비(전출금)는 임상교원의 급여를 차감한 잔액을 계상
2. 제수당	급여 외 지급되는 각종수당
3. 퇴직급여	보수규정에 의한 퇴직급여계상액 또는 지급액(사학연금 또는 공무원연금 부담액 포함)
(2) 재료비	진료활동에 투입된 재료비
1. 약품비	① 환자의 진료를 위하여 실제로 소모된 약품비 포함 ② 약품종류에 따라 일반약품비 · 주사약품비 · 마취약비 · 마약비 · 소독약품비 · 약국재료비 등으로 분류
2. 진료재료비	① 환자의 진료를 위하여 실제로 소모된 진료재료비 ② 진료재료의 종류에 따라 방사선재료비 · 검사재료비 · 수술재료비 · 치과재료비 · 의료소모품비 · 혈액비 · 동위원소재료비 · 기타재료비 등으로 분류
3. 급식재료비	환자 · 환자보호자 · 병원직원 등을 위한 급식에 소모된 급식재료와 급식용구

계정과목	해설
(3) 관리운영비	의료활동에 투입되는 경비
1. 복리후생비	① 직원복지후생을 위한 복지후생적인 비용 ② 복리후생비는 그 성질에 따라 직원의료비, 병원이 부담하는 3대보험료(건강보험부담금 · 고용보험부담금 · 산재보험료), 국민연금부담금, 단체활동비, 축조의금, 당숙직비, 직원피복비 등으로 구분
2. 여비교통비	출장여비규정에 의한 국내외 출장여비 · 업무활동을 위한 시내교통비 · 통근버스임차료 · 의사 등의 부임여비 및 이와 유사한 성질의 교통비
3. 통신비	전신 · 전화 · Fax · 우편사서함 등 통신시설의 이용료 및 우편료
4. 전기수도료	전력료와 상 · 하수도료
5. 세금과공과	비용처리되는 재산세 · 종합토지세 · 주민세(균등할) · 사업소세 · 공동시설세 · 도시계획세, 인지 및 증지비용, 대한병원협회 등 관련단체에 납부하는 회비 등의 공과금
6. 보험료	건물 및 의료장비에 대한 화재보험, 보증보험, 의료사고보험 등의 보험료(단, 차량보험은 제외)
7. 환경관리비	소독용역비, 오물수거비, 쓰레기종량제봉투비 등
8. 지급임차료	건물 · 시설 · 의료기기 등의 임차 및 리스비용
9. 지급수수료	법률 및 경영업무를 위한 자문수수료, 경영진단 · 회계감사 · 세무조정 등에 대한 수수료, 등기비용, 송금수수료, 기타소송비
10. 수선비	① 유형자산의 수선유지를 위하여 외부수선업체에 지불한 금액과 수선을 위하여 소모된 수선용품비(단, 차량수선비는 차량비에 계상) ② 유형자산의 종류에 따라 의료장비수선비 · 건물수선비 등으로 구분
11. 차량유지비	차량의 운영 및 유지에 드는 통행료 · 주차비 · 자동차세 · 차량면허세 · 책임 및 종합보험료 · 유류대 · 수선비 등
12. 교육훈련비	① 직원의 교육 및 훈련을 위한 각종 세미나 및 연수참가비 · 외부강사의 강사료 · 직원의 해외교육비용 · 예비군 및 민방위훈련비 등 ② 교육훈련비는 직종에 따라 의사교육훈련비 · 간호직원교육훈련비 등으로 구분
13. 도서인쇄비	연구용도서를 포함한 도서 · 잡지 · 신문의 구입 및 구독비용, 복사비 및 제규정 · 사내보 · 예산서 · 처방전 · 장표 등의 인쇄비용
14. 접대비	업무와 관련하여 거래와 관계 있는 자의 접대 및 사례비
15. 행사비	병원장 취임식, 체육대회 등 각종행사에 소요된 비용
16. 연료비	보일러 및 냉난방시설을 위한 가솔린, 중유, 가스 등의 비용(단, 차량유류대는 제외)

계정과목	해 설
17. 선교비	원목활동을 위한 비용(원목실 운영지원비 등)
18. 의료사회 사업비	부인암검진사업, 방역사업 및 의료계몽과 관련하여 발생하는 재료비, 출장비 등의 제반 비용, 무의촌진료비, 채헌혈비 등(단, 연구용 및 자선진료감액은 해당 의료수익에서 차감하여 계상)
19. 소모품비	장부, 제용지, 볼펜, 제서식 등의 사무용품비와 감가상각 대상은 아니나 1년 이상 사용하는 비품 중 금액이 적어 비용처리되는 소모품비
20. 연구비	임상연구 등을 위해 지급되는 연구비, 연구용 동물구입비 및 의국 운영비 등
21. 감가상각비	① 유형자산에 대한 감가상각계산액 ② 유형자산종류에 따라 건물 · 구축물 · 기계장치 · 의료장비 · 차량운반구 · 공기구비품 등으로 구분
22. 무형자산 상각비	창업비, 장기의 외화채권 또는 외화채무에서 발생한 임시거액의 평가차손(환율조정차)의 상각비 등
23. 임차자산 개량상각비	타인명의 자산에 가산된 자본적 지출에 대한 상각비
24. 광고선전비	직원채용, 입찰, 기타 홍보를 위한 비용
25. 대손상각비	의료미수금 등 채권에 대한 대손충당금전입금과 불량채권의 대손처리비용
26. 피복침구비	환자에 제공된 피복침구의 소모금액, 환자 및 직원피복침구의 세탁에 따른 비누, 소독제 등의 비용(외주로 처리시는 외주용역비에 계상. 직원피복비는 복리후생비로 분류)
27. 외주용역비	외부전문업체에 청소 · 세탁 · 시설관리 · 임상검사 등을 위탁하고 그 대가로 지불하는 비용
28. 잡비	각종 회의를 위한 다과비용 및 기타 상기 관리운영비에 해당되지 아니하는 비용

■ 의료외수익과목

계정과목	해 설
1. 의료부대수익	① 병원이 주된 의료사업 이외의 영안실 · 매점 · 슈퍼마켓 등의 부대사업을 직영하여 발생한 수익 ② 시설직영수익 금액이 큰 경우에는 독립과목으로 계상
2. 이자수익	제예금 · 국공채 등의 이자 및 어음매입할인료 등의 수익
3. 배당금수익	투자한 회사로부터의 배당금수익
4. 임대료수익	병원건물 또는 시설(영안실, 식당 등)을 임대하여 발생한 수익
5. 단기매매증권 처분이익	① 투자자산인 투자주식 · 투자사채의 처분에 따른 이익 ② 매매수수료를 비롯한 처분에 소요된 비용은 처분가액에서 공제하여 계상
6. 연구수익	① 연구중심병원으로 지정된 기관의 총 연구수익 및 연구중심병원이 아닌 기관에서 수행한 수탁연구수익 ② 의약품등의 안정성 · 유효성을 심의하기 위하여 병원에서 실시되는 임상시험수익 ③ 1년 이상 진행되는 연구의 경우 신행기준에 따라 연구수익을 인식하여야 함
7. 외환차익	외환의 매입 및 매각에 따라 발생하는 이익
8. 외화환산이익	연도 말에 외화자산 또는 외화부채를 결산일 현재의 환율로 평가하여 발생하는 이익
9. 투자자산 처분이익	투자자산의 처분시 처분가액이 장부가액(취득원가−감가상각누계액)보다 많아서 발생한 이익
10. 유형자산 처분이익	유형자산의 처분시 처분가액이 장부가액(취득원가−감가상각누계액)보다 많아서 발생한 이익
11. 대손충당금환입	초과설정된 대손충담금의 환입에 따른 이익
12. 기부금수익	① 공공병원이 정부 등으로부터 결손보전 또는 운영비보조목적으로 받은 보조금 ② 병원이 제약회사 등 거래처로부터 연구비나 장학금 등 거래와 관련 없이 받은 수입 등
13. 자산수증이익	의료장비 등의 재산을 무상으로 증여받은 경우 증여자산의 가액을 계상
14. 채무면제이익	채권자로부터 채무액을 변제받은 금액
15. 보험차익	보험에 가입한 재고자산과 유형자산의 멸실 등의 사고시 수령한 보험금액이 자산가액보다 많은 경우의 이익
16. 잡이익	기타 다른 계정에 속하지 아니하는 의료외수익

■ 의료외비용과목

계정과목	해 설
1. 의료부대비용	① 의료부대비용은 인건비, 재료비, 관리운영비 등으로 구분하고 공통비용은 의료기관 특성을 고려하여 합리적인 기준에 따라 배분한다. ② 인건비는 인력수, 총 급여 및 투입시간 등의 기준, 재료비는 투입량, 직접재료비, 사용면적(병실수), 사용인원 등의 기준, 관리운영비는 매출액, 점유면적, 서비스 시간, 사용인원, 관련 유형자산 가액 등의 기준으로 배분한다.
2. 이자비용	장단기차입금 및 기타 채무에 대하여 지급한 이자 및 어음할인료
3. 기타의 대손상각비	일반적 매출채권(의료미수금) 외 채권의 대손발생액
4. 기부금	불우이웃돕기, 기타 외부기관에의 기부금 및 의연금 등
5. 연구비용	① 연구중심병원으로 지정된 기관의 총 연구비 및 연구중심병원이 아닌 기관에서 수행한 수탁연구비용 ② 의약품 등의 안정성 · 유효성을 심의하기 위하여 의료기관에서 실시되는 임상시험으로 인해 발생하는 비용
6. 의료분쟁조정비용	의료사고 등 의료분쟁으로 인해 발생하는 손해배상 또는 합의 등의 금액
7. 외환차손	외환채권의 회수 또는 외화부채의 변제시 환율변동에 따라 발생한 손실
8. 외화환산손실	외화부채의 결산기 말 원화환산액이 장부가액보다 많을 때의 차액
9. 투자자산 처분손실	투자자산의 처분시 처분가액이 장부가액보다 낮아서 발생한 손실
10. 유형자산 처분손실	유형자산의 처분시 처분가액이 장부가액보다 낮아서 발생한 손실
11. 재고자산감모손	재고자산의 실사결과 실사된 재고량이 장부상 수량보다 부족하여 손실처리할 금액
12. 재해손실	화재, 도난 등 우발적인 재해로 인한 손실
13. 잡손실	기타 다른 계정에 속하지 아니하는 의료외비용

■ 법인세비용과목

계 정 과 목	해 설
ㅁ 법인세비용	
1. 법인세비용 (소득세 등)	법인세 등에 의거 당기과세소득에 대해 당기부담할 법인세 및 부가되는 세액합계에 당기이연법인세변동액을 가감 · 산출한 금액

PART 2 병원재무분석

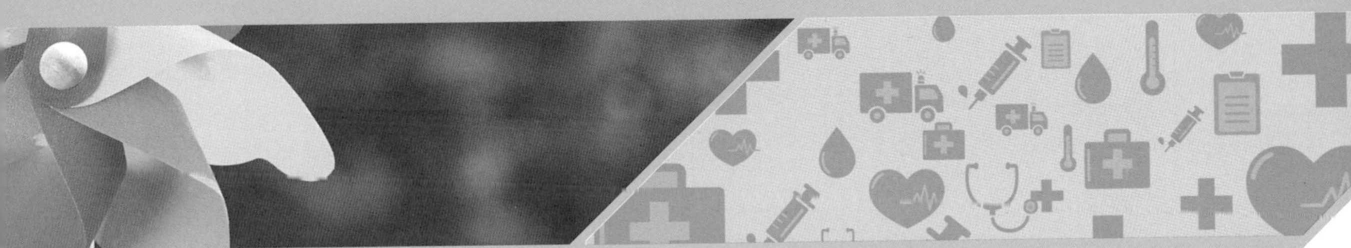

04 Chapter 병원재무비율분석

1. 병원재무비율분석의 의의
2. 재무비율의 분류와 표준비율
3. 병원재무비율의 계산과 경제적 의미
4. 병원재무비율분석의 한계점

병원재무비율분석은 재무제표의 두 항목을 나눈 재무비율을 이용하여 병원의 재무상태와 경영성과를 분석하고 평가하는 재무분석기법이다. 재무비율을 이용함으로써 복잡한 내용을 담고 있는 병원의 재무제표를 간결하고 이해하기 쉬운 수치 또는 지표로 나타내어 그 경제적 의미를 명확하게 이해할 수 있게 된다. 병원의 이해관계자들(병원경영자, 채권자, 원재료 공급업자, 병원직원 등)은 재무비율분석을 통해서 의사결정에 유용한 정보를 얻을 수 있다. 한편 병원재무비율분석은 그 용도가 점차 확대되어 병원신용평가 등에도 이용되고 있다.

1 Section1 병원재무비율분석의 의의

병원재무비율분석(hospital financial ratio analysis)이란 재무제표 각 항목 간 비율을 산출하여 병원의 재무상태나 경영성과를 분석하고자 하는 방법이다. 여기서 재무비율은 재무제표의 어떤 항목을 관련이 있는 다른 항목으로 나눈 비율로서 경제적 의미와 논리적인 관련성이 있어야 한다. 예를 들어 재무상태표 항목 간 비율 중에서 유동자산을 유동부채로 나눈 비율, 즉 유동비율은 병원의 단기채무지급능력이라는 경제적 의미를 가지고 있다. 왜냐하면 1년 이내에 상환하여야 할 유동부채는 1년 이내에 현금화할 수 있는 유동자산으로 충당하여야 하기 때문이다. 따라서 유동부채에 대비하여 유동자산을 얼마만큼 보유하느냐를 나타내는 유동비율은 병원의 단기채무지급능력을 나타내는 경제적 의미를 담고 있다. 그러나 비유동자산과 유동부채 간의 비율은 두 항목 간의 연관관계가 명확하지 않으므로 경제적 의미를 부여하기가 어렵다.

재무비율분석은 병원의 재무적 건강상태에 대한 신호(signal) 또는 징후(symptom)를 파악하는 것인데, 우리 몸에 이상이 없는지를 검진하는 건강진단과 같이 재무비율에 의해 병원의 경영상태가 건실한지를 과학적으로 진단해 보는 것이다. 재무비율분석은 다양한 병원이해관계자들에게 정보를 제공하기 위하여 행해진다. 경영자들은 경영실적 평가와 경영의 합리화, 투자결정 또는 자금조달결정 등에 필요한 정보를 얻기 위하여 비율분석을 실시하고, 금융기관은 원리금 상환능력 또는 수익성 등을 파악하기 위하여 비율분석을 실시하게 된다. 그 밖에 정부나 공공기관 등은 병원의 경영실태를 파악하여 의료수가의 결정, 의료산업의 육성 등과 같은 정부의 정책을 수립하는 데 필요한 정보를 얻기 위하여 비율분석을 이용한다.

재무비율분석은 경제적 의미를 갖는 재무비율을 산출하여 병원의 재무상태나 경영성과를 분석하는 기법으로서 여러 가지 장점이 있다.

첫째, 재무비율은 재무제표의 관련성 있는 두 항목 간의 비율로서 계산이 간편하므로 누구든지 쉽게 계산할 수 있다.

둘째, 경제적 의미가 있는 몇 개의 재무비율을 이용하여 병원의 개략적이면서 전반적인 정보를 얻을 수 있다.

셋째, 해당 병원의 재무비율을 유사규모 병원 또는 병원 종류별 평균비율 등과 같은 표준비율과 상호 비교함으로써 재무상태와 경영성과를 평가하여 볼 수 있고, 과거 수년간 재무비율의 추세를 분석하여 경영이 개선되고 있는지 아니면 악화되고 있는지 평가할 수 있다.

그러나 재무비율분석이 유용하지만 몇 가지 유의하여야 할 점도 있다.

첫째, 재무비율분석이 유용한 정보를 산출하는 데에는 재무제표의 신뢰성이 전제되어야 한다. 분식된 재무제표에서 산출된 정보는 아무런 의미가 없으며 오히려 잘못된 재무적 의사결정을 유도하게 한다.

둘째, 신뢰성이 있는 재무제표라 하여도 자료의 수정 또는 보정과정을 거친 후 분석하여야 한다. 예를 들어 회계처리방식이 다르거나 계절변동이 심한 경우 회계처리방식을 일치시키거나 기초·기말자료를 이용할 필요가 있다.

셋째, 재무비율이 과장되게 표현될 소지가 있다. 예를 들어 순이익이 1,000만원에서 1억원으로 증가하였다면 순이익은 1,000% 증가한 것이 되나 이 병원의 총자본이 100억원이라면 이러한 성장률은 큰 의미가 없다. 따라서 재무비율을 해석할 때에는 실제 수치도 감안하여 고려하여야 한다.

넷째, 재무비율을 해석할 때에 양면성을 고려하여야 한다. 예를 들어 병원이 유동자금을 많이 보유하고 있다면 유동성은 양호할지 모르나 상대적으로 투자수익자산이 줄어들기 때문에 투자수익률이 낮아져 수익성은 악화될 수 있다.

마지막으로, 재무비율은 병원의 과거 실적을 바탕으로 계산한 수치이므로 미래를 예측하는 지표로는 한계가 있다. 따라서 재무비율을 이용하여 미래의 재무적 건전성을 평가할 때에는 질적 정보나 다른 분석방법을 보완하여 활용하여야 한다.

2 Section2 재무비율의 분류와 표준비율

2.1 재무비율의 분류

재무비율은 재무제표의 두 개의 항목을 나눈 비율로서 경제적 의미와 논리적 관련성이 있어야 한다. 재무비율은 분석자료, 산출방식, 정보내용에 따라 분류할 수 있다.

1) 분석자료에 따른 분류

재무비율을 산출할 때 어떤 재무제표 자료에 의해 두 개의 항목 간 비율이 산출되었는가에 따라 다음과 같이 분류한다.

(1) 재무상태표비율

재무상태표에서 얻어진 두 개의 항목으로 계산된 비율이다. 재무상태표비율은 재무상태표가 일정시점에서 작성되므로 정태비율(static financial ratio)이라고도 한다. 재무상태표비율의 예를 들면 유동비율, 자기자본비율, 비유동장기적합률 등이 있다.

(2) 손익계산서비율

손익계산서에서 얻어진 두 개의 항목으로 계산된 비율이다. 손익계산서비율은 손익계산서가 일정기간 동안의 실적자료이므로 동태비율(dynamic financial ratio)이라고도 한다. 손익계산서비율의 예를 들면 의료수익순이익률, 의료수익의료이익률 등이 있다.

(3) 혼합비율

혼합비율은 재무상태표에서 한 항목과 손익계산서에서 한 항목으로 계산된 비율로서, 총자본순이익률, 총자본의료이익률, 자기자본의료이익률 등이 있다.[01]

2) 산출방식에 따른 분류

재무비율을 산출할 때 산출방식에 따라 재무제표에서의 한 항목 대 다른 항목의 상대적 비율, 즉 관계비율과 재무제표에서의 한 항목이 전체에서 차지하는 구성비율로 분류할 수 있다.

(1) 관계비율

관계비율은 재무제표 한 항목과 관련이 있는 다른 항목 간의 비율을 말하며 대부분 재무비율이 이 방식에 의해 산출된다. 이 비율은 병원의 장·단기채무 지급능력, 재무구조의 안정성, 수익성, 성장성, 활동성, 생산성 등을 파악하는 데 이용된다.

(2) 구성비율

총자산을 100으로 하여 재무상태표 각 항목을 총자산에 대한 백분율로 나타낸 비율과 의료수익을 100으로 하여 손익계산서 각 항목을 의료수익에 대한 백분율로 나타낸 비율을 구성비율이라 한다. 이 비율은 규모가 다른 병원의 재무상태나 경영성과를 비교하는 데 사용될 수 있다.

3) 정보내용에 따른 분류

재무비율을 산출할 때에 경제적 의미가 있는 정보내용에 따라 분류할 수 있다. 재무비율의 경제적 의미에 따른 분류는 이용자의 분석목적과도 부합된다. 예를 들어 단기채권자는 병원의 단기채무지급능력에 관심을 가지며, 장기채권자는 병원의 장기채무지급능력에 관심을 갖는다. 병원경영자들은 이상의 여러 측면뿐만 아니라 수익성, 성장성, 자산의 이용효율성 등 모든 측면에 관심을 가질 것이다.

---

01 손익계산서항목은 1년 동안 계속 발생한 성과를 나타내지만, 재무상태표항목은 일정시점(결산기 말)에서의 잔액이라 할 수 있다. 따라서 손익계산서항목과 재무상태표항목을 이용하여 계산되는 수익성비율, 활동성비율 등과 같은 혼합비율을 산출할 때 재무상태표항목의 연중 가중평균값을 사용하는 것이 바람직하지만, 실무에서 재무상태표항목의 기초와 기말의 평균값을 사용하는 경우가 일반적이다.

표 4-1 | 재무비율의 분류 및 경제적 의미

분 류	경제적 의미	관련 비율
유동성비율	단기채무지급능력을 측정	유동비율, 당좌비율, 순운전자본구성비율, 의료비용방어기간 등
레버리지비율	부채의존도를 나타내는 것으로 장기채무지급능력을 측정	부채비율, 자기자본비율, 이자보상비율, 비유동비율, 비유동장기적합률 등
수익성비율	의료수익 또는 총자산에 대한 이익을 나타내는 것으로 경영의 총괄적 경영성과 측정	의료수익의료이익률, 의료수익순이익률, 총자산의료이익률, 총자산순이익률, 자기자본순이익률 등
성장성비율	외형 및 수익의 성장가능성 측정	입원수익증가율, 외래수익증가율, 총자산증가율, 순이익증가율 등
활동성비율	보유자산의 이용효율성 측정	총자산회전율, 유형자산회전율, 매입채무회전율, 의료미수금회전율, 재고자산회전율 등
생산성비율	생산요소(자본, 노동)의 성과 측정	부가가치율, 자본생산성, 노동생산성 등

재무비율은 [표 4-1]에서 볼 수 있는 바와 같이 경제적 의미에 따라 유동성비율, 레버리지비율, 수익성비율, 성장성비율, 활동성비율, 생산성비율 등으로 분류할 수 있다.

2.2 표준비율

재무비율을 계산하여도 그 자체만으로는 적정성 여부를 판단할 수가 없다. 그러므로 해당 병원의 기간별 재무비율 추이를 비교하거나 타 병원의 재무비율과 상호비교를 하게 된다. 그러나 이러한 비교결과가 적정한지를 판단할 수 없기 때문에 이상적인 비율을 구하여 해당 병원의 재무비율과 비교하여 양호한지 불량한지를 평가한다. 이때 이상적 비율을 표준비율(standard ratio)이라고 한다. 그런데 이상적인 표준비율을 선택하는 것은 쉽지가 않다. 현재 업계에서 사용하고 있는 이상적인 표준비율은 다음과 같이 다섯 가지로 분류할 수 있다.

1) 동일 종류, 동일 규모의 평균재무비율

의료기관 종류별(병원, 종합병원) 또는 유사규모 의료기관의 재무제표를 100병상으로 표준화시켜 산출한 평균재무비율을 표준비율로 설정할 수 있다. 예를 들어 아산병원이 표준비율을 선정할 경우 서울소재 대학병원의 평균재무비율을 이용할 수 있으며, 특정 지방공사 의료원은 전국 지방공사 의료원의 평균재무비율을 표준비율로 이용할 수 있다.

2) 과거 실적의 평균재무비율

해당 병원의 과거 수년간 평균재무비율을 표준재무비율로 이용하는 것으로서 과거 특정 기간의 재무비율이 이상적이었다면 이 비율을 표준비율로 삼을 수 있다.

3) 경험적인 재무비율

과거의 경험에 의해 이상적인 표준비율을 설정하여 사용할 수 있다. 예를 들어 유동비율 200% 이상, 당좌비율 100% 이상, 부채비율 100% 이하, 비유동비율 100% 이하 등이 있다.

4) 경쟁병원의 재무비율

해당 병원과 경쟁관계에 있는 재무비율을 표준비율로 사용할 수 있다. 경쟁병원은 병상규모, 인력규모, 경영관리 특성 등이 유사하므로 비슷한 여건하에서 재무상태나 경영성과를 비교하는 것이 유용하다. 예를 들어 아산병원의 경우 경쟁병원인 삼성의료원과 비교하여 볼 수 있다. 아산병원과 삼성의료원의 재무제표를 100병상당 재무제표로 바꾼 후 재무비율을 계산하여 상호 비교할 수 있으며, 지방공사 의료원의 경우 동일 지역, 유사 병상규모의 의료원을 선정하여 100병상 재무제표에 의해 산출된 재무비율을 이용하여 비교할 수 있다.

표 4-2 | 민간병원과 공공병원의 20×2년도 산업평균비율

재무비율	민간병원	공공병원
1. 유동성비율		
유동비율(%)	81.9	135.0
당좌비율(%)	52.5	120.7
순운전자본구성비율(%)*	−5.5	8.5
의료비용방어기간(일)*	103.9	117.0
2. 레버리지비율		
부채비율(%)	137.7	79.7
자기자본비율(%)	42.0	52.5
이자보상비율(배)*	3.3	−
비유동비율(%)	177.6	127.8
비유동장기적합률(%)	106.9	88.7
3. 수익성비율		
의료수익의료이익률(%)	3.6	0.0
의료수익순이익률(%)	1.5	3.9
총자산의료이익률(%)	3.4	0.0
총자산순이익률(%)	1.4	2.2
자기자본순이익률(%)*	3.5	5.8
4. 성장성비율		
입원수익증가율(%)	9.8	15.1
외래수익증가율(%)	11.6	10.4
총자산증가율(%)	7.6	−
순이익증가율(%)*	−12.5	−35.4
5. 활동성비율		
총자산회전율(회)	0.9	0.6
유형자산회전율(회)*	1.3	0.8
의료미수금회전율(회)	8.5	4.5
매입채무회전율(회)*	7.8	8.0
재고자산회전율(회)	165.9	43.5
6. 생산성비율		
부가가치율(%)	63.0	64.0
총자본투자효율(%)	71.0	42.0
종업원 1인당 부가가치(천원)*	33,227	35,793

주) * 표시 재무비율은 「병원경영분석」에 수록되지 않은 비율이며, 이 비율은 「병원경영분석」에 수록된 재무상태표 및 손익계산서를 이용하여 직접 계산하였음.

5) 산업평균비율

산업평균비율은 표준산업분류와 같은 일정한 기준에 따라 산업을 분류한 후 그 산업에 속해 있는 기업들의 재무비율을 평균한 것이다. 산업평균비율을 표준비율로 사용할 경우 해당 기업의 재무비율을 산업평균비율과 비교함으로써 양호한지 또는 불량한지를 평가할 수 있다. 우리나라의 산업평균비율로는 한국은행이 발행한 「기업경영분석」이 있다. 그런데 병원의 경우는 특수한 분야이며 용어도 많이 다르기 때문에 직접 비교하는 데에는 한계가 있어 한국보건산업진흥원이 발행한 「병원경영분석」 자료를 활용한다. 「병원경영분석」은 우리나라의 병원들을 대상으로 재무제표 지표를 수록한 자료로서 직접 비교하는 데 유용하다. 본 서에서는 [표 4-2]에서 예시한 「병원경영분석」의 100병상으로 환산한 민간병원(300병상 이상 종합병원)과 공공병원(160~299병상 종합병원)의 재무비율을 표준비율로 사용한다.

3 Section3 병원재무비율의 계산과 경제적 의미

3.1 분석대상병원의 재무제표 자료

재무비율을 설명하기 전에 분석대상병원의 재무제표를 제시하고자 한다. 분석대상병원은 325병상 규모의 민간한국병원과 160병상 규모의 공공한국병원이다. 민간한국병원과 공공한국병원은 의료법인으로서 중소도시지역에 소재한 병원이며, 공인회계사 감사를 실시하고 있는 병원이다. 여기서 제시한 재무제표는 100병상으로 환산한 100병상당 재무제표이다. 각 병원의 재무제표(재무상태표, 손익계산서)는 [표 4-3]과 [표 4-4]와 같다.

표 4-3 | **민간한국병원과 공공한국병원의 재무상태표**

(단위 : 천원)

계정과목	민간한국병원		공공한국병원	
	20×1년	20×2년	20×1년	20×2년
Ⅰ. 유동자산	3,014,340	2,621,956	1,019,869	2,387,365
(1) 당좌자산	2,944,422	2,526,188	951,442	2,295,308
1. 현금 및 현금성자산	215,685	539,391	96,109	180,170
2. 단기금융상품	1,384,615	769,231	–	963,250
3. 단기매매증권	8,454	363	–	–
4. 의료미수금	1,258,443	1,134,207	767,890	1,064,220
5. 기타당좌자산	77,226	82,996	87,443	87,668
(2) 재고자산	69,918	95,768	68,426	92,057
Ⅱ. 비유동자산	7,199,047	7,885,797	3,985,852	3,878,078
(1) 투자자산	547,555	666,945	132,485	208,468
(2) 유형자산	6,651,491	7,218,852	3,853,366	3,669,610
1. 토지	517,354	517,354	1,178,310	1,178,310
2. 건물	5,434,314	5,280,342	1,750,152	1,705,316
3. 의료기구	257,312	916,500	365,759	316,709
4. 금융리스자산	163,370	416,290	89,224	47,485
5. 기타유형자산	279,141	88,366	469,921	421,790
(3) 무형자산	–	–	–	–
자산총계	10,213,387	10,507,752	5,005,721	6,265,443
Ⅰ. 유동부채	1,850,402	2,236,147	832,696	1,090,280
1. 매입채무	1,380,482	1,384,399	681,204	830,506
2. 미지급금	349,043	269,219	39,147	124,689
3. 예수금	16,815	27,994	62,529	95,938
4. 유동성장기부채	103,083	553,486	–	–
5. 기타 유동부채	978	1,050	49,816	39,147
Ⅱ. 비유동부채	2,951,734	2,691,786	2,927,847	3,171,088
1. 장기차입금	769,231	461,538	2,500,000	2,500,000
2. 금융리스미지급금	217,906	432,157	–	–
3. 퇴직급여충당금	26,135	13,475	427,847	671,088
4. 임대보증금	1,938,462	1,784,615	–	–
(부채총계)	4,802,135	4,927,932	3,760,543	4,261,368
Ⅰ. 기본금	5,200,271	5,410,096	3,801,185	4,801,185
Ⅱ. 잉여금	210,980	169,725	(2,556,008)	(2,797,110)
1. 자본잉여금	–	–	–	–
2. 이익잉여금	210,980	169,725	(2,556,008)	(2,797,110)
(자본총계)	5,411,252	5,579,820	1,245,178	2,004,075
부채와 자본총계	10,213,387	10,507,752	5,005,721	6,265,443

표 4-4 | 민간한국병원과 공공한국병원의 손익계산서 (단위 : 천원)

계정과목	민간한국병원		공공한국병원	
	20×1년	20×2년	20×1년	20×2년
Ⅰ. 의료수익	7,603,230	8,260,724	3,989,119	5,085,357
1. 입원수익	4,944,428	5,307,576	1,941,739	2,662,163
2. 외래수익	2,417,592	2,620,327	1,225,889	1,394,403
3. 기타의료수익	241,210	332,820	821,491	1,028,790
Ⅱ. 의료비용	7,231,924	8,209,980	4,711,522	5,723,315
(1) 인건비	2,952,465	3,234,427	2,710,399	3,008,445
1. 급여	2,755,691	3,036,267	2,500,486	2,696,128
2. 제수당	65,345	72,523	74,211	66,967
3. 퇴직급여	131,429	125,637	135,702	245,350
(2) 재료비	2,418,481	2,532,905	887,074	1,365,896
1. 약품비	1,155,050	1,265,360	472,522	643,650
2. 진료재료비	1,141,110	1,112,203	268,365	563,807
3. 급식재료비	122,321	155,342	146,187	158,439
(3) 관리운영비	1,860,978	2,442,648	1,114,049	1,348,973
1. 복리후생비	119,930	128,111	163,084	176,524
2. 여비교통비	24,040	25,695	5,158	4,703
3. 세금과공과	19,540	34,530	50,132	52,018
4. 대손상각비	33,416	52,550	-	14,304
5. 감가상각비	634,800	1,088,108	335,073	319,213
6. 기타관리운영비	1,029,251	1,113,654	560,603	782,212
Ⅲ. 의료이익	371,307	50,744	(722,403)	(637,958)
Ⅳ. 의료외수익	60,112	131,607	445,780	740,331
1. 의료부대수익	34,813	30,961	399,853	465,560
2. 이자수익	14,576	60,090	2,725	7,128
3. 기타의료외수익	10,723	40,556	43,202	267,643
Ⅴ. 의료외비용	276,417	167,628	266,144	343,476
1. 의료부대비용	8,785	4,622	174,988	248,521
2. 이자비용	76,525	107,658	91,156	94,955
3. 기타의료외비용	191,107	55,347	-	-
Ⅵ. 법인세차감전순이익	155,002	14,722	(542,766)	(241,103)
Ⅶ. 법인세비용	-	-	-	-
Ⅷ. 당기순이익	155,002	14,722	(542,766)	(241,103)

3.2 유동성비율

유동성(liquidity)은 현금을 보유하고 있는 정도 또는 단기간에 자산을 현금으로 전환할 수 있는 정도를 의미한다. 여기서 단기(short-term)란 병원의 정상적인 영업주기(operating cycle)로서 통상 1년 동안의 기간을 의미한다. 따라서 보유하고 있는 현금이 많고 보유하고 있는 자산을 1년 이내에 현금으로 전환할 수 있을 때 유동성이 높다고 할 수 있다.

유동성은 유동자산과 유동부채의 상대적 크기에 따라 달라진다. 유동부채가 유동자산을 초과하는 경우에는 유동성이 취약하다고 말할 수 있다. 한편 유동성이 부족한 경우에는 비유동자산 등을 비정상적인 가격으로 매각하거나 또는 높은 이자율을 부담하더라도 급하게 자금을 차입하여야 한다. 따라서 유동부채에 지나치게 의존하는 경우에는 심각한 손해를 입을 뿐만 아니라 최악의 경우 지급불능상태에 빠져 파산할 수도 있다. 또한 유동성 부족으로 인하여 상대적으로 유리한 매입할인 혜택을 이용할 수 없거나 수익성 있는 투자기회를 포기해야 하는 등 여러 가지 제약을 받을 수 있다.

유동성에 가장 많은 관심을 갖는 이해관계자는 운영자금을 대출해 주는 금융기관과 신용으로 의약품 및 진료재료를 공급하는 납품업체 등이다. 그러나 현금 및 현금등가물, 단기금융상품, 유가증권, 의료미수금, 재고자산 등과 같은 유동자산은 의료활동을 지원하기 위하여 보유하는 자산이기 때문에 수익성이 아주 낮은 반면에 유동성이 높은 자산이다. 따라서 유동성을 높이기 위하여 유동자산을 과다하게 보유하는 경우에는 병원의 수익성이 낮아지게 됨을 유의해야 한다. 그러므로 병원은 유동성 부족에 따른 손실과 유동성 확보에 따른 수익성 저하의 두 가지 측면을 충분히 고려하여 적절한 수준에서 유동성을 유지하도록 하여야 한다.

유동성비율(liquidity ratios)은 병원이 보유하고 있는 자산 중에서 1년 이내에 현금화할 수 있는 자산을 얼마나 보유하고 있는지를 측정하는 비율로서 병원의 단기채무지급능력에 관한 정보를 제공해주는 비율이다. 그러나 유동성비율을 이용하여 단기채무지급능력을 측정할 때는 다음과 같은 점을 고려해야 한다.[02]

02 장영광, 현대경영분석, 무역경영사(1996), pp.83~84.

첫째, 유동자산을 구성하는 각 항목에 따라 유동성의 정도가 다르다는 점이다. 여기서 말하는 유동성은 정상가격으로 현금화시킬 수 있는 정도를 의미한다. 유동자산 중에서 당좌자산이 재고자산보다 유동성이 높으며, 당좌자산 중에서는 현금 및 현금등가물, 단기금융상품, 유가증권 및 의료미수금 등의 순서로 유동성이 높다.

둘째, 병원의 유동성은 유동자산의 이용효율성과 관련이 있다는 점이다. 재고자산이 현금이나 의료미수금으로 전환되는 속도(재고자산회전율, 재고기간), 의료미수금이 현금으로 회수되는 속도(의료미수금회전율, 의료미수금평균회수기간), 매입채무를 결제하는 속도(매입채무회전율, 매입채무평균결제기간) 등이 유동자산의 이용효율성과 직접적으로 관련이 있다. 따라서 유동성을 정확하게 평가하기 위해서는 유동자산의 효율적 이용 정도를 측정하는 재무비율에 대한 분석을 병행해야 한다.

셋째, 유동성이 높다고 해서 반드시 단기채무지급능력이 높다는 것을 의미하지 않는다는 점이다. 단기채무를 상환하는 데 이용할 수 있는 것은 현금이기 때문에 현금 이외의 유동자산이 많더라도 지급불능상태에 빠질 수 있는 반면, 현금 이외의 유동자산이 부족하더라도 부채수용능력이 높은 경우에는 지급불능상태에 빠지지 않고 정상적인 의료활동을 할 수 있다. 따라서 단기채무지급능력을 분석할 때 병원의 부채수용능력, 현금보유상태 등에 대한 분석을 병행하는 것이 좋다.

1) 유동비율

유동비율(current ratio)은 단기부채를 상환할 수 있는 유동성 자산이 몇 배인지를 측정하는 비율로서 다음과 같이 계산된다.

$$\text{유동비율(\%)} = \frac{\text{유동자산}}{\text{유동부채}} \times 100$$

유동비율은 높을수록 단기채무지급능력이 양호하다고 할 수 있으며, 유동부채에 비해 유동자산을 두 배 이상 보유할 때 채권자 입장에서 안전하다고 평가하고 있다. 그러나 이 기준이 절대적일 수는 없다. 규모나 경영특성, 분석자 입장에 따라 상대적으로 평가할 문제이다. 한편 유동비율이 높다고 해서 반드시 지급능력이 좋다고 말할 수 없다. 유동자산에 과도한 재고자산이나 부실채권이 많은 경우 오히려 단기채무지급능력이 악화될 수 있고, 이 비율이 지나치게 높아 필요 이상의 현금성 자산을 보유하게 되면 투자수익자산의 비중이 낮아져 수익성을 악화시키게 된다. 따라서 유동비율의 적정수준에 대한 판단은 분석주체에 따라 상이할 수 있다. 특히 의약품 공급업체와 같은 단기채권자의 입장에서 보면 유동비율이 높을수록 채권의 회수가능성이 높아짐을 의미하기 때문에 좋다.[03] 그러나 경영자의 입장에서 보면 높은 유동비율은 유동성을 나타내기도 하지만 현금이나 단기자산을 비효율적으로 운용하고 있다는 의미도 된다.

[표 4-5]에서 볼 수 있는 바와 같이 민간한국병원과 공공한국병원의 유동비율을 계산한 결과 민간한국병원의 유동비율은 전년에 비해 낮아지고 있다. 반면 공공한국병원의 유동비율은 1년 사이에 급격히 증가하였는데, 이는 단기금융상품의 매입과 의료미수금의 증가에 기인한다. 그리고 민간한국병원과 공공한국병원의 유동비율은 산업평균비율에 비해 모두 높다. 두 병원의 단기채무지급능력은 모두 양호한 것으로 판단되나, 민간한국병원의 경우 20×2년도에 유

표 4-5 | 민간한국병원과 공공한국병원의 유동비율(%)

연도	민간한국병원	공공한국병원	산업평균비율	
			민간병원	공공병원
20×1	162.8	122.5	–	–
20×2	117.3	219.0	81.9	135.0

주) 20×2년도 유동비율의 계산

- 민간한국병원 : 유동비율(%) = $\frac{2,621,956}{2,236,147} \times 100 = 117.3\%$

- 공공한국병원 : 유동비율(%) = $\frac{2,387,365}{1,090,280} \times 100 = 219.0\%$

03 병원에서 차입능력이 상당히 남아 있는 경우에는 낮은 유동비율에도 불구하고 단기채무지급능력에 문제가 없을 수도 있음을 유의해야 한다.

동비율이 큰 폭으로 감소한 원인을 살펴볼 필요가 있다.

2) 당좌비율

당좌비율(quick ratio)은 산성시험비율(acid test ratio)이라고도 하며, 유동자산에서 재고자산 등을 차감한 당좌자산을 유동부채로 나눈 비율로 다음과 같이 계산된다.

$$\text{당좌비율}(\%) = \frac{\text{당좌자산}}{\text{유동부채}} \times 100$$

유동자산에서 재고자산을 차감하는 이유는 재고자산의 경우 서비스 제공과정을 통해서 현금으로 전환되는 속도가 비교적 늦을 뿐만 아니라 현금화되지 못할 가능성도 있기 때문이다. 또한 재고자산은 청산(liquidation)시 매각손실의 위험이 가장 큰 자산이다. 따라서 당좌비율은 재고자산의 처분을 고려하지 않은 상황에서 단기채무를 상환할 수 있는 단기채무지급능력을 측정하는 비율이기 때문에 유동비율보다 유동성 측면을 더 강조하는 비율이라 할 수 있다.

이 비율은 재고자산에 의존하지 않고 단기부채를 상환할 수 있는 능력을 측정하는 것이므로 유동부채와 당좌자산을 1:1 정도 보유하는 것이 안전하다고 한다. 그러나 병원의 경우 일반적으로 재고자산에 대한 비중이 낮고 재고자산회전율이 매우 높기 때문에 당좌비율이 유동비율의 보조비율로서 그 역할이 미미하다고 할 수 있다.

[표 4-6]에서 볼 수 있는 바와 같이 민간한국병원과 공공한국병원의 당좌비율을 계산한 결과 유동비율과 마찬가지로 전년도에 비해 민간한국병원의 당좌비율은 낮아지고 있는 반면, 공공한국병원의 당좌비율은 급격히 증가하고 있다. 한편 민간한국병원과 공공한국병원의 당좌비율은 모두 산업평균비율에 비해 양호한 편으로 단기부채를 상환할 수 있는 능력이 있다고 판단된다.

표 4-6 | 민간한국병원과 공공한국병원의 당좌비율(%)

연도	민간한국병원	공공한국병원	산업평균비율	
			민간병원	공공병원
20×1	159.1	114.3	–	–
20×2	113.0	210.5	52.5	120.7

주) 20×2년도 당좌비율의 계산

- 민간한국병원 : 당좌비율(%) = $\frac{2,526,188}{2,236,147} \times 100 = 113.0\%$
- 공공한국병원 : 당좌비율(%) = $\frac{2,295,308}{1,090,280} \times 100 = 210.5\%$

3) 순운전자본구성비율

순운전자본(net working capital)은 유동자산에서 유동부채를 차감한 것으로 병원규모에 따라 그 크기가 달라질 수 있다. 따라서 규모가 다른 병원의 유동성을 측정하고 비교하는 데는 총자산(총자본)에서 순운전자본이 차지하는 비율인 순운전자본구성비율(net working capital to total assets)을 이용한다. 순운전자본구성비율은 다음과 같이 계산된다.

$$\text{순운전자본구성비율(\%)} = \frac{\text{순운전자본}}{\text{총자본}} \times 100$$

병원의 의료활동을 원활하게 유지하고 유동성을 확보하기 위해서는 순운전자본구성비율이 양(+)의 값을 가져야 하나, 순운전자본구성비율이 지나치게 높으면 투자수익자산의 비중이 작아져 수익성이 악화될 소지가 있다.

[표 4-7]에서 볼 수 있는 바와 같이 20×2년도 민간한국병원과 공공한국병원의 순운전자본구성비율은 각각 3.7%, 20.7%로, 민간한국병원은 전년도에 비해 큰 폭으로 감소하고 있는 데 반면, 공공한국병원은 큰 폭으로 증가하고 있다. 공공한국병원의 순운전자본구성비율이 전년도에 비해 높은 이유는 의료미수금의 증가와 단기금융상품의 매입에 따라 유동자산이 크게 증가하기 때문이다. 민간한국병원과 공공한국병원의 순운전자본구성비율은 산업평균비율에 비해

표 4-7 | 민간한국병원과 공공한국병원의 순운전자본구성비율(%)

연도	민간한국병원	공공한국병원	산업평균비율	
			민간병원	공공병원
20×1	11.4	3.7	–	–
20×2	3.7	20.7	−5.5	8.5

주) 20×2년도 순운전자본구성비율의 계산

- 민간한국병원 : $\text{순운전자본구성비율(\%)} = \dfrac{2{,}621{,}956-2{,}236{,}147}{10{,}507{,}752} \times 100 = 3.7\%$

- 공공한국병원 : $\text{순운전자본구성비율(\%)} = \dfrac{2{,}387{,}365-1{,}090{,}280}{6{,}265{,}443} \times 100 = 20.7\%$

서는 양호한 편이나, 민간한국병원의 경우 20×2년도에 순운전자본구성비율이 큰 폭으로 감소한 원인을 살펴볼 필요가 있다.

4) 의료비용방어기간

유동비율, 당좌비율, 순운전자본구성비율 등은 특정 시점의 잔액을 이용하여 계산된 정태적 재무비율이기 때문에 병원의 1년 동안 평균적인 유동성을 나타내는 데 한계가 있다. 이와 같이 정태적 재무비율이 갖는 한계점을 보완하기 위한 재무비율이 방어기간(defensive interval)이다. 의료비용방어기간(medical expenses defensive interval)은 추가적인 자금 조달 없이 당좌자산만으로 의료비용을 지불하면서 의료활동을 유지할 수 있는 기간을 말한다. 의료비용방어기간은 다음과 같이 계산된다.

$$\text{의료비용방어기간(일)} = \frac{\text{당좌자산}}{(\text{의료비용}-\text{감가상각비})\div 365\text{일}} = \frac{\text{당좌자산}}{\text{1일평균의료비용지출액}}$$

의료비용방어기간은 당좌자산으로 며칠 동안 영업비용을 감당할 수 있는지를 측정한다. 예를 들어 의료비용방어기간이 40일이라면 당좌자산을 가지고 추가적인 자금조달 없이 40일 동안 의료비용을 감당하면서 의료활동을 지속할 수 있다는 것을 의미한다.

표 4-8 | 민간한국병원과 공공한국병원의 의료비용방어기간(일)

연도	민간한국병원	공공한국병원	산업평균비율	
			민간병원	공공병원
20×1	162.9	79.4	–	–
20×2	129.5	155.0	103.9	117.0

주) 20×2년도 의료비용방어기간의 계산

- 민간한국병원 : $\text{의료비용방어기간(일)} = \dfrac{2,526,188}{(8,209,980 - 1,088,108) \div 365} = 129.5\text{일}$

- 공공한국병원 : $\text{의료비용방어기간(일)} = \dfrac{2,295,308}{(5,723,315 - 319,213) \div 365} = 155.0\text{일}$

[표 4-8]에서 볼 수 있는 바와 같이 20×2년도 민간한국병원과 공공한국병원의 의료비용방어기간은 각각 129.5일, 155.0일로, 민간한국병원은 전년도에 비해 감소하는 반면, 공공한국병원은 크게 증가하고 있다. 두 병원 모두 산업평균비율에 비해서는 높게 나타나 의료비용을 방어할 수 있는 기간, 즉 유동성은 양호한 것으로 판단된다.

3.3 레버리지비율

레버리지비율(leverage ratios)은 병원의 장기채무에 대한 원금 및 이자상환능력을 측정하는 비율이다. 레버리지비율을 다음과 같이 세 가지 의미를 가진다.

첫째, 채권자(금융기관 등) 입장에서 레버리지비율은 장기부채에 대한 상환능력을 나타낸다. 부채가 자기자본보다 많으면 많을수록 채무불이행에 대한 위험이 증가하게 되고 그 반대이면 부채상환의 안전도가 높아질 것이다.

둘째, 경영자 입장에서 부채사용에 대한 재무레버리지효과가 발생한다. 부채로 투자자금을 조달하는 경우 투자로 발생된 수익이 부채의 이자지급액보다 높으면 그 차액이 병원에 귀속되기 때문에 병원의 수익성이 확대되지만, 반대로 투자수익이 이자지급액보다 낮으면 병원의 수익성은 축소되는 결과를 가져온다. 따라서 투자수익률이 부채비용을 초과할 때 병원에서 부채의 이용이 유리하지만, 반대로 투자수익률이 부채비용보다 적은 경우에는 불리하다. 그러므로 투자수익률이 부채비용을 초과하는 경우 상환능력 범위 내에서 부채를 증가시키고 그 반대이면 부채를 상환하는 적정한 자본조달 정책이 필요하다.

셋째, 조달된 자본이 유동자산과 비유동자산 투자에 적정하게 배분되었는지를 판단하게 한다. 비유동자산에 대한 투자가 장기적이고 안정적인 자본으로 구성되어 있다면 경기가 변동하더라도 부채상환에 대한 위험은 크지 않으나, 단기자본으로 조달하여 비유동자산에 투자하였다면 부채상환에 대한 위험은 커지게 된다.

레버리지비율은 두 가지 측면에서 분석될 수 있다. 첫 번째 측면은 정태비율을 이용하는 방법이다. 예를 들어 자기자본에 대한 부채의 상대적인 크기를 나타내는 관계비율, 총자본에서 자기자본이 차지하는 구성비율 등이 해당된다. 두 번째 측면은 동태비율을 이용하는 방법이다. 예를 들어 이자 및 법인세비용 차감전순이익으로 이자비용을 어느 정도 충당할 수 있는가를 나타내는 이자보상비율 등이 해당된다. 이와 같은 두 가지 방법을 함께 사용하여 병원의 장기 채무지급능력을 분석하는 것이 바람직하다.

1) 부채비율

부채비율(debt to equity ratio)은 부채를 자기자본으로 나눈 비율로서 다음과 같이 계산된다.

$$\text{부채비율}(\%) = \frac{\text{부채}}{\text{자기자본}} \times 100$$

부채비율이 높을수록 그만큼 원금상환과 이자부담이 커진다. 부채비율이 100% 이하이면 부채에 비해 자기자본이 많으므로 부채상환능력이 높아진다. 그렇다고 이 비율이 100% 이하라고 해서 반드시 좋은 것은 아니다. 병원 입장에서 부채비용은 법인세효과로 인하여 자기자본비용보다 낮기 때문에 경기상황이 호황이고 상환능력이 있는 경우 부채를 늘려 재무레버리지효과를 얻을 수 있다. 즉 의료수익이 계속 증가하면 고정적 재무비용으로 인하여 이익이 크게 확대되어 병원의 수익성은 높아진다. 그러나 과도한 부채 사용은 원금상환과

표 4-9 | 민간한국병원과 공공한국병원의 부채비율(%)

연도	민간한국병원	공공한국병원	산업평균비율	
			민간병원	공공병원
20×1	88.7	302.0	–	–
20×2	88.3	212.6	137.7	79.7

주) 20×2년도 부채비율의 계산

- 민간한국병원 : $부채비율(\%) = \frac{4,927,932}{5,579,820} \times 100 = 88.3\%$
- 공공한국병원 : $부채비율(\%) = \frac{4,261,368}{2,004,075} \times 100 = 212.6\%$

이자의 증가로 인하여 불황을 맞거나 수익성이 떨어지면 상환능력은 급격하게 떨어지게 되므로 적정한 자본구조의 유지가 필요하다.

[표 4-9]에서 볼 수 있는 바와 같이 20×2년도 민간한국병원과 공공한국병원의 부채비율은 각각 88.3%, 212.6%로, 두 병원 보두 전년에 비해 부채비율이 감소하고 있다. 한편 공공한국병원의 부채비율이 민간한국병원의 부채비율보다 훨씬 높으며 200%를 초과하고 있다. 이는 공공한국병원이 과도한 부채사용으로 금융비용이 크게 증가하여 손실을 발생시키는 요인으로 작용하고 있다. 그러나 민간한국병원은 낮은 부채사용으로 금융비용 부담이 적으며 이익을 발생시키고 있으므로 의료수익증가에 따른 레버리지효과를 기대하기 위해 차입금을 어느 수준까지 증가시키는 것도 바람직하다. 민간한국병원의 부채비율은 산업평균비율에 비해 낮으나, 공공한국병원의 부채비율은 산업평균비율보다 상당히 높아 공공한국병원의 장기채무지급능력은 불량한 것으로 판단된다.

2) 자기자본비율

자기자본비율(net worth to total assets)은 총자본(자산총계) 중에서 자기자본(자본총계)이 차지하고 있는 비율로서 다음과 같이 계산된다.

$$자기자본비율(\%) = \frac{자기자본}{총자본} \times 100$$

자기자본은 금융비용을 부담하지 않고 이용할 수 있는 자본이기 때문에 자기자본비율이 높을수록 병원의 재무안정성이 높아진다고 볼 수 있으며, 일반적으로 50% 이상일 경우 바람직한 것으로 평가된다. 자기자본은 상환기간이 없고 이자지급을 하지 않아도 되는 영구자본이므로 자기자본에 대한 비중이 높을수록 병원의 재무구조는 안정하다고 할 수 있다. 이 비율은 부채비율과 함께 재무구조를 측정하는 중요한 지표이다.

[표 4-10]에서 볼 수 있는 바와 같이 20×2년도 자기자본비율은 민간한국병원 53.1%, 공공한국병원 32.0%로 전년에 비해 증가하고 있다. 민간한국병원의 자기자본비율은 50%를 초과하고 산업평균비율에 비해서도 높아 재무안정성이 양호한 반면, 공공한국병원의 자기자본비율은 산업평균비율에 훨씬 미치지 못하여 재무안정성이 불량하다고 평가할 수 있다.

표 4-10 | 민간한국병원과 공공한국병원의 자기자본비율(%)

연도	민간한국병원	공공한국병원	산업평균비율	
			민간병원	공공병원
20×1	53.0	24.9	–	–
20×2	53.1	32.0	42.0	52.5

주) 20×2년도 자기자본비율의 계산

- 민간한국병원 : $\text{자기자본비율(\%)} = \dfrac{5,579,820}{10,507,752} \times 100 = 53.1\%$

- 공공한국병원 : $\text{자기자본비율(\%)} = \dfrac{2,004,075}{6,265,443} \times 100 = 32.0\%$

3) 이자보상비율

이자보상비율(interest coverage ratio)은 법인세차감전순이익과 이자비용을 합한 이자 및 법인세비용차감전순이익(earnings before interest and taxes :

$$\text{이자보상비율(배)} = \frac{EBIT}{\text{이자비용}}$$

EBIT)을 이자비용으로 나눈 비율로 다음과 같이 계산된다.[04]

이자보상비율은 이자지급에 필요한 수익을 창출할 수 있는 능력을 측정하기 위한 지표로서 병원의 이자부담능력을 판단하는 데 유용하게 이용되는 재무비율이다. 이자보상비율은 이자 및 법인세비용차감전순이익(EBIT)으로 이자비용의 몇 배까지 지급할 수 있는가를 측정하는 비율이기 때문에 적정수준 이상의 이자보상비율을 유지해야만 이자비용의 지급능력이 양호한 것으로 평가받게 된다. 이자보상비율이 1보다 작을 경우에는 채권자들의 법적 대응으로 인하여 기업이 파산할 수도 있다. 통상적으로 이자보상비율이 4~5배 이상이면 안정적이라고 판단한다.

병원은 이자비용 이외에 여러 형태의 금융비용을 지출하고 있는데 이와 같은 금융비용을 고정금융비용이라고 한다. 고정금융비용에는 이자비용 이외에 리스료와 임차료 등이 있다. 이와 같은 고정금융비용을 포함하여 지급능력을 나타내는 비율을 고정금융비용보상비율(fixed charge coverage ratio)이라 하며, 다음과 같이 계산된다.

$$\text{고정금융비용보상비율(배)} = \frac{EBIT + \text{리스료} \cdot \text{임차료}}{\text{지급이자} + \text{리스료} \cdot \text{임차료}}$$

[표 4-11]에서 볼 수 있는 바와 같이 20×2년도 민간한국병원의 이자보상비율은 1.1배로 전년에 비해 대폭 감소하였으며 이자비용지급능력이 좋지 못한 것으로 평가된다. 그러나 공공한국병원은 전년도에 비해 개선되었으나 −1.5배로 여전히 낮아 이자비용지급능력이 좋지 않음을 알 수 있다. 공공한국병원의 이자보상비율이 낮은 이유는 큰 폭의 의료손실이 발생하였기 때문이다. 민간한국병원과 공공한국병원의 이자보상비율은 산업평균비율에 비해서 낮게 나타나고 있다.

04 EBIT는 '의료이익'을 의미하기도 한다. 그리고 감가상각비 등 비현금지출비용은 이자비용을 충당하는 데 사용될 수 있다. 이와 같은 점을 반영하여 EBIT에 감가상각비를 더한 금액, 즉 EBITDA(earnings before interest, taxes, depreciation and amortization)를 이자비용으로 나누어 이자보상비율을 계산할 수도 있다.

표 4-11 | 민간한국병원과 공공한국병원의 이자보상비율(배)

연도	민간한국병원	공공한국병원	산업평균비율	
			민간병원	공공병원
20×1	3.0	−5.0	−	−
20×2	1.1	−1.5	3.3	−

주) 20×2년도 이자보상비율의 계산

- 민간한국병원 : $이자보상비율(배) = \frac{14,722 + 107,658}{107,658} = 1.1배$
- 공공한국병원 : $이자보상비율(배) = \frac{-241,103 + 94,955}{94,955} = -1.5배$

4) 비유동비율, 비유동장기적합률

비유동비율(fixed ratio)과 비유동장기적합률(fixed assets to net worth and long-term liabilities ratio)은 조달된 자본이 유동자산과 비유동자산에 어떻게 배분 · 운용되고 있는가를 측정함으로써 자본조달의 원천과 운용 사이의 관계, 즉 자본배분의 안정성을 판단하기 위한 비율이다.

비유동비율은 자기자본이 비유동자산에 어느 정도 투입되어 운용되고 있는가를 나타내는 지표로 비유동자산을 자기자본으로 나눈 비율이며, 다음과 같이 계산된다.

$$비유동비율(\%) = \frac{비유동자산}{자기자본} \times 100$$

비유동비율이 낮을수록 기업의 장기적 재무안정성이 좋은 것으로 평가된다. 일반적으로 비유동비율이 100% 이하이면 양호한 것으로 보고 있다. 그 이유는 비유동자산은 병원활동에서 계속 사용되는 자산이기 때문에 상환부담이 없는 자기자본으로 투자하는 것이 재무안정성 측면에서 바람직하다고 판단되기 때문이다. 그러나 자본집약적인 병원산업에서는 비유동자산의 비중이 매우 높아서 비유동자산 투자에 필요한 자금을 자기자본 이외에 장기부채(비유동부채)에 의존한다. 이 경우에 비유동비율의 보완비율인 비유동장기적합률을 사용할 수 있다.

비유동장기적합률은 자기자본과 비유동부채가 비유동자산에 어느 정도 투입되어 운용되고 있는가를 나타내는 지표로 비유동자산을 자기자본과 비유동부채의 합으로 나눈 비율이며, 다음과 같이 계산된다.

$$\text{비유동장기적합률(\%)} = \frac{\text{비유동자산}}{\text{자기자본} + \text{비유동부채}} \times 100$$

비유동비율이 100%를 초과하여도 비유동장기적합률이 100% 미만이면 자본배분의 안정성이 양호하다고 평가할 수 있다.

[표 4-12]에서 볼 수 있는 바와 같이 20×2년도 민간한국병원과 공공한국병원의 비유동비율은 모두 100%를 초과하고 있다. 이는 비유동자산 투자에 자기자본 이외에 부채로 조달하고 있음을 알 수 있다. 그러나 [표 4-13]에서 민간한국병원과 공공한국병원의 비유동장기적합률은 100% 미만으로 비유동자산에 자기자본과 비유동부채 범위 내에서 투자되고 있고 산업평균비율에 비해서도 낮으므로 자본배분의 안정성이 적정하게 유지되고 있는 것으로 평가할 수 있다.

표 4-12 | 민간한국병원과 공공한국병원의 비유동비율(%)

연도	민간한국병원	공공한국병원	산업평균비율	
			민간병원	공공병원
20×1	133.0	320.1	–	–
20×2	141.3	193.5	177.6	127.8

주) 20×2년도 비유동비율의 계산

- 민간한국병원 : $\text{비유동비율(\%)} = \frac{7,885,797}{5,579,820} \times 100 = 141.3\%$
- 공공한국병원 : $\text{비유동비율(\%)} = \frac{3,878,078}{2,004,075} \times 100 = 193.5\%$

표 4-13 | 민간한국병원과 공공한국병원의 비유동장기적합률(%)

연도	민간한국병원	공공한국병원	산업평균비율	
			민간병원	공공병원
20×1	86.1	95.5	-	-
20×2	95.3	74.9	106.9	88.7

주) 20×2년도 비유동장기적합률의 계산

- 민간한국병원 : 비유동장기적합률(%) = $\frac{7,885,797}{5,579,820+2,691,786}\times 100 = 95.3\%$
- 공공한국병원 : 비유동장기적합률(%) = $\frac{3,878,078}{2,004,075+3,171,088}\times 100 = 74.9\%$

3.4 수익성비율

수익성비율(profitability ratios)은 투자자본 또는 의료수익에 대한 경영성과의 크기, 즉 비용을 보전하고 이익을 낼 수 있는 능력에 관한 정보를 제공한다. 수익성비율은 병원이 내·외부로부터 조달한 자본을 이용하여 어느 정도의 경영성과를 실현하였는지, 또는 병원의 경영활동을 얼마나 효율적으로 수행하였는지를 측정한다. 수익성비율은 두 가지 측면으로 나누어 측정한다. 하나는 의료서비스의 창출과정을 통하여 실현된 의료수익에 비하여 이익이 어느 정도 얻어졌는가를 측정하고자 하는 의료수익성이다. 의료수익성을 나타내는 비율로서 의료수익의료이익률, 의료수익순이익률 등이 있다. 다른 하나는 투입자본에 비하여 이익이 어느 정도 실현되었는지를 측정하는 투자수익성이다. 투자수익성을 나타내는 비율에는 총자산의료이익률, 총자산순이익률, 자기자본순이익률 등이 있다.

수익성분석에서 유의하여야 할 점은 경영성과를 표시하는 이익은 장부상의 이익이므로 실제 현금흐름과는 차이가 있다는 것이다. 예를 들어 순이익이 큰 경우에도 현금부족으로 흑자도산할 수 있으므로 지급능력분석과 현금흐름분석 등을 병행함으로써 병원의 수익성에 대한 균형 있는 판단을 해야 한다.[05]

05 손익계산서항목과 재무상태표항목을 이용하여 계산되는 수익성비율, 활동성비율 등과 같은 혼합비율을 산출할 때 재무상태표항목의 기초와 기말의 평균값을 사용하는 것이 합리적이나 본 서에서는 기말값을 사용하였다.

1) 의료수익의료이익률

의료수익의료이익률(medical income to medical ratio)은 병원의 의료활동과정에서 소요된 의료비용을 의료수익에서 차감한 의료이익을 의료수익으로 나눈 비율로 다음과 같이 계산된다.

$$\text{의료수익의료이익률(\%)} = \frac{\text{의료이익}}{\text{의료수익}} \times 100$$

[표 4-14]에서 볼 수 있는 바와 같이 20×2년도 민간한국병원의 의료수익의료이익률은 0.6%로 전년도에 비해 크게 감소하고 있으나, 공공한국병원의 의료수익의료이익률은 −12.5%로 전년에 비해 적자폭이 다소 줄어들고 있다. 한편 20×2년도 민간한국병원과 공공한국병원의 의료수익의료이익률은 산업평균비율에 비해 낮은 편으로 수익성은 불량한 것으로 판단된다.

표 4-14 | 민간한국병원과 공공한국병원의 의료수익의료이익률(%)

연도	민간한국병원	공공한국병원	산업평균비율	
			민간병원	공공병원
20×1	4.9	−18.1	−	−
20×2	0.6	−12.5	3.6	0.0

주) 20×2년도 의료수익의료이익률의 계산

- 민간한국병원 : $\text{의료수익의료이익률(\%)} = \frac{50,744}{8,260,724} \times 100 = 0.6\%$
- 공공한국병원 : $\text{의료수익의료이익률(\%)} = \frac{-637,958}{5,085,357} \times 100 = -12.5\%$

2) 의료수익순이익률

의료수익순이익률(net income to medical revenue ratio)은 의료수익에서 총비용을 차감시킨 당기순이익을 의료수익으로 나눈 비율로 다음과 같이 계산된다.

$$\text{의료수익순이익률(\%)} = \frac{\text{당기순이익}}{\text{의료수익}} \times 100$$

[표 4-15]에서 볼 수 있는 바와 같이 20×2년도 민간한국병원의 의료수익순이익률도 의료수익의료이익률과 마찬가지로 전년에 비해 상당히 낮아졌으나, 공공한국병원의 의료수익순이익률은 전년에 비해 적자폭이 크게 개선되고 있다. 한편 20×2년도 민간한국병원과 공공한국병원의 의료수익순이익률은 산업평균비율에 비해 낮아 경영성과는 불량한 것으로 판단된다.

표 4-15 | 민간한국병원과 공공한국병원의 의료수익순이익률(%)

연도	민간한국병원	공공한국병원	산업평균비율	
			민간병원	공공병원
20×1	2.0	−13.6	−	−
20×2	0.2	−4.7	1.5	3.9

주) 20×2년도 의료수익순이익률의 계산

- 민간한국병원 : $\text{의료수익순이익률(\%)} = \frac{14,722}{8,260,724} \times 100 = 0.2\%$
- 공공한국병원 : $\text{의료수익순이익률(\%)} = \frac{-241,103}{5,085,357} \times 100 = -4.7\%$

3) 총자산의료이익률

총자산의료이익률(medical income to total assets)은 병원의 핵심적인 의료활동으로부터 발생한 의료이익을 총자산으로 나눈 비율로 다음과 같이 계산된다.

$$\text{총자산의료이익률(\%)} = \frac{\text{의료이익}}{\text{총자산}} \times 100$$

총자산의료이익률은 경영자 입장에서 병원에 투자된 총자본에 대한 투자효율성을 평가하는 비율이다. 이 비율은 실제보다 과대하게 계상될 우려가 있다. 즉 분자의 의료이익은 현행 원가로 측정되지만 분모의 총자산은 과거의 역사적

표 4-16 | 민간한국병원과 공공한국병원의 총자산의료이익률(%)

연도	민간한국병원	공공한국병원	산업평균비율	
			민간병원	공공병원
20×1	3.6	−14.4	−	−
20×2	0.5	−10.2	3.4	0.0

주) 20×2년도 총자산의료이익률의 계산

- 민간한국병원 : $\text{총자산의료이익률(\%)} = \dfrac{50,744}{10,507,752} \times 100 = 0.5\%$
- 공공한국병원 : $\text{총자산의료이익률(\%)} = \dfrac{-637,958}{6,265,443} \times 100 = -10.2\%$

원가로 측정되므로 현행 원가에 비해 역사적 원가가 낮아 총자산의료이익률은 실제보다 높게 측정된다. 예를 들어 자산을 재평가한 병원과 재평가하지 않은 병원의 총자산의료이익률은 실제보다 큰 차이를 보이므로 비교·분석시 유의하여야 한다.

[표 4-16]에서 볼 수 있는 바와 같이 민간한국병원의 총자산의료이익률은 20×1년도 3.6%에서 20×2년도 0.5%로 크게 감소하고 있다. 이는 총자산은 크게 변동하지 않았는데도 의료비용 중 인건비와 감가상각비가 크게 증가하여 의료이익이 감소하였기 때문이다. 한편 공공한국병원은 의료손실이 발생으로 총자산의료이익률이 큰 폭의 적자를 보이고 있지만 전년도에 비해서는 다소 개선되고 있다. 그리고 민간한국병원과 공공한국병원의 총자산의료이익률은 산업평균비율에 비해 낮아 불량한 것으로 판단된다.

4) 총자산순이익률

총자산순이익률(net income to total assets)은 최종적 성과인 당기순이익을 병원의 총자산으로 나눈 비율로 다음과 같이 계산된다.

$$\text{총자산순이익률(\%)} = \frac{\text{당기순이익}}{\text{총자산}} \times 100$$

표 4-17 | **민간한국병원과 공공한국병원의 총자산순이익률(%)**

연도	민간한국병원	공공한국병원	산업평균비율	
			민간병원	공공병원
20×1	1.5	−10.8	−	−
20×2	0.1	−3.8	1.4	2.2

주) 20×2년도 총자산순이익률의 계산

• 민간한국병원 : 총자산순이익률(%) = $\frac{14,722}{10,507,752} \times 100 = 0.1\%$

• 공공한국병원 : 총자산순이익률(%) = $\frac{-241,103}{6,265,443} \times 100 = -3.8\%$

[표 4-17]에서 볼 수 있는 바와 같이 민간한국병원의 총자산순이익률은 20×1년도 1.5%에서 20×2년도 0.1%로 전년에 비해 크게 감소하고 있는데, 이는 의료비용과 금융비용이 증가하기 때문이다. 한편 공공한국병원의 총자산순이익률은 −10.5%에서 −3.8%로 전년에 비해 적자폭이 줄고 있는데, 이는 의료부대수입과 국고보조금 등 의료외수익의 증가 등에 기인한다. 20×2년도 민간한국병원과 공공한국병원의 총자산순이익률은 산업평균비율에 비해 낮아 불량한 것으로 판단된다.

5) 자기자본순이익률

자기자본순이익률(return on equity)은 당기순이익을 병원출연자의 지분, 즉 자기자본으로 나누어 계산되는 비율이며, 자기자본에는 출연금(기본금) 이외에 자본잉여금과 이익잉여금이 포함된다.

$$\text{자기자본순이익률(\%)} = \frac{\text{순이익}}{\text{자기자본}} \times 100$$

이 비율은 병원 소유주 입장에서 수익성을 평가하는 비율이라고 할 수 있다. 현 의료법에서 병원의 소유주에 대한 배당을 금지하고 있지만 병원 소유주의 지분투자에 대한 부사효율성을 평가할 필요가 있다.

표 4-18 | 민간한국병원과 공공한국병원의 자기자본순이익률(%)

연도	민간한국병원	공공한국병원	산업평균비율	
			민간병원	공공병원
20×1	2.9	−43.6	−	−
20×2	0.3	−12.0	3.5	5.8

주) 20×2년도 자기자본순이익률의 계산

- 민간한국병원 : $자기자본순이익률(\%) = \frac{14,722}{5,579,820} \times 100 = 0.3\%$
- 공공한국병원 : $자기자본순이익률(\%) = \frac{-241,103}{2,004,075} \times 100 = -12.0\%$

[표 4-18]에서 볼 수 있는 바와 같이 민간한국병원의 자기자본순이익률은 2.9%에서 0.3%로 크게 감소하고 있으며, 이는 전년에 비해 자기자본은 약간 증가하였으나 당기순이익이 크게 감소하였기 때문이다. 한편 공공한국병원의 자기자본순이익률은 −43.6%에서 −12.0%로 전년도에 비해 상당히 개선되고 있는데, 이는 전년에 비해 순손실의 폭이 많이 줄었기 때문이다. 20×2년도 민간한국병원과 공공한국병원의 자기자본순이익률은 산업평균비율에 비해 낮아 수익성은 불량한 것으로 판단된다.

총자산의료이익률이 부채의 평균이자율보다 높으면 부채비율을 증가시킴으로써 자기자본순이익률을 높일 수가 있으나 지나치게 부채비율이 높을 때 지급불능가능성이 높아지므로 적정한 수준에서 타인자본의존도를 결정하여야 하며, 반대로 총자산의료이익률이 부채의 평균이자율보다 낮으면 자기자본순이익률이 감소하므로 부채를 감소시켜 나가야 할 것이다.

[표 4-19]에서 볼 수 있는 바와 같이 20×2년도 민간한국병원의 총자산의료이익률은 0.5%, 평균차입이자율은 7.4%로 차입이자율이 훨씬 높기 때문에 금융비용 부담으로 인해 자기자본순이익률을 높이는 것은 현실적으로 어렵다. 한편 공공한국병원은 총자산의료이익률이 적자이기 때문에 금융비용 부담은 불가능하므로 정부보조금 등으로 차입금을 상환하여 금융비용을 줄여 나가야 할 것이다.

표 4-19 | 민간한국병원과 공공한국병원의 총자산의료이익률과 평균차입이자율(%)

연도	총자산의료이익률		평균차입이자율	
	민간한국병원	공공한국병원	민간한국병원	공공한국병원
20×1	3.6	−14.4	7.0	3.6
20×2	0.5	−10.2	7.4	3.8

3.5 성장성비율

성장성비율(growth ratios)은 일정기간 동안 병원의 수익규모, 환자수, 경영성과가 얼마나 증가하였는가를 나타내는 비율이다. 이 비율은 총자산, 의료수익, 환자수, 순이익의 증가율로 측정하는데 병원의 성장잠재력, 수익실현가능성, 의료시장에서의 위상 등의 정보를 담고 있다. 성장성비율을 분석할 때 다음 몇 가지 사항을 유의하여야 한다.

첫째, 성장성비율을 분석할 때 물가변동요인을 고려하여 해석하여야 한다. 의료수익은 물가변동률 이상으로 성장하여야 실제적으로 성장한 것으로 간주할 수 있다. 따라서 높은 인플레이션이 지속될 때에는 실질증가율에 의한 비교가 필요하며, 여러 가지 디플레이터(deflator)를 이용하여 불변가치로 바꾸어서 성장률을 계산할 필요가 있다.

둘째, 총자산증가율을 계산하여 해석할 때 자산재평가 여부를 확인하여야 한다. 증가율을 계산하는 기간 동안 자산재평가가 일어났다면 신규 투자 없이도 자산규모가 증가한 것으로 나타나기 때문이다.

셋째, 성장률이 지속적으로 높을 때 비유동자산에 대한 투자가 많이 이루어져 현금유입보다 유출이 많아지므로 유동성이 저하되거나 자금사정이 악화될 수 있으므로 유동성 분석과 연계하여 분석할 필요가 있다.

1) 의료수익증가율

의료수익증가율(medical revenue growth ratio)은 일정기간 동안 의료수익(입원수익, 외래수익 등)이 얼마나 증가하였는가를 나타내는 지표로서 병원의 외형의 신장세를 나타내는 비율이다.

$$입원수익증가율(\%) = \frac{당기입원의료수익 - 전기입원의료수익}{전기입원의료수익} \times 100$$

$$외래수익증가율(\%) = \frac{당기외래의료수익 - 전기외래의료수익}{전기외래의료수익} \times 100$$

의료수익의 증가는 의료수가의 인상에도 기인할 수 있고 환자수의 증가에도 기인할 수 있다. 이 지표는 의료수익 증가에 대한 원인분석을 하는 데 유용한 정보가 될 수 있다. 또한 의료수익이 증가하여도 순이익이 감소하는 경우가 있으므로 실질적인 성장지표인 순이익증가율에 대한 분석이 병행되어야 한다.

[표 4-20]에서 볼 수 있는 바와 같이 20×2년도 민간한국병원의 입원수익증가율은 7.3%, 외래수익증가율은 8.4%이며, 공공한국병원의 입원수익증가율은 37.1%, 외래수익증가율은 13.7%로서 의료수익증가율은 공공한국병원이 민간병원을 앞서고 있다. 공공한국병원은 높은 수익률 증가에도 불구하고 과중한 의료비용과 금융비용 부담으로 인하여 당기순손실이 발생되고 있다. 반면 민간

표 4-20 | 민간한국병원과 공공한국병원의 20×2년도 의료수익증가율(%)

구분	민간한국병원	공공한국병원	산업평균비율	
			민간병원	공공병원
입원수익증가율	7.3	37.1	9.8	15.1
외래수익증가율	8.4	13.7	11.6	10.4

주) 20×2년도 입원수익증가율의 계산

- 민간한국병원 : $입원수익증가율(\%) = \frac{5,307,576 - 4,944,428}{4,944,428} \times 100 = 7.3\%$
- 공공한국병원 : $입원수익증가율(\%) = \frac{2,662,163 - 1,941,739}{1,941,739} \times 100 = 37.1\%$

20×2년도 외래수익증가율의 계산

- 민간한국병원 : $외래수익증가율(\%) = \frac{2,620,327 - 2,417,592}{2,417,592} \times 100 = 8.4\%$
- 공공한국병원 : $외래수익증가율(\%) = \frac{1,394,403 - 1,225,889}{1,225,889} \times 100 = 13.7\%$

한국병원은 공공한국병원에 비하여 성장률은 낮지만 상대적으로 낮은 의료비용과 금융비용으로 인하여 당기순이익을 실현하고 있다. 한편 민간한국병원의 의료수익증가율은 산업평균비율에 미치지 못하고 있으나, 공공한국병원의 의료수익증가율은 산업평균비율을 초과하고 있다.

2) 총자산증가율

총자산증가율(growth rate of total assets)은 일정기간 동안 총자산이 얼마나 증가하였는가를 나타내는 재무비율로서 기업규모의 성장 정도를 측정하는 지표이다.

$$\text{총자산증가율(\%)} = \frac{\text{당기총자산} - \text{전기총자산}}{\text{전기총자산}} \times 100$$

총자산증가율은 재무상태표를 이용하여 계산하므로 자산재평가, 기업회계방식 등의 차이가 병원별로 다를 수 있으므로 분석할 때에 유의하여야 한다.

총자산증가율은 의료수익증가율과 같이 병행하여 분석하면 보다 바람직한 방향으로 성장하고 있는지를 평가할 수 있다. 만약에 의료수익증가율보다 총자산증가율이 높으면 상대적으로 의료수익창출능력에 비해 과대하게 투자하고 있음을 의미한다.

[표 4-21]에서 볼 수 있는 바와 같이 민간한국병원의 총자산증가율은 전년에

표 4-21 | 민간한국병원과 공공한국병원의 총자산증가율(%)

연도	민간한국병원	공공한국병원	산업평균비율	
			민간병원	공공병원
20×2	2.9	25.2	7.6	–

주) 20×2년도 총자산증가율의 계산

- 민간한국병원 : $\text{총자산증가율(\%)} = \frac{10,507,752 - 10,213,387}{10,213,387} \times 100 = 2.9\%$
- 공공한국병원 : $\text{총자산증가율(\%)} = \frac{6,265,443 - 5,005,721}{5,005,721} \times 100 = 25.2\%$

비해 2.9%로 총자산이 약간 증가하였지만, 공공한국병원은 25.2%로 총자산규모가 크게 증가하고 있다.

3) 순이익증가율

순이익증가율(growth rate of net income)은 일정기간 동안 순이익이 얼마나 증가하였는가를 나타내는 재무비율로서 실질적인 성장의 지표가 된다.

$$\text{순이익증가율}(\%) = \frac{\text{당기순이익} - \text{전기순이익}}{\text{전기순이익}} \times 100$$

순이익증가율을 계산할 때에는 전년도에 당기순손실이 발생한 경우와 같이 마이너스 금액이 기준년도 금액이 되거나 아주 작은 값을 취할 때는 비율의 값을 구할 수 없거나 비정상적인 값이 되어 의미가 없어짐을 유의하여야 한다.

[표 4-22]에서 볼 수 있는 바와 같이 민간한국병원의 순이익증가율은 전년에 비해 90.5% 감소하고 있다. 이는 의료수익의 증가에 비해 의료비용이 급격하게 증가함에 따라 당기순이익이 크게 감소하였기 때문이다. 한편 공공한국병원의 순손실감소율은 55.6%로, 전년도 순손실액에 비해 당년도 순손실액이 55.6% 감소하고 있다.

표 4-22 | 민간한국병원과 공공한국병원의 순이익증가율(%)

연도	민간한국병원	공공한국병원	산업평균비율	
			민간병원	공공병원
20×2	−90.5	55.6	−12.5	−35.4

주) 20×2년도 순이익증가율(순손실감소율)의 계산

- 민간한국병원 : $\text{순이익증가율}(\%) = \frac{14{,}722 - 155{,}002}{155{,}002} \times 100 = -90.5\%$

- 공공한국병원 : $\text{순손실감소율}(\%) = \frac{-241{,}103 - (-542{,}766)}{542{,}766} \times 100 = 55.6\%$

3.6 활동성비율

활동성비율(activity ratios)은 병원이 보유하고 있는 자산을 얼마나 효율적으로 활용하고 있는지를 측정하는 비율이다. 활동성비율은 병원경영활동의 산출물인 의료수익을 투하자본(invested capital)으로 나누어 회전(turnover)의 배수로 계산되며, 이를 회전율이라고 한다. 회전율이 높을수록 투하자본에 비하여 의료수익이 상대적으로 높다는 것을 의미한다. 이는 적은 자산을 투입하여 많은 수익을 실현하고 있다는 것을 의미하기 때문에 자산이 효율적으로 이용되고 있다는 증거가 된다. 여기에서 투하자본이란 병원의 의료활동을 통해 의료수익을 실현하는 과정에서 투입된 자산으로 총자산, 비유동자산, 의료미수금, 재고자산 등이 포함된다.

1) 총자산회전율

총자산회전율(total assets turnover)은 의료수익을 총자산으로 나누어 측정되는 재무비율로서 1년 동안 의료수익을 창출하는 데 총자산을 몇 회 이용하였는가를 측정하는 지표이다.[06]

$$총자산회전율 = \frac{의료수익}{총자산}$$

총자산회전율이 높으면 높을수록 총자산을 활발하게 사용하여 의료수익을 창출하였다는 것을 의미한다. 반면에 총자산회전율이 낮으면 총자산이 비효율적으로 이용되거나 과다하게 투자하고 있음을 의미한다. 예를 들어 A병원의 총자산이 100억원이고 의료수익이 100억원이라면 총자산을 1회전시켜 의료수익 100억원을 실현하였다는 의미이고, B병원은 총자산이 50억원인데 의료수익이

06 병원의 의료활동에 직접 투입하여 활용되고 있는 자산의 효율성을 평가하는 지표로 다음과 같은 경영자산회전율을 이용할 수 있다.

$$경영자산회전율(회) = \frac{의료수익}{총자산 - 건설중인\ 자산 - 투자자산}$$

100억원이라면 총자산을 2회전시켜 의료수익 100억원을 실현한 것이다. 따라서 B병원은 의료수익을 실현하는 데 있어 A병원에 비해 자산을 2배 효율적으로 사용하고 있다고 할 수 있다.

그러나 총자산회전율이 높다는 것은 투자된 총자산을 효율적으로 이용하였다는 점에서 바람직하지만 회전율이 높다고 해서 반드시 경영성과가 좋은 것은 아니다. 일반적으로 회전율이 높은 경우에는 마진율이 낮으므로 회전율과 이익률을 동시에 고려하여야 한다. 예를 들면 총자산순이익률은 의료수익순이익률과 총자산회전율의 곱으로 구성되는데 회전율이 높아도 의료수익순이익률이 낮으면 총자산순이익률은 낮을 수가 있다.

[표 4-23]에서 볼 수 있는 바와 같이 20×2년도 민간한국병원과 공공한국병원의 총자산회전율은 0.8회로서 의료수익을 실현하는 데 총자산을 80% 정도밖에 활용하지 못하고 있다. 일반적으로 100% 이상 활용하여야 하는데 이에 미치지 못하고 있는 것은 그만큼 총자산을 비효율적으로 활용하고 있음을 의미한다. 민간한국병원의 총자산회전율은 산업평균비율에 비해 낮으나, 공공한국병원의 총자산회전율은 산업평균비율에 비해 높아서 상대적으로 양호한 것으로 보인다.

표 4-23 | 민간한국병원과 공공한국병원의 총자산회전율(회)

연도	민간한국병원	공공한국병원	산업평균비율	
			민간한국병원	공공한국병원
20×1	0.7	0.8	–	–
20×2	0.8	0.8	0.9	0.6

주) 20×2년도 총자산회전율의 계산

• 민간한국병원 : 총자산회전율(회) = $\frac{8,260,724}{10,507,752}$ = 0.8회

• 공공한국병원 : 총자산회전율(회) = $\frac{5,085,357}{6,265,443}$ = 0.8회

2) 유형자산회전율

유형자산회전율(tangible assets turnover)은 유형자산이 1년 동안 몇 번 회전

되어 의료수익을 실현하고 있느냐를 측정하는 것으로 의료수익을 유형자산으로 나누어 계산된다.

$$\text{유형자산회전율(\%)} = \frac{\text{의료수익}}{\text{유형자산}}$$

병원에서 무형자산의 비중은 거의 전무하기 때문에 유형자산회전율을 이용하는 것이 바람직하다. 유형자산회전율이 높다는 것은 보유하고 있는 유형자산에 비해 높은 의료수익을 실현하고 있음을 의미하기 때문에 유형자산이 효율적으로 이용되고 있다고 해석할 수 있다. 그러나 고정설비의 장기간 이용에 따른 과다한 감가상각 때문에 유형자산이 낮게 계상되어 유형자산회전율이 높게 나타날 수도 있다. 예를 들어 감가상각이 끝난 노후화된 설비나 의료장비를 많이 보유한 병원은 회전율은 높을 수 있으나 수익성이 떨어질 가능성이 많다.

[표 4-24]에서 볼 수 있는 바와 같이 20×2년도 민간한국병원의 유형자산회전율은 1.1회, 공공한국병원은 1.4회로, 민간한국병원은 산업평균비율에 미치지 못하고 있는 반면, 공공한국병원은 산업평균비율을 초과하여 유형자산에 대한 이용도가 공공한국병원이 민간한국병원에 비해 양호한 것으로 나타나고 있다. 그러나 이는 공공한국병원이 설립된 지 오래되어 장비와 시설의 노후화로 인하여 상대적으로 유형자산회전율이 높은 것일 수 있다.

표 4-24 | 민간한국병원과 공공한국병원의 유형자산회전율(회)

연도	민간한국병원	공공한국병원	산업평균비율	
			민간한국병원	공공한국병원
20×1	1.1	1.0	–	–
20×2	1.1	1.4	1.3	0.8

주) 20×2년도 유형자산회전율의 계산

- 민간한국병원 : 유형자산회전율(회) = $\frac{8,260,724}{7,218,852}$ = 1.1회
- 공공한국병원 : 유형자산회전율(회) = $\frac{5,085,357}{3,669,610}$ = 1.4회

3) 의료미수금회전율과 의료미수금평균회수기간

의료미수금회전율(receivables turnover)은 의료수익을 의료미수금으로 나누어 구한 비율로서 의료미수금이 현금화된 횟수를 나타내며, 이를 이용하여 의료미수금이 현금화되는 데 소요되는 기간, 즉 의료미수금평균회수기간(average collection period)을 계산할 수 있다. 의료미수금평균회수기간은 의료미수금회전율의 역수에 365일을 곱하거나, 의료미수금을 1일 평균의료수익으로 나누어 계산된다.

$$\text{의료미수금회전율} = \frac{\text{의료수익}}{\text{의료미수금}}$$

$$\text{의료미수금평균회수기간} = \frac{365\text{일}}{\text{의료미수금회전율}} = \frac{\text{의료미수금}}{1\text{일 평균의료수익}}$$

$$1\text{일 평균의료수익} = \frac{\text{의료수익}}{365\text{일}}$$

의료미수금회전율이 높다는 것은 의료미수금으로 묶여 있는 기간이 짧다는 것이며 그만큼 현금화속도가 빠르다는 것을 의미한다. 그러나 의료미수금평균회수기간이 길수록, 즉 의료미수금회전율이 낮을수록 의료미수금으로 묶여 있는 자금의 기회비용이 증가하고 대손가능성이 크다는 점에 유의하여야 한다.

[표 4-25]에서 볼 수 있는 바와 같이 전년도에 비해 20×2년도 의료미수금회전율은 민간한국병원의 경우 증가하나, 공공한국병원의 경우 약간 감소한다. 그리고 산업평균비율에 비교해 보면 민간한국병원은 약간 낮으나, 공공한국병원은 약간 높게 나타나고 있다. 또한 [표 4-26]에서 볼 수 있는 바와 같이 의료미수금의 현금화속도는 공공한국병원에 비해 민간한국병원이 더 빠르나, 산업평균비율과 비교해 보면 공공한국병원이 상대적으로 양호함을 알 수 있다.

표 4-25 | 민간한국병원과 공공한국병원의 의료미수금회전율(회)

연도	민간한국병원	공공한국병원	산업평균비율	
			민간병원	공공병원
20×1	6.0	5.2	−	−
20×2	7.3	4.8	8.7	4.5

주) 20×2년도 의료미수금회전율의 계산

- 민간한국병원 : 의료미수금회전율(회) $= \frac{8,260,724}{1,134,207} = 7.3$회

- 공공한국병원 : 의료미수금회전율(회) $= \frac{5,085,357}{1,064,220} = 4.8$회

표 4-26 | 민간한국병원과 공공한국병원의 의료미수금평균회수기간(일)

연도	민간한국병원	공공한국병원	산업평균비율	
			민간병원	공공병원
20×1	60.8	70.2	−	−
20×2	50.0	76.0	42.0	81.1

주) 20×2년도 의료미수금평균회수기간의 계산

- 민간한국병원 : 의료미수금평균회수기간(일) $= \frac{365}{7.3} = 50.0$일

- 공공한국병원 : 의료미수금평균회수기간(일) $= \frac{365}{4.8} = 76.0$일

4) 매입채무회전율과 매입채무평균결제기간

병원에서 약품이나 진료재료를 외상으로 구입하였을 때, 매입채무회전율(payables turnover)과 매입채무평균결제기간을 고려하여 재무유동성 및 신용도, 자금사정 등을 파악할 수 있다. 매입채무회전율은 의료수익을 매입채무로 나눈 재무비율로서 매입채무가 얼마나 빨리 결제되는가를 나타내며, 매입채무에 대한 지급능력을 측정하는 지표이다. 그리고 매입채무평균결제기간은 병원이 매입채무를 결제하는 데 걸리는 평균기간으로서 매입채무회전율의 역수에 365를 곱하거나 매입채무를 1일 평균의료수익으로 나누어 계산된다.

$$매입채무회전율 = \frac{의료수익}{매입채무}$$

$$매입채무평균결제기간 = \frac{365일}{매입채무회전율} = \frac{매입채무}{1일\ 평균의료수익}$$

매입채무회전율이나 매입채무평균결제기간은 약품이나 진료재료 공급자의 신용판매조건 등을 고려하여 평가되어야 하겠지만 원재료를 구입하는 병원의 입장에서 매입채무회전율이 낮을수록 또는 매입채무평균결제기간이 길수록 유리하며, 원재료 공급업자의 입장에서 그 반대인 경우 유리하다. 매입채무회전율이 높다면 또는 매입채무평균결제기간이 짧다면 매입채무에 대한 대금결제가 빨리 이루어지고 있어 유동성 문제가 제기될 수 있으나, 빠른 기간 내에 매입대금이 결제됨에 따라 매입할인을 할 수 있어 원가절감에 따른 수익성이 좋아질 수 있으므로 해석에 주의하여야 한다.

[표 4-27]에서 볼 수 있는 바와 같이 원재료 외상구매에 대한 매입채무회전율은 공공한국병원이 민간한국병원보다 약간 높다. 이는 원재료를 외상으로 구매한 후 대금을 결제하는 기간이 공공한국병원이 약간 짧다는 것을 의미한다. 한편 20×2년도 매입채무회전율은 민간한국병원과 공공한국병원 모두 산업평균비율에 비해 낮게 나타나고 있다. 즉 [표 4-28]에서 볼 수 있는 바와 같이 민간한국병원과 공공한국병원 모두 산업평균에 비해 외상대금을 늦게 결제함을 알 수 있다.

표 4-27 | 민간한국병원과 공공한국병원의 매입채무회전율(회)

연도	민간한국병원	공공한국병원	산업평균비율	
			민간병원	공공병원
20×1	5.5	5.9	–	–
20×2	6.0	6.1	7.8	8.0

주) 20×2년도 매입채무회전율의 계산

- 민간한국병원 : 매입채무회전율(일) $= \frac{8,260,724}{1,384,399} = 6.0$회
- 공공한국병원 : 매입채무회전율(일) $= \frac{5,085,357}{830,506} = 6.1$회

표 4-28 | 민간한국병원과 공공한국병원의 매입채무평균결제기간(일)

연도	민간한국병원	공공한국병원	산업평균비율	
			민간병원	공공병원
20×1	66.4	61.9	–	–
20×2	60.8	59.8	46.8	45.6

주) 20×2년도 매입채무평균결제기간의 계산

- 민간한국병원 : 매입채무평균결제기간(일) = $\frac{365}{6.0}$ = 60.8일

- 공공한국병원 : 매입채무평균결제기간(일) = $\frac{365}{6.1}$ = 59.8일

5) 재고자산회전율과 평균재고기간

재고자산회전율(inventories turnover)은 의료수익을 재고자산으로 나눈 비율로서 재고자산이 당좌자산으로 변화하는 속도를 나타내는 지표이다. 즉 이 비율은 의료수익을 실현하는 데 재고자산을 연간 몇 번 회전하였는지를 측정한다. 평균재고기간(days to sell inventory)은 재고자산을 소비하는 데 걸리는 평균기간으로 재고자산회전율의 역수에 365를 곱하거나 재고자산을 1일 평균의료수익으로 나누어 구할 수도 있다.

$$재고자산회전율 = \frac{의료수익}{재고자산}$$

$$평균재고기간 = \frac{365일}{재고자산회전율} = \frac{재고자산}{1일\ 평균의료수익}$$

재고자산을 과도하게 보유하고 있다면 다른 곳에 투자할 수 있는 자금이 재고자산에 묶여 있다는 것을 의미하며, 이에 따라 재고유지관리비용이 증가한다. 반면에 재고자산이 너무 적으면 재고자산 부족으로 의료서비스 제공과정에서 환자에게 불편을 초래하고, 나아가 환자가 이탈할 수 있는 기회비용이 발생하므로 적정한 수준의 재고유지가 필요하다.

[표 4-29]에서 볼 수 있는 바와 같이 재고자산회전율은 민간한국병원이나 공

표 4-29 | 민간한국병원과 공공한국병원의 재고자산회전율(회)

연도	민간한국병원	공공한국병원	산업평균비율	
			민간병원	공공병원
20×1	108.7	58.3	–	–
20×2	86.3	55.2	165.9	43.5

주) 20×2년도 재고자산회전율의 계산

- 민간한국병원 : 재고자산회전율(회) = $\frac{8,260,724}{95,768}$ = 86.3회
- 공공한국병원 : 재고자산회전율(회) = $\frac{5,085,357}{92,057}$ = 55.2회

표 4-30 | 민간한국병원과 공공한국병원의 평균재고기간(일)

연도	민간한국병원	공공한국병원	산업평균비율	
			민간병원	공공병원
20×1	3.4	6.3	–	–
20×2	4.2	6.6	2.2	8.4

주) 20×2년도 평균재고기간의 계산

- 민간한국병원 : 평균재고기간(일) = $\frac{365}{86.3}$ = 4.2일
- 공공한국병원 : 평균재고기간(일) = $\frac{365}{55.2}$ = 6.6일

공한국병원 모두 매우 높아 평균재고기간이 짧다. 이는 병원조직의 특성상 재고자산을 많이 보유하려고 하지 않은 점도 있지만 재고자산이 과소계상되어 있을 수도 있다. 민간한국병원의 재고자산회전율은 산업평균비율에 비해 낮으나 공공한국병원은 산업평균비율에 비해 높은 것으로 나타났다.

3.7 생산성비율

생산성이란 단위당 투입량에 대한 산출량의 관계를 의미하는 것으로 투입량에 대한 산출량의 크기가 증가할 때에 생산성이 향상된다고 말한다. 생산성비율(productivity ratios)이란 투입에 대한 산출의 비율로서 생산요소를 얼마나 효

율적으로 이용하였는가를 측정한다.

생산성은 투입요소의 종류에 따라 노동생산성과 자본생산성 및 토지생산성 등으로 구분할 수 있으며, 산출량의 표시방법에 따라 물적 생산성과 가치적 생산성으로 구분된다. 물적 생산성이란 산출량을 물량으로 측정하는 것을 의미하고, 가치적 생산성이란 산출량을 화폐단위로 나타낸 것을 의미한다. 산출물이 단일 종류일 경우엔 물량으로 나타낼 수가 있으나 산출물의 종류가 다양하거나 복합적인 요소가 혼합되어 있을 경우에는 화폐단위로 환산하여 가치로 측정하는 것이 효과적이다. 따라서 공통단위로 합산이 가능한 산출수준으로 부가가치를 이용하고 있다.

생산성분석에서 부가가치를 이용하고 있는 이유는 경쟁이 심화되고 있는 경영환경하에서 외형의 성장보다는 내실 있는 경영에 초점을 두고 있기 때문이다. 생산성비율을 분석할 때 유의해야 할 점은 부가가치율이 증가한 경우에도 이익은 변하지 않고 임금, 금융비용 또는 임차료 등이 더 증가하였다면 생산성의 증가로 병원의 성과가 향상되었다고 해석하기 어렵다. 따라서 수익성과 연계하여 분석하여야 생산성에 대한 보다 명확한 평가를 할 수 있을 것이다.

1) 부가가치

부가가치(value added)란 병원의 경영활동 결과 창출한 가치를 말한다. 좀 더 구체적으로 말하면 의료수익에 병원 외부에서 생산된 가치를 차감한 당해 병원이 창출한 가치를 말한다. 병원 외부에서 생산된 가치에 포함되는 항목으로 약품비, 진료재료비, 급식재료비, 수도광열비, 외주용역비, 소모품비, 지급경비 등이 있다.

부가가치를 측정하는 방식에는 두 가지가 있다. 생산 측면의 부가가치 측정방식과 분배 측면의 부가가치 측정방식이 있다. 전자를 차감법, 후자를 가산법이라고 한다.

차감법은 병원이 창출한 서비스의 총가치인 의료수익에서 그 가치창출을 위하여 외부로부터 구입한 기존가치, 즉 중간투입물인 재료비, 부품구입비, 용역비 등을 공제하여 계산한다. 따라서 부가가치는 의료수익에 원재료비, 연료비,

전력비, 용수비, 외주가공비 등을 차감시켜 계산된다. 차감법은 부가가치 계산 과정에서 중간투입물에 대한 정의가 명확히 구분되지 않는 항목이 많아서 실질적인 계산이 어렵다는 단점이 있다. 예를 들어 관리운영비항목에서 복리후생비, 조세공과, 임차료, 감가상각비, 수선유지비, 대손상각비, 운반비 등은 부가가치항목에 포함되며, 여비교통비, 통신비, 보험료, 소모품비, 차량유지비, 환경관리비, 도서인쇄비, 접대비, 연료비, 연구비, 피복침구비, 외주용역비 등은 중간투입항목으로 분류되나, 잡비, 지급수수료, 교육훈련비, 행사비 등은 중간투입물과 부가가치의 혼합항목으로 분류되어 그 구분이 명확하지가 않다. 따라서 이러한 문제점 때문에 가산법을 많이 쓰는 편이다.

차감법에 의한 부가가치 계산식은 다음과 같다.

부가가치 = 의료수익 − 중간투입액
= 의료수익 − (원재료비 + 수도광열비 + 구입품비 + 외주가공비
+ 구입용역비 + 소모품비 + ⋯)

한편 가산법은 의료활동에 참여한 각 생산요소 제공자에게 분배되는 항목을 가산한 것으로 부가가치항목은 분배 측면에서 노동제공자에게 임금, 자본제공자, 즉 채권자에게 이자, 지주에게 지대 및 임차료, 정부 및 공공단체에게 조세공과, 자본주에게 이윤으로 구성된다. 이 방식은 부가가치 구성항목을 합산하여 부가가치를 산출하므로 부가가치 구성을 쉽게 파악할 수 있는 장점이 있다. 그러나 의료수익을 근거로 하여 산출하지 않았기 때문에 경영활동 전체를 종합적으로 파악하기가 곤란하며, 외부 구입가치를 파악하지 않기 때문에 부가가치의 발생 원인을 규명할 수 없는 단점이 있다. 예를 들어 인건비, 경비, 금융비용 등 지출의 증가가 부가가치를 증가시키는 역설적인 면이 있다.

가산법은 기업의 부가가치를 각 생산요소에 대한 분배 측면에서 파악한 것으로 손익계산서의 해당 항목을 합산하여 산출한다.[07] 가산법에 의해 구하는 부가

07 부가가치를 구성하고 있는 각 항목들을 구체적으로 설명하면 다음과 같다.
- 영업잉여 : 의료이익 + 대손상각비 − 이자비용
- 인건비 : 급여, 제수당, 퇴직급여, 복리후생비 등

가치 계산식은 다음과 같다.

부가가치 = 영업잉여 + 인건비 + 이자비용 + 감가상각비 + 조세공과

가산법에 의해 민간한국병원과 공공한국병원의 20×1년, 20×2년 부가가치를 계산하면 [표 4-31]과 같다.

표 4-31 | 민간한국병원과 공공한국병원의 부가가치(천원)

구성항목	민간한국병원		공공한국병원	
	20×1년	20×2년	20×1년	20×2년
영업잉여	328,198	−4,364	−813,559	−718,609
인건비	3,072,395	3,362,538	2,873,483	3,184,969
이자비용	76,525	107,658	91,156	94,955
감가상각비	634,800	1,088,108	335,073	319,213
조세공과	19,540	34,530	50,132	52,018
계	4,131,458	4,588,470	2,536,285	2,932,546

주) 영업잉여 = 의료이익 + 대손상각비 − 이자비용
인건비 = 급여 + 제수당 + 퇴직급여 + 복리후생비

2) 부가가치율

부가가치율(value added ratio)은 일정기간 동안 병원이 창출한 부가가치를 의료수익으로 나눈 비율이다. 이 비율은 의료수익 중에서 의료활동에 투입된 생산요소에 귀속되는 소득의 비율을 나타내기 때문에 흔히 소득률이라고도 한다. 여기서 부가가치를 산출하는 방법은 가산법에 의한다.

$$\text{부가가치율(\%)} = \frac{\text{부가가치}}{\text{의료수익}} \times 100$$

- 이자비용 : 차입금에 대한 대가로 지급되는 이자비용
- 감가상각비 : 건물, 의료장비, 기계장치 비품, 차량운반구 등의 감가상각비
- 조세공과 : 제세금과 공과금

표 4-32 | 민간한국병원과 공공한국병원의 부가가치율(%)

연도	민간한국병원	공공한국병원	산업평균비율	
			민간병원	공공병원
20×1	54.3	63.6	–	–
20×2	55.5	57.7	63.0	64.0

주) 20×2년도 부가가치율의 계산

- 민간한국병원 : 부가가치율(%) = $\frac{4,588,470}{8,260,724} \times 100 = 55.5\%$
- 공공한국병원 : 부가가치율(%) = $\frac{2,932,546}{5,085,357} \times 100 = 57.7\%$

[표 4-32]에서 20×2년도 민간한국병원의 부가가치율은 55.5%로 전년도 54.3%에 비해 약간 증가하고 있으나 산업평균비율보다 낮으며, 공공한국병원의 부가가치율은 57.7%로 전년도 63.6%에 비해 감소하고 있으며 산업평균비율보다 약간 낮다. 그 결과 민간한국병원에 비해 공공한국병원의 부가가치창출 능력이 약간 높은 것으로 판단된다.

3) 자본생산성

자본생산성(productivity of capital)은 생산요소의 하나인 자본의 단위당 투자효율을 나타내는 것으로 가장 대표적인 자본생산성비율은 총자본투자효율이다. 총자본투자효율(value added to total assets)은 병원에 투자된 총자본이 1년 동안 어느 정도의 부가가치를 창출하였는가를 나타내는 비율로 다음과 같이 계산된다.

$$총자본투자효율(\%) = \frac{부가가치}{총자본} \times 100$$

자본생산성이 높다는 것은 총자본이 효율적으로 운영되었음을 의미하며, 이 경우에는 대체로 노동생산성도 높게 나타난다. 총자본투자효율은 부가가치율과 총자산(총자본)회전율로 구성되어 있다.

$$총자본투자효율(\%) = \frac{부가가치}{의료수익} \times \frac{의료수익}{총자본} = 부가가치율 \times 총자산회전율$$

민간한국병원과 공공한국병원의 총자본투자효율은 [표 4-33]과 같다. [표 4-33]에서 볼 수 있는 바와 같이 20×2년도 민간한국병원의 총자본투자효율은 전년도에 비해 개선되었으나 공공한국병원은 약간 감소하고 있다. 한편 민간한국병원의 총자본투자효율은 산업평균비율에 비해 낮으나, 공공한국병원의 총자본투자효율은 산업평균비율에 비해 높아 양호한 것으로 평가할 수 있다.

표 4-33 | 민간한국병원과 공공한국병원의 총자본투자효율(%)

연도	민간한국병원	공공한국병원	산업평균비율	
			민간병원	공공병원
20×1	40.5	50.7	–	–
20×2	43.7	46.8	71.0	42.0

주) 20×2년도 총자본투자효율의 계산

- 민간한국병원 : $총자본투자효율(\%) = \frac{4,588,470}{10,507,752} \times 100 = 43.7\%$
- 공공한국병원 : $총자본투자효율(\%) = \frac{2,932,546}{6,265,443} \times 100 = 46.8\%$

4) 노동생산성

노동생산성(productivity of labor)은 노동력의 단위당 성과를 나타내는 지표로 종업원 1인당 부가가치(value added per employee)를 의미한다. 종업원 1인당 부가가치는 부가가치를 종업원수로 나누어 계산한다.

$$노동생산성 = \frac{부가가치}{종업원수}$$

종업원 1인당 부가가치가 높을수록 병원에서 투입된 노동인력의 효율성이 높다는 것을 의미한다. 이 밖에도 노동 1단위당 생산성을 측정하는 지표로서 종업원 1인당 의료수익, 종업원 1인당 순이익을 이용하기도 한다. 노동생산성의 증가는 종업원 1인당 부가가치증가율로 나타낼 수 있는데, 이는 종업원들의 임금상승폭을 결정하는 데 중요한 기준이 될 수 있다.[08] 그러나 종업원 1인당 부가가치 증가율만을 가지고 노동생산성이 증가되었다고 할 수 없다. 왜냐하면 부가가치가 증가하는 것이 추가적인 시설투자에 따른 노동장비율의 증가에 기인할 수 있기 때문이다.

노동장비율은 종업원 1인당 설비자산의 크기를 나타내는 것으로 종업원 1인당 어느 정도의 노동장비를 사용하고 있는가를 나타낸다.[09] 보조지표로 의료장비율이 있다. 의료장비율은 종업원 1인당 의료장비가액으로 종업원 1인이 사용하고 있는 의료장비의 크기를 나타낸다.[10] 병원의 생산성 향상은 노동생산성 향상과 시설투자에 따른 노동장비율 또는 의료장비율의 향상에 기인한다. 그러므로 임금인상을 결정할 때 부가가치 증가가 노동생산성 증가에 의한 것인지 노동장비율 증가에 기인한 것인지를 구분하여 판단하여야 할 것이다.

민간한국병원과 공공한국병원의 종업원 1인당 부가가치는 [표 4-34]와 같다. [표 4-34]에서 민간한국병원의 종업원 1인당 부가가치는 20×1년 44,424천원에서 20×2년 49,338천원으로 증가하고 있으며, 공공한국병원도 20×1년 26,698천원에서 20×2년 30,869천원으로 증가하고 있다. 민간한국병원의 종업원 1인당 부가가치는 산업평균비율에 비해 상당히 높으며, 공공한국병원의 종업원 1인당 부가가치는 산업평균비율에 비해 약간 낮게 나타나고 있다. 그러므로 민간한국병원의 노동생산성은 양호하나, 공공한국병원의 노동생산성은 약간 좋지 않은 것으로 판단할 수 있다.

---

08 $\text{종업원 1인당 부가가치증가율} = \frac{\text{당기의 종업원 1인당 부가가치} - \text{전기의 종업원 1인당 부가가치}}{\text{전기의 종업원 1인당 부가가치}} \times 100$

09 $\text{노동장비율} = \frac{\text{유형자산} - \text{건설중인 자산}}{\text{종업원수}}$

10 $\text{의료장비율} = \frac{\text{의료장비가액}}{\text{종업원수}}$

표 4-34 | 민간한국병원과 공공한국병원의 종업원 1인당 부가가치(천원)

연도	민간한국병원	공공한국병원	산업평균비율	
			민간병원	공공병원
20×1	44,424	26,698	–	–
20×2	49,338	30,869	33,227	35,793

주) 20×2년도 노동생산성의 계산

- 민간한국병원 : 노동생산성(천원) = $\frac{4,588,470}{93\text{명}}$ = 49,338천원
- 공공한국병원 : 노동생산성(천원) = $\frac{2,932,546}{95\text{명}}$ = 30,869천원

3.8 종합평가

[표 4-35]는 민간한국병원과 공공한국병원의 재무비율과 산업평균비율을 비교하여 요약한 표이다. 민간한국병원은 유동성비율, 레버리지비율은 산업평균에 비해 대체로 양호하나, 수익성비율, 성장성비율, 활동성비율, 생산성비율은 불량하다. 한편 공공한국병원은 유동성비율, 성장성비율, 활동성비율은 산업평균에 비해 양호하나, 레버리지비율, 수익성비율, 생산성비율은 산업평균에 비해 불량하다. 그러나 민간한국병원과 공공한국병원을 상호비교하면 민간한국병원의 재무비율이 공공한국병원의 재무비율보다 전반적으로 양호하게 나타나고 있다.

표 4-35 | 민간한국병원과 공공한국병원의 재무비율과 산업평균비율의 비교

재무비율	20×2년	
	민간한국병원	공공한국병원
1. 유동성비율		
유동비율(%)	+	+
당좌비율(%)	+	+
순운전자본구성비율(%)	+	+
현금비용방어기간(일)	+	+
2. 레버리지비율		
부채비율(%)	+	−
자기자본비율(%)	+	−
이자보상비율(배)	−	−
비유동비율(%)	+	−
비유동장기적합률(%)	+	+
3. 수익성비율		
의료수익의료이익률(%)	−	−
의료수익순이익률(%)	−	−
총자산의료이익률(%)	−	−
총자산순이익률(%)	−	−
자기자본순이익률(%)	−	−
4. 성장성비율		
입원수익증가율(%)	−	+
외래수익증가율(%)	−	+
총자산증가율	−	+
순이익증가율(%)	−	+
5. 활동성비율		
총자산회전율(회)	−	+
유형자산회전율(회)	−	+
의료미수금회전율	−	+
매입채무회전율(회)	−	−
재고자산회전율(%)	−	+
6. 생산성비율		
부가가치율(%)	−	−
총자본투자효율(%)	−	+
노동생산성(천원)	+	−

4 Section4 병원재무비율분석의 한계점

비율분석은 재무제표를 이용하여 병원은 물론 병원의 이해관계자들이 합리적 의사결정을 내리는 데 유용한 정보를 제공하기 때문에 가장 널리 이용되는 분석방법이다. 재무비율은 이용자의 분석목적에 따라 재무제표상의 두 항목을 선택하여 다양한 종류의 비율구성이 가능하다. 그리고 분석자료로 이용되는 재무제표는 수집이 용이할 뿐만 아니라 계산방법과 이해가 쉽다는 장점이 있다. 반면에 다음과 같은 한계점을 가지고 있다.

첫째, 비율분석은 역사적 자료인 재무제표를 근거로 하여 과거 일정기간의 경영성과와 재무상태가 미래에도 계속될 것이라는 가정에서 분석된다. 경영분석의 실질적인 목적은 정책수행의 결과로 나타나는 미래의 재무상태와 경영성과를 예측하는 데 있다. 그러나 미래의 상황이 불확실할 뿐만 아니라 경영환경이 빠른 속도로 변화하기 때문에 과거자료를 이용하여 미래를 예측하는 데 여러 가지 점에서 한계가 있다.

둘째, 병원별로 회계처리방법이 서로 다르기 때문에 비율분석을 통하여 재무비율을 상호 비교하는 것만으로 충분하지 않다. 비교 병원 간에 감가상각방법 및 재고자산평가방법이 다르게 적용되는 경우에는 정확한 정보를 얻기가 어렵다.

셋째, 비율분석은 재무제표를 근간으로 하여 분석되는데, 이 중 재무상태표는 일정시점을 기준으로 작성되므로 계절적 변동에 따른 영향이 큰 산업에 대한 고려뿐만 아니라 인플레이션에 의한 가치변동 등이 반영되지 않기 때문에 이를 기계적으로 적용한다면 비율분석이 왜곡될 수 있다.

넷째, 특정한 재무비율이 양호한지 또는 불량한지의 여부를 일반화하기가 어렵다. 예를 들어 한 병원의 유동비율이 높다는 것은 유동성 측면에서는 양호한 상태로 평가될 수 있으나, 과도한 현금의 보유는 수익성 측면에서 오히려 비효율적일 수도 있다. 마찬가지로 자산회전율이 높다는 것은 그 병원이 자산을 효율적으로 사용한다는 것을 의미하지만, 한편으로는 자산에 대한 추가적인 투자가 어려운 병원임을 의미하기도 한다.

다섯째, 특정 병원의 일부 재무비율은 양호하고 다른 재무비율은 불량한 경우 그 결과를 종합적으로 판단하기가 어렵다. 이 경우에 재무비율들의 순효과(net effects)를 분석하기 위해서는 다른 추가적인 분석방법을 이용하여야만 한다.

여섯째, 대부분의 병원은 산업전체 평균보다 양호한 비율을 갖고자 하므로 단지 평균성과를 얻고 있는 데 만족하지 않는다. 따라서 높은 수준의 성과에 대한 목표로서 종별 병원군의 선두그룹에 속하는 재무비율을 사용하는 것이 보다 합리적일 수 있다.

일곱째, 비율분석에서 비교기준이 되는 표준비율로 어느 것을 선택하느냐에 따라 평가가 달라질 수 있다. 선택된 표준비율이 특정 병원에 가장 적합한 최선의 비교기준이라고 판단할 근거가 없기 때문이다.

연습문제

1 다음 용어를 설명하라.

(1) 정태비율	(2) 동태비율	(3) 관계비율
(4) 구성비율	(5) 유동성비율	(6) 레버리지비율
(7) 활동성비율	(8) 수익성비율	(9) 성장성비율
(10) 자본생산성	(11) 노동생산성	(12) 순운전자본
(13) 재무적 유연성	(14) 부가가치	(15) 표준비율

2 병원재무비율분석의 의의를 설명하라.

3 재무비율을 분석목적에 의해 분류한 후, 주요 재무비율에 대해서 설명하라.

4 표준비율의 의의 및 종류에 대해서 설명하라.

5 병원재무비율분석의 유용성 및 한계를 설명하라.

6 다음은 김해병원의 재무상태표와 손익계산서이다.

재무상태표

김해병원 (단위 : 백만원)

현 금	1,000	매입채무	30,000
의료미수금	15,000	단기차입금	10,000
재고자산	3,000	장기차입금	15,000
비유동자산	71,000	자 본	35,000
자산총계	90,000	부채 및 자본총계	90,000

손익계산서

김해병원 (단위 : 백만원)

의료수익	93,000
의료비용	87,000
의료이익	6,000
이자비용	1,000
법인세차감전순이익	5,000
법인세(30%)	1,500
당기순이익	3,500

(1) 유동비율(표준비율 150%)을 계산하고 유동성을 평가하라.
(2) 의료미수금회전율(표준비율 5회)을 계산하고 활동성을 평가하라.
(3) 부채비율(표준비율 200%)을 계산하고 부채상환능력을 평가하라.
(4) 비유동장기적합률(표준비율 100%)을 계산하고 자본배분의 안정성을 평가하라.

05

Chapter

병원재무비율의 종합평가

1. 공통형 재무제표분석
2. 지수법
3. ROI분석
4. 원형도표분석

제4장에서 설명한 재무비율을 개별적으로 분석하는 것만으로는 병원의 재무상태와 경영성과를 종합적으로 평가할 수 없다. 병원 전체의 재무상태와 경영성과를 평가하기 위해서는 다양한 종류의 재무비율을 종합적으로 분석하고 평가하여야 한다. 일부 재무비율은 양호하지만 여타 재무비율이 불량한 것으로 나타나는 경우 병원의 재무상태나 경영성과를 평가하기가 어렵기 때문에 여러 재무비율의 순효과(net effects)를 측정할 수 있는 방법이 필요하다. 재무비율을 종합적으로 분석하는 방법으로 공통형 재무제표분석, 지수법, ROI분석, 원형도표분석 등이 이용되고 있다.

1 Section1 공통형 재무제표분석

재무비율분석은 특정 대상병원의 재무비율을 표준비율과 비교함으로써 재무상태 및 경영성과의 양부를 판단하고 있다. 그러나 합리적인 경영평가를 하기 위해서는 비교대상병원의 표준비율이 적절하게 선택되어야 하며, 비교대상병원은 동일 종류의 의료기관이면서 규모가 유사하다는 것이 전제되어야 한다.

규모가 상이한 병원의 재무제표 각 항목을 직접적으로 비교하는 것은 의미가 없다. 예를 들어 200병상 종합병원과 400병상 종합병원의 재무제표 각 항목은 자산구조, 재무구조, 비용구조 측면에서 큰 차이를 보이기 때문이다. 이와 같이 규모가 다른 병원을 비교하기 위해서는 규모의 차이를 제거한 공통형 재무제표를 작성하여 상호 비교 · 분석하여야 한다.

공통형 재무제표는 재무상태표의 총자산을 100%로 하여 자산, 부채와 자본항목을 총자산에 대한 백분율로 표시한 공통형 재무상태표(common-size statement of financial position)와 손익계산서의 의료수익을 100%로 하여 각 항목을 의료수익에 대한 백분율로 표시한 공통형 손익계산서(common-size income statement)로 구분할 수 있다. 이와 같이 공통형 재무제표를 이용하여 분석대상병원과 비교대상병원 간 자산구조, 재무구조, 비용구조를 상호 비교 · 분석할 수 있다. 유동자산과 비유동자산의 구성비율, 자기자본과 부채(유동부채, 비유동부채)의 구성비율, 의료비용의 구성비율(인건비비율, 재료비비율, 관리운영비비율)을 상호 비교하여 평가할 수 있다.

1.1 공통형 재무상태표분석

총자산을 100%로 하여 각 자산항목, 부채항목 및 자본항목의 구성비를 백분율로 표시한 공통형 재무상태표를 작성함으로써 자산규모의 차이를 통제한 상

태에서 자산, 부채 및 자본의 구조를 상호 비교할 수 있다.[01]

민간한국병원과 공공한국병원의 재무상태표를 이용하여 작성한 공통형 재무상태표는 [표 5-1]과 같다. [표 5-1]에서 보는 바와 같이 20×2년도의 경우 민간한국병원은 자산구조 측면에서 공공한국병원에 비해 비유동자산, 특히 유형자산의 비중이 높고, 공공한국병원은 민간한국병원에 비해 당좌자산, 특히 단기금융상품과 의료미수금의 비중이 높다. 이는 공공한국병원의 경우 전년도에 비해 20×2년도의 유형자산 비중이 대폭 감소하였기 때문이다.

한편 재무구조 측면에서 공공한국병원은 민간한국병원에 비해 비유동부채, 특히 장기차입금의 비중이 매우 높으며, 결손금 누적으로 자기자본의 비중이 상대적으로 낮아 공공한국병원이 민간한국병원에 비해 재무구조가 매우 취약하다는 것을 알 수 있다.

1.2 공통형 손익계산서분석

의료수익을 100%로 비용과 수익항목의 구성비를 백분율로 표시한 공통형 손익계산서를 작성하여 수익과 비용구조를 분석한다. 공통형 손익계산서는 [표 5-2]와 같다. [표 5-2]에서 볼 수 있는 바와 같이 민간한국병원의 입원수익 비중이 공공한국병원에 비해 높다. 이는 민간한국병원의 수익창출능력이 양호하다는 것을 의미한다. 공공한국병원의 의료비용 비중이 민간한국병원에 비해 크게 높은데 그 이유는 인건비 비중이 높기 때문이다. 따라서 공공한국병원은 높은 인건비 비중으로 인하여 적자를 시현하고 있다. 민간한국병원은 인건비 비중이 낮은 데 반해 재료비 비중이 높은데, 이는 민간한국병원의 입원환자가 상대적으로 많으며 입원환자 1인당 투입되는 재료비가 외래환자 1인당 투입되는 재료비보다 많기 때문이다. 한편 공공한국병원의 의료외수익의 비중이 민간한국병원에 비해 크게 높은데, 이는 정부보조금의 지원을 받기 때문이다.

---

01 공통형 재무제표는 주로 기업 간 규모의 차이를 통제함으로써 기업 간 비교를 용이하게 하기 위한 수단으로 활용되지만, 기간 간 규모차이가 현저한 경우 기간 간 비교에도 활용될 수 있다.

표 5-1 | 민간한국병원과 공공한국병원의 공통형 재무상태표 (단위 : %)

계정과목	민간한국병원		공공한국병원	
	20×1년	20×2년	20×1년	20×2년
Ⅰ. 유동자산	29.51	24.95	20.37	38.10
(1) 당좌자산	28.83	24.04	19.01	36.63
1. 현금 및 현금성자산	2.11	5.13	1.92	2.88
2. 단기금융상품	13.56	7.32	-	15.37
3. 단기매매증권	0.08	-	-	-
4. 의료미수금	12.32	10.79	15.34	16.99
5. 기타당좌자산	0.76	0.79	1.75	1.40
(2) 재고자산	0.68	0.91	1.37	1.47
Ⅱ. 비유동자산	70.49	75.05	79.63	61.90
(1) 투자자산	5.36	6.35	2.65	3.33
(2) 유형자산	65.13	68.70	76.98	58.57
1. 토지	5.07	4.92	23.54	18.81
2. 건물	53.21	50.25	34.96	27.22
3. 의료기구	2.52	8.72	7.31	5.05
4. 금융리스자산	1.60	3.96	1.78	0.76
5. 기타유형자산	2.73	0.84	9.39	6.73
(3) 무형자산	-	-	-	-
자산총계	100.00	100.00	100.00	100.00
Ⅰ. 유동부채	18.12	21.28	16.63	17.40
1. 매입채무	13.52	13.18	13.61	13.26
2. 미지급금	3.42	2.56	0.78	1.99
3. 예수금	0.16	0.27	1.25	1.53
4. 유동성장기부채	1.01	5.27	-	-
5. 기타유동부채	0.01	0.01	1.00	0.62
Ⅱ. 비유동부채	28.90	25.62	58.49	50.61
1. 장기차입금	7.53	4.39	49.94	39.90
2. 금융리스미지급금	2.13	4.11	-	-
3. 퇴직급여충당금	0.26	0.13	8.55	10.71
4. 임대보증금	18.98	16.98	-	-
(부채총계)	47.02	46.90	75.12	68.01
Ⅰ. 기본금	50.92	51.49	75.94	76.63
Ⅱ. 잉여금	2.07	1.62	(51.06)	(44.64)
1. 자본잉여금	-	-	-	-
2. 이익잉여금	2.07	1.62	(51.06)	(44.64)
(자본총계)	52.98	53.10	24.88	31.99
부채와 자본총계	100.00	100.00	100.00	100.00

표 5-2 | **민간한국병원과 공공한국병원의 공통형 손익계산서** (단위 : %)

계정과목	민간한국병원		공공한국병원	
	20×1년	20×2년	20×1년	20×2년
Ⅰ. 의료수익	100.00	100.00	100.00	100.00
1. 입원수익	65.03	64.25	48.68	52.35
2. 외래수익	31.80	31.72	30.73	27.42
3. 기타의료수익	3.17	4.03	20.59	20.23
Ⅱ. 의료비용	95.12	99.39	118.11	112.54
(1) 인건비	38.83	39.15	67.94	59.16
1. 급여	36.24	36.76	62.68	53.02
2. 제수당	0.86	0.88	1.86	1.32
3. 퇴직급여	1.73	1.52	3.40	4.82
(2) 재료비	31.81	30.66	22.24	26.86
1. 약품비	15.19	15.32	11.85	12.66
2. 진료재료비	15.01	13.46	6.73	11.09
3. 급식재료비	1.61	1.88	3.66	3.12
(3) 관리운영비	24.48	29.57	27.93	26.53
1. 복리후생비	1.58	1.55	4.09	3.47
2. 여비교통비	0.32	0.31	0.13	0.09
3. 세금과공과	0.26	0.42	1.26	1.02
4. 대손상각비	0.44	0.64	–	0.28
5. 감가상각비	8.35	13.17	8.40	6.28
6. 기타관리운영비	13.54	13.48	14.05	15.38
Ⅲ. 의료이익	4.88	0.61	(18.11)	(12.54)
Ⅳ. 의료외수익	0.79	1.59	11.17	14.56
1. 의료부대수익	0.46	0.37	10.02	9.15
2. 이자수익	0.19	0.73	0.07	0.14
3. 기타의료외수익	0.14	0.49	1.08	5.26
Ⅴ. 의료외비용	3.64	2.03	6.67	6.75
1. 의료부대비용	0.12	0.06	4.39	4.89
2. 이자비용	1.01	1.30	2.29	1.87
3. 기타의료외비용	2.51	0.67	–	–
Ⅵ. 법인세차감전순이익	2.04	0.18	(13.61)	(4.74)
Ⅶ. 법인세비용	–	–	–	–
Ⅷ. 당기순이익	2.04	0.18	(13.61)	(4.74)

2 Section2 지수법

2.1 지수법의 의의

재무비율에 기초하여 병원의 재무상태나 경영성과를 평가하는 경우에 문제가 되는 것은 각 재무비율의 평가결과가 상이한 경우 종합적으로 평가하기가 곤란하다는 점이다. 따라서 하나의 단일지표로서 평가근거가 되는 종합지수가 필요하게 된다.

지수법(index method)은 여러 재무비율을 동시에 고려하여 기업의 재무상태와 경영성과를 종합적으로 평가하는 데 이용되는 분석방법이다. 지수법은 1919년에 월(A. Wall)에 의해서 처음 개발된 종합적인 분석기법으로 각 재무비율에 가중치를 부여하여 지수를 산출하기 때문에 가중비율종합법(weighted ratio method)이라고도 한다.

지수법은 다음과 같은 절차를 거쳐 종합지수를 계산할 수 있다.

① **주요 재무비율의 선정** : 여러 종류의 재무비율 중에서 분석목적에 적합한 재무비율을 선정한다. 이때 선정된 재무비율의 수에는 제한이 없으나 경제적 의미가 유사한 비율 선정은 가급적 피해야 한다.

② **가중치의 부여** : 선정된 주요 재무비율의 중요도에 따라 각각 가중치를 부여한다. 즉 분석자가 중시하는 비율에 높은 가중치를 부여하고 그렇지 않는 비율에는 낮은 가중치를 부여한다.

③ **관계비율의 계산** : 실제 재무비율을 표준비율(산업평균 등)로 나누어 관계비율을 계산한다. 관계비율이 1보다 높다는 것은 기업의 재무비율이 표준비율보다 양호하고, 1보다 낮다는 것은 표준비율보다 불량함을 의미한다.

④ **종합지수의 산출** : 관계비율에 가중치를 곱하여 비율별 평점을 계산한 후 이들을 합산하여 종합지수를 구한다.

⑤ **종합평가** : 종합지수가 100 이상이면 기업의 재무상태 및 경영성과가 양호한 것으로, 100 이하이면 불량한 것으로 평가한다.

2.2 지수법의 유형

지수법은 월의 지수법, 트랜트(J.B. Trant)의 지수법과 브리체트(F.F. Burichett)의 지수법 등으로 구분된다. [표 5-3]에서 월의 지수법, 트랜트의 지수법을 비교하여 보여주고 있다. 월의 지수법에서는 정태비율인 유동비율, 부채비율 및 비유동비율 등 유동성과 안정성을 나타내는 3개의 재무비율에 65%의 가중치를 부여하고 있는 한편, 매출채권회전율, 재고자산회전율, 비유동자산회전율 및 자기자본회전율 등 활동성을 나타내는 4개의 비율에 35%의 가중치를 부여하고 있다. 반면에 트랜트의 지수법에서는 자기자본회전율 대신에 매입채무회전율로 대체한 활동성비율에 65%의 높은 가중치를 부여하고 있고, 유동성과 안정성을 나타내는 비율에 35%의 가중치를 부여하고 있다.

그런데 월과 트랜트가 왜 7가지 비율만을 선정하였는지 비율마다 서로 다른 고유한 가중치를 부여하였는지를 설명할 수 없으며, 왜 수익성, 생산성, 성장성 등에 관한 비율을 제외하였는지 알 수 없다. 나만 이들이 부여한 가중치를 보면 월의 지수법은 채권자 입장에서 차입을 신청한 기업의 신용능력을 평가하고자 하는 의도에서 개발된 것임을 알 수 있고, 트랜트의 지수법은 채권자 입장 또는 경영자 입장에서 기업의 신용능력 또는 자산활용의 효율성을 평가하고자 하는 의도에서 개발된 것으로 보인다.

[표 5-4]에서 볼 수 있는 바와 같이 민간한국병원의 재무상태를 월의 지수법

표 5-3 | **지수분석법의 주요 비율과 가중치** (단위 : %)

주요 비율	월	트랜트
유동비율	25	15
부채비율	25	10
비유동비율	15	10
매출채권회전율	10	10
재고자산회전율	10	20
비유동자산회전율	10	20
자기자본회전율	5	–
매입채무회전율	–	15
합 계	100	100

표 5-4 | 20×2년도 민간한국병원의 평점표

(단위 : %)

주요 비율	재무비율 (A)	표준비율 (B)	관계비율 (C = A/B)	가중치(D)		평점(E = C×D)	
				월	트랜트	월	트랜트
유동비율	117.3	81.9	1.432	25	15	35.8	21.5
부채비율[1]	88.3	137.7	1.559	25	10	39.0	15.6
비유동비율[1]	141.3	177.6	1.256	15	10	18.8	12.6
의료미수금회전율	7.3	8.5	0.859	10	10	8.6	8.6
재고자산회전율[2]	86.3	165.9	0.520	10	20	5.2	10.4
유형자산회전율	1.1	1.3	0.846	10	20	8.5	16.9
자기자본회전율	1.5	2.2	0.682	5	–	3.4	–
매입채무회전율	6.0	7.8	0.769	–	15	–	11.5
합 계						119.3	97.1

주) 1. 부채비율과 비유동비율은 낮을수록 양호하므로 표준비율을 재무비율로 나누어 관계비율(C=B/A)을 구한다.
2. 병원의 경우 비유동자산 대부분이 유형자산이므로 비유동자산회전율 대신 유형자산회전율을 이용하였다.

표 5-5 | 20×2년도 공공한국병원의 평점표

(단위 : %)

주요 비율	재무비율 (A)	표준비율 (B)	관계비율 (C = A/B)	가중치(D)		평점(E = C×D)	
				월	트랜트	월	트랜트
유동비율	219.0	135.0	1.622	25	15	40.6	24.3
부채비율[1]	212.6	79.7	0.375	25	10	9.4	3.8
비유동비율[1]	193.5	127.8	0.660	15	10	9.9	6.6
의료미수금회전율	4.8	4.5	1.067	10	10	10.7	10.7
재고자산회전율	55.2	43.5	1.269	10	20	12.7	25.4
유형자산회전율[2]	1.4	0.8	1.750	10	20	17.5	35.0
자기자본회전율	2.5	3.0	0.833	5	–	4.2	–
매입채무회전율	6.1	8.0	0.763	–	15	–	11.4
합 계						105.0	117.2

주) 1. 부채비율과 비유동비율은 낮을수록 양호하므로 표준비율을 재무비율로 나누어 관계비율(C=B/A)을 구한다.
2. 병원의 경우 비유동자산 대부분이 유형자산이므로 비유동자산회전율 대신 유형자산회전율을 이용하였다.

과 트랜트의 지수법을 적용시켜 평가하여 본 결과, 총평점이 각각 119.3점, 97.1점이다. 두 방법 모두 100점을 기준으로 평가하여 볼 때 월의 지수법에 의

하면 양호한 것으로, 트랜트의 지수법에 의하면 불량한 것으로 판단된다. 이는 민간한국병원이 표준비율에 비하여 유동성 및 안정성비율은 양호한 반면에 활동성비율은 불량한 상태에서, 월의 지수법은 유동성 및 안정성비율에 가중치를 높게 두고 트랜트의 지수법은 활동성에 높은 가중치를 두기 때문에 나타난 결과라 할 수 있다.

한편 [표 5-5]에서 볼 수 있는 바와 같이 공공한국병원의 재무상태를 월의 지수법과 트랜트의 지수법을 적용시켜 평가하여 본 결과, 총평점이 각각 105.0점, 117.2점으로서 모두 양호한 것으로 판단된다. 특히 공공한국병원에서 트랜트의 지수가 높게 나타나는 이유는 공공한국병원의 활동성비율이 산업평균에 비해 양호하기 때문이라 할 수 있다.

지수법은 다음과 같은 장점을 가지고 있다.

첫째, 여러 재무비율을 동시에 고려하여 기업의 재무상태와 경영성과를 종합적으로 평가할 수 있다.

둘째, 적용과 결과의 해석이 쉽기 때문에 실무에서 많이 사용되고 있다. 금융기관이 여신결정을 할 때 지수법을 골격으로 하는 신용평가모형에 주로 의존하고 있다.

한편 지수법은 금융기관이나 신용평가기관에서 종합평점제도로 널리 이용되고 있으나, 다음과 같은 한계점이 있으므로 지수법을 적용할 때에 한계점을 해결할 수 있는 적절한 방안을 강구하여야 한다.

첫째, 주요 재무비율의 선정과 가중치의 부여에 대한 체계적 이론이나 실증적인 증거가 없다는 점이다. 따라서 분석자의 경험이나 주관에 따라 임의로 재무비율 조합을 선정하여 가중치를 부여하고 있다는 점에서 문제가 있다.

둘째, 표준비율의 선정에 대한 명확한 기준이 없다는 점이다. 일반적으로 산업평균비율이 표준비율로 이용되지만 경우에 따라 경쟁병원의 재무비율이나 목표재무비율 등이 보다 적절한 표준비율이 될 수 있다.

셋째, 유동성과 활동성비율을 중심으로 하여 단기채무지급능력을 평가하고 있다는 점이다. 이와 같은 점을 고려하여 브리체트의 지수법에서 수익성비율을 추가하고 있으나 한계가 있다.

넷째, 재무비율 상호 간에 상관관계가 별도로 고려되고 있지 않다. 예를 들어 월의 지수법에서 주요 재무비율로 선정된 유동비율과 비유동비율 간에 높은 상관관계가 존재함에도 불구하고 지수계산에서 가각 독립적인 별개의 비율로 고려되고 있다.

3 Section3 ROI분석

3.1 ROI분석의 의의

투자수익률(return on investment : ROI) 분석법은 병원의 총괄적인 경영성과를 나타내는 ROI를 분해하여 여러 재무요인별로 나누어 ROI 변동원인을 종합적이며 체계적으로 분석하는 방법이다. 듀퐁시스템(Du Pont System) 분석법으로 알려져 있다.

ROI는 경영성과의 종합적인 지표로서 다음과 같은 점에서 중요한 의미를 갖는다.

첫째, ROI는 경영관리의 효율성을 나타내는 지표이다. 일정한 자본으로 적정수준 이상의 이익을 실현하고 있는가는 무엇보다도 경영관리기법, 경영전략, 동기유발 등에 따라 좌우된다. 따라서 ROI는 경영관리의 질을 평가하는 중요한 정보를 제공하기 때문에 중요한 의미를 갖는다.

둘째, ROI는 내부의사결정과 통제수단으로 이용된다. ROI는 투자결정뿐만 아니라 경영활동 및 경영성과에 대한 계획, 예산편성 · 집행 · 통제에서도 중요한 역할을 한다. 병원의 경영성과는 여러 의료부문의 성과로 구성되어 있다. 따라서 각 의료부문의 성과를 분석하여 어느 의료부문의 성과가 우수한지를 평가할 수 있으며, 이와 같은 부문성과에 따라 부문관리자에 대한 보상을 결정할 수 있다. 또한 성과가 좋지 않은 의료부문을 파악하여 통제함으로써 병원 전체의 경영성과를 높일 수 있다. ROI는 총자산순이익률(return on assets : ROA)과 자기자본순이익률(return on equity : ROE)로 구분하여 분석한다.

1) ROA분석

총자산순이익률(ROA)은 수익성을 나타내는 의료수익순이익률과 활동성을 표시하는 총자산회전율로 구성되고 있다. 총자산순이익률이 높다는 것은 의료서비스의 마진을 나타내는 의료수익순이익률이 높거나 총자산의 효율적 이용 정도를 나타내는 총자산회전율이 높다는 것을 의미한다. 총자산순이익률은 다음과 같이 분해된다.

$$ROA = \frac{\text{순이익}}{\text{총자산}} = \frac{\text{순이익}}{\text{의료수익}} \times \frac{\text{의료수익}}{\text{총자산}}$$

$$= \text{의료수익순이익률} \times \text{총자산회전율}$$

ROA를 구성하고 있는 의료수익순이익률은 의료의 수익성을 나타내는 지표로 병원의 비용통제능력에 따라 좌우되며, 총자산회전율은 자산의 이용효율성을 나타내는 지표로 병원의 자원활용능력에 따라 달라진다. 따라서 ROA는 병원에서의 비용통제능력과 자원의 활용능력에 따라 결정된다. 예를 들어 A, B 두 병원의 총자산순이익률이 10%로 동일하다면 외형적인 경영성과상에는 차이가 없으나, 이를 분해하여 보면 다음과 같은 구조적인 차이를 보인다.

	총자산순이익률	의료수익순이익률	총자산회전율
A병원	10%	10%	1회
B병원	10%	5%	2회

의료수익순이익률은 의료의 수익성을 나타내는 지표로 A병원은 의료서비스의 마진이 높은 반면에 자산활용도가 낮고, B병원은 의료서비스 마진은 낮으나 회전율을 높여서 동일한 경영성과를 유지하고 있다. A병원은 높은 마진 낮은 회전율, B병원은 낮은 마진 높은 회전율을 유지하는 경영특징을 보여 주고 있다. 따라서 A병원은 자산활용도를 높일 수 있는 의료수익 창출 전략이나 수익을 거의 창출하지 못하는 잉여자산 또는 불필요한 유휴자산을 정리하여 총자산

회전율을 높일 수 있는 전략구사가 우선되어야 하며, B병원은 수익성을 개선할 수 있는 전략으로 나가야 할 것이다.

또한 특정 병원의 ROA 변동원인을 규명할 수 있다. 예를 들어 C병원의 20×1년도 총자산순이익률이 20%에서 20×2년도에 10%로 하락하고 있다면 그 원인이 어디에 있는지를 다음과 같이 분해하여 알 수 있다.

	총자산순이익률	의료수익순이익률	총자산회전율
20×1년	20%	10%	2회
20×2년	10%	5%	2회

C병원의 총자산순이익률이 하락한 이유는 의료서비스 마진의 감소에 있으며, 이는 비용의 상승이나 의료수익의 감소에 따른 것으로 제반 비용의 절감정책이나 의료수가정책에 문제가 있음을 암시하고 있다.

2) ROE분석

자기자본순이익률(ROE)은 순이익을 자기자본으로 나누어 계산한다. 이 비율은 자기자본 1원이 벌어들인 순이익의 크기를 나타내는데, 자기자본순이익률이 높을수록 자기자본의 가치가 커진다. 자기자본순이익률은 병원출연자의 기대수익률보다는 높아야 한다. 왜냐하면 병원출연자의 기대수익률이 15%인데 자기자본순이익률이 10%라면 비싼 자본을 사용하여 미흡한 성과를 낸 것이기 때문이다. 따라서 자기자본순이익률은 경영성과이면서 경영자의 능력을 평가하는 척도이다. 자기자본순이익률은 다음과 같이 분해한다.

$$ROE = \frac{\text{순이익}}{\text{자기자본}} = \frac{\text{순이익}}{\text{총자산}} \times \frac{\text{총자산}}{\text{자기자본}}$$

$$= ROA \times \left(1 + \frac{\text{부채}}{\text{자기자본}}\right)$$

$$= \text{의료수익순이익률} \times \text{총자산회전율} \times (1 + \text{부채비율})$$

경영자가 ROE를 높이기 위해서는 순이익의 크기를 높이고 자산을 효율적으로 사용해야 하며, 타인자본을 적절하게 사용함으로써 레버리지효과를 발생시켜야 한다. ROE가 증가하는 원인이 ROA의 증가원인에 기인하는 것인지 아니면 재무레버리지효과에 기인하는지를 분석할 수 있다. 재무레버리지는 총자산을 자기자본으로 나눈 값으로 부채를 많이 사용하면 할수록 재무레버리지는 증가한다. 재무레버리지를 높이면 ROE가 증가하지만 동시에 재무위험이 증가하게 된다. 만약 부채에 대한 원금과 이자를 지급하지 못하는 지급불능상태가 되면 병원은 파산하게 된다. 따라서 부채를 많이 사용하면 저렴한 이자비용으로 자본을 조달해서 많은 이익을 남길 수 있는 장점이 있지만, 지나치면 재무위험이 증가하여 파산가능성도 증대된다는 점을 유의하여야 한다.

일반적으로 병원의 미래 현금흐름이 안정적으로 예측되고 유동성을 확보할 수 있으면 상대적으로 부채를 많이 사용할 수 있지만, 미래 현금흐름이 불안정적이고 변동폭이 크면 지급불능위험이 상존하므로 부채를 가급적 적게 사용하여야 한다. 따라서 이자보상능력과 유동성이 확보되는 수준에서 ROE와 재무레버리지는 정(+)의 관계를 가질 수 있지만, 이자보상능력이 떨어지고 유동성이 악화되는 상황하에서 ROE와 재무레버리지는 역(−)의 관계를 가질 수 있다.

예를 들어 D병원과 E병원의 자기자본순이익률(ROE)을 분석해 보자.

	ROE =	의료수익순이익률	×	총자산회전율	×	(1+부채비율)
• D병원 :	30% =	10%	×	2회	×	(1+0.5)
• E병원 :	6% =	2%	×	1.5회	×	(1+1)

D병원과 E병원 간 ROE의 차이가 발생하는 주된 원인은 의료수익순이익률의 차이에 기인하고 있음을 알 수 있다. 총자산회전율이나 부채비율에서 약간의 차이를 보이고 있지만 의료수익순이익률의 차이가 크다. 이는 D병원은 E병원에 비하여 의료서비스 마진의 폭이 큼을 알 수 있다. E병원은 의료서비스 마진의 폭이 작고 자산 활용도 역시 낮아서 투자효율성이 떨어지고 있다.

[그림 5-1]과 [그림 5-2]는 민간한국병원과 공공한국병원에 대한 ROE분석의 결과를 보여주고 있다. 첫 번째 분석단계에서 민간한국병원의 경우 ROE는

그림 5-1 ▸ ROI분석의 체계도 : 민간한국병원

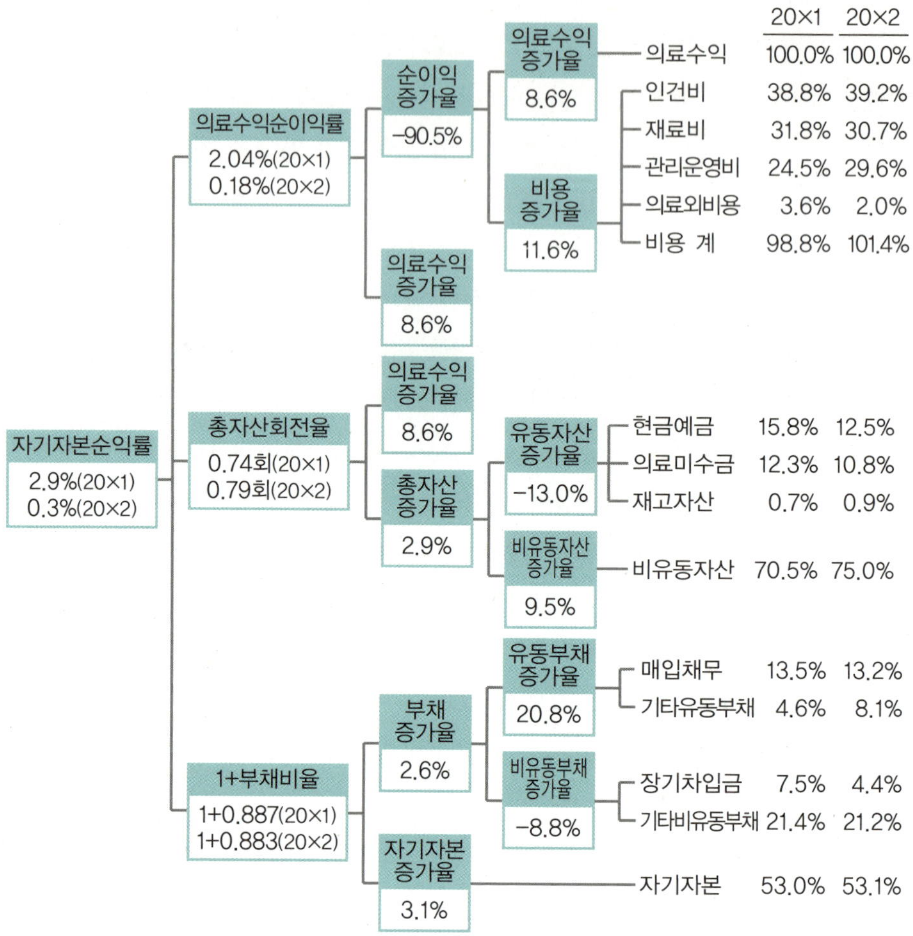

주) 오른쪽 끝에 있는 비용항목은 손익계산서 백분율이며, 자산 · 부채 · 자본항목은 재무상태표 백분율임(공통형 재무제표).

20×1년 2.9%에서 20×2년 0.3%로 크게 감소하고 있다. ROE가 감소하고 있는 이유는 총자산회전율이나 재무레버리지의 변동은 크지 않은 데 반해, 의료수익순이익률이 2.04%에서 0.18%로 크게 하락세를 보인데서 원인을 찾을 수 있다. 반면 공공한국병원의 ROE는 전년 대비 크게 개선되고 있는데 그 원인은 의료수익순이익률의 적자폭이 줄어들고 부채비율이 낮아졌기 때문이다.

그림 5-2 ▶ ROI분석의 체계도 : 공공한국병원

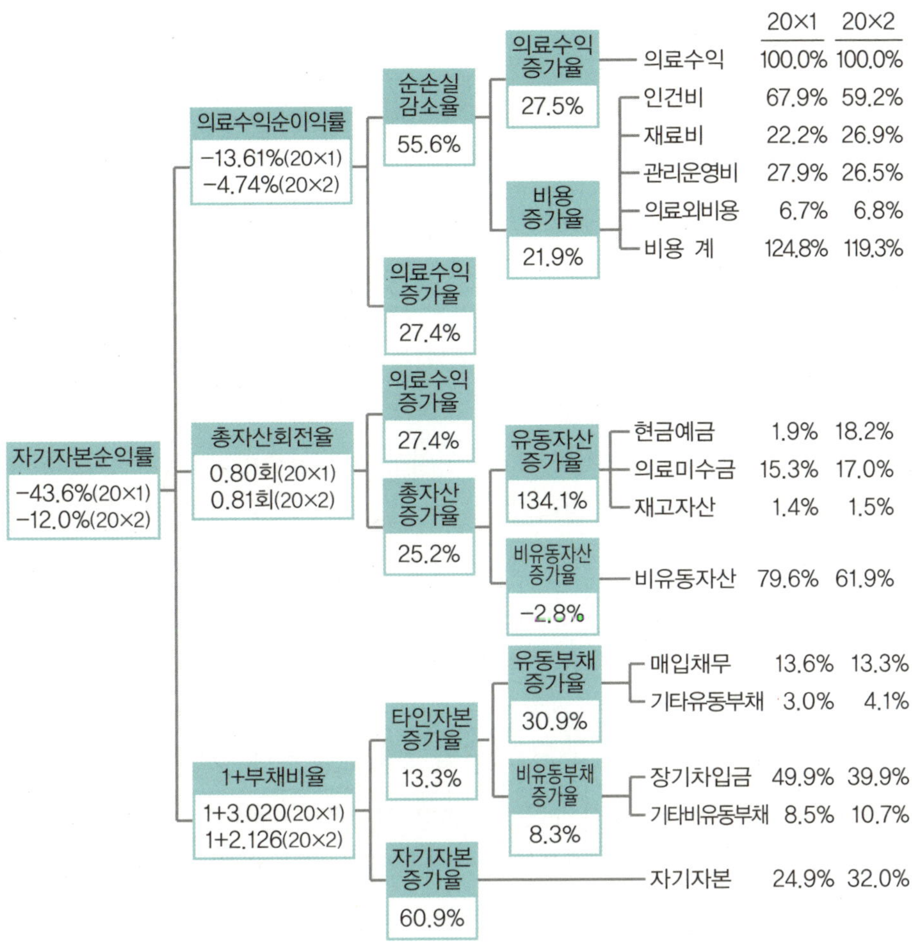

주) 오른쪽 끝에 있는 비용항목은 손익계산서 백분율이며, 자산 · 부채 · 자본항목은 재무상태표 백분율임(공통형 재무제표).

민간한국병원 ROE = 의료수익순이익률 × 총자산회전율 × (1+부채비율)

- 20×1년 2.9% = 2.04% × 0.74회 × (1+0.887)
- 20×2년 0.3% = 0.18% × 0.79회 × (1+0.883)

공공한국병원 ROE = 의료수익순이익률 × 총자산회전율 × (1 + 부채비율)

- 20×1년 −43.8% = −13.61% × 0.80회 × (1 + 3.020)
- 20×2년 −12.0% = −4.74% × 0.81회 × (1 + 2.126)

2단계 분석에서 민간한국병원의 의료수익순이익률의 변동원인을 구체적으로 살펴보면 의료수익순이익률은 2.04%에서 0.18%로 크게 감소하는데, 이는 수익 증가에 비해 비용의 증가가 커서 당기순이익이 크게 감소한 데 기인한다. 즉 의료비용의 증가로 인하여 당기순이익이 크게 감소하여 의료수익순이익률이 감소하고 있다. 반면 공공한국병원의 의료수익순이익률은 −13.61%에서 −4.74%로 크게 개선되고 있는데, 이는 비용이 전년 대비 21.9% 증가한 데 반해 수익은 전년 대비 27.5% 증가하여 의료손실폭이 감소하였기 때문이다.

민간한국병원이나 공공한국병원의 총자산회전율은 1회전에 못 미치고 있어 의료수익창출에 자산투자가 비효율적으로 운용되고 있다. 자산투자가 효율적이기 위해서는 최소한 총자산의 활용도가 1 이상은 되어야 한다. 이는 민간한국병원이나 공공한국병원이 창출되는 의료수익 규모에 비해 자산에 과다하게 투자되고 있음을 알 수 있다. 따라서 의료수익을 증대시키거나 투자자산의 규모를 축소 · 조정하는 방향으로 경영전략을 수정하여야 할 것이다.

민간한국병원의 재무레버리지는 1.887에서 1.883으로 감소하고 있는데, 이는 타인자본에 비해 자기자본이 상대적으로 증가하였기 때문이다. 이 경우 자기자본의 증가에 따라 재무레버리지가 감소하여 자기자본순이익률이 감소하는 데 기여하고 있다.

공공한국병원의 재무레버리지는 4.020에서 3.126으로 감소하고 있다. 이는 부채의 증가에 비해 자기자본의 규모가 크게 증가한 데 기인한다. 차입금의 비중은 줄어든 반면, 자본금의 비중은 높아져 부채비율이 감소함으로써 재무구조가 개선되고 있다.

민간한국병원은 자기자본순이익률을 증가시키기 위해서는 자본조달의 안정성을 유지하는 범위 내에서 부채, 특히 비유동부채를 증가시켜 재무레버리지를 상향시켜 나가는 것이 필요하다. 그러나 지나친 차입금의 증대는 금융비용을 급격히 증가시켜 오히려 자기자본순이익률을 하락시키는 작용을 할 수 있으므로 자본구조의 안정성을 보장하는 수준에서 재무레버리지가 결정되어야 할 것이다. 반면 공공한국병원은 부채비율이 지나치게 높기 때문에 금융비용의 비중이 높을 수밖에 없다. 따라서 금융비용을 줄이고 재무구조를 개선하기 위해서 레버리지비율은 좀 더 낮은 수준을 유지하면서 비용절감에 따른 수지개선과 자산의 효율성을 높임으로써 ROE를 개선시켜 나가야 할 것이다.

3.2 재무비율 간의 상호관련성

ROI(ROA, ROE)를 구성하고 있는 재무비율 간의 상관관계를 나타내면 [그림 5-3]과 같다. ROI의 변동원인을 분석할 때 이를 구성하고 있는 재무비율들에 대한 세부적인 분석이 필요하며, 그 재무비율들 간에 상호관련성이 존재한다.

ROA는 손익계산서상의 이익과 재무상태표상의 총자산에 의해 측정되며, 이는 의료수익순이익률과 총자산회전율에 의해 결정된다. 다시 말하면 의료수익순이익률은 의료수익에서 제반 비용을 차감시킨 순이익, 즉 마진의 크기를 측정하는 것으로 비용효율성을 평가하는 재무비율과 의료수익을 자산에 대비시

그림 5-3 ▸ 주요 재무비율 간의 상관관계

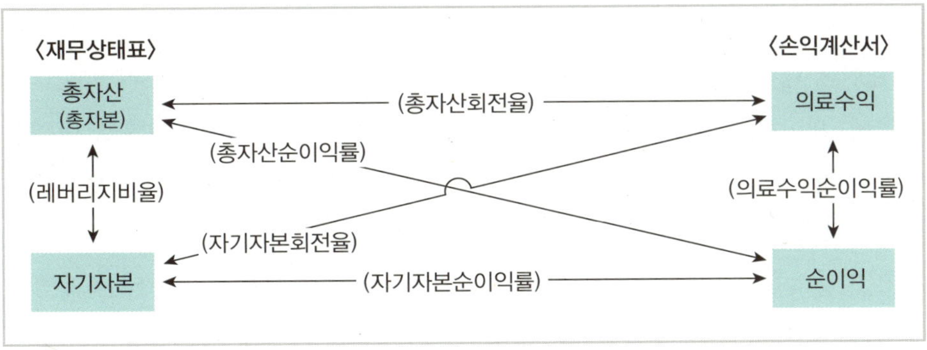

킨 투자효율성을 평가하는 재무비율에 의해 ROA는 결정된다.

ROE는 손익계산서상의 이익과 재무상태표상의 자기자본에 의해 측정되며, 이는 ROA와 레버리지비율, 즉 자기자본과 총자본을 대비시킨 부채의존도를 평가하는 재무비율에 의해 결정된다.

이상에서 살펴본 바와 같이 ROI(ROA와 ROE)는 비용효율성, 투자효율성, 자본구조를 종합적으로 파악하는 성과평가지표라고 할 수 있다.

3.3 ROI분석의 유용성과 한계점

ROI의 변동원인을 분석할 때 이를 구성하고 있는 재무비율들에 대한 ROI분석은 다음과 같은 유용성을 갖는다.

첫째, ROI분석을 통하여 각 재무요인이 ROI에 영향을 미치는 정도와 경로를 파악할 수 있다.

둘째, ROI는 투자에 대한 성과를 측정하는 종합경영 성과지표로서 경영자의 양적 평가지표로 활용할 수 있다.

셋째, 목표 투자수익률을 달성하기 위한 구체적인 재무계획을 세울 수 있으며, 실제 투자수익률이 목표에 미달하였을 경우 그 원인이 어디에 있는지를 규명하고 책임소재를 밝혀서 해당 재무요인에 대한 개선조치를 취할 수 있다.

한편 ROI분석은 다음과 같은 한계점을 가지고 있다.

첫째, ROI분석에서는 주로 회계자료에 의존하여 이루어진다는 점이다. ROI는 회계처리방법에 따라 영향을 받을 뿐만 아니라 경영자의 능력, 인력구성, 의료수준 등 질적 요인에 따라 영향을 받는다. 그러나 ROI분석에서 이와 같은 질적 요인에 대한 고려를 할 수 없다는 점에서 한계점이 있다.

둘째, ROI분석은 투자수익률을 높이기 위한 단순한 관리기법이므로 병원의 궁극적 가치를 높이고자 하는 포괄적인 병원의 목표달성을 위한 방법으로서는 적절하지 않다. 이상에서 살펴본 바와 같이 ROI분석이 주로 회계자료에 근거하여 이루어지고 있기 때문에 회계처리방법의 변경과 보유자산에 대한 재평가의 여부가 ROI에 미치는 영향을 감안하여야 한다. 그밖에 의료산업의 특성과

병원의 질적 요인에 대한 추가적인 검토를 하는 등 분석결과를 해석하는 데 세심한 주의가 있어야 한다.

4 Section2 원형도표분석

4.1 원형도표분석의 의의

원형도표분석은 병원의 재무상태 및 경영성과를 몇 개의 재무비율을 이용하여 간략하게 원형으로 표시하는 방법이다. 병원의 재무상태 및 경영성과를 평가하는 수익성, 안정성, 활동성, 성장성 등을 나타내는 각각의 지표를 선정하여 그 비율을 원형도표에 표시한 후, 이를 과거비율 또는 표준비율 등과 비교함으로써 종합직으로 재무상태 및 경영성과를 평가하는 방법이다. 원형도표분석은 추세분석, 상호비교분석이 가능하며 병원의 어느 특정 부문이 양호한지 불량한지를 시각적으로 쉽게 판단할 수 있다. 원형도표분석을 지수분석과 비교하여 보면 병원의 경영상태를 종합적으로 분석하는 점에서는 유사하다. 그러나 원형도표분석은 도표를 원형으로 표시하여 일목요연하게 시각적으로 나타낼 수 있는데, 이와 달리 지수분석은 재무비율의 중요도에 따라 가중치를 부여하여 종합평점을 매겨 평가하는 점이 다르다.

4.2 원형도표의 작성절차

원형도표를 작성하는 절차는 다음과 같다.

첫째, 경영상태를 종합적으로 평가하는 주요 요소별로 몇 개의 재무비율을 선정한다. 즉 경영상태를 평가하는 요소는 크게 수익성, 유동성, 레버리지, 성장성, 활동성이 있으며 각 요소별 주요 재무비율을 선정한다.

표 5-6 | **20×2년도 민간한국병원과 공공한국병원의 원형도표 재무비율**

재무비율	민간한국병원	공공한국병원	산업평균비율	
			민간병원	공공병원
1. 유동성비율				
유동비율(%)	117.3	219.0	81.9	135.0
당좌비율(%)	113.0	210.5	52.5	120.7
2. 레버리지비율				
부채비율(%)	88.3	212.6	137.7	79.7
비유동장기적합률	95.3	74.9	106.9	88.7
3. 활동성비율				
재고자산회전율(회)	86.3	55.2	165.9	43.5
총자산회전율(회)	0.8	0.8	0.9	0.6
4. 수익성비율				
총자산순이익률(%)	0.1	−3.8	1.4	2.2
의료수익순이익률(%)	0.2	−4.7	1.5	3.9
5. 성장성비율				
총자산증가율(%)	2.9	2.5	7.6	−
의료수익증가율(%)	8.7	27.5	10.2	15.1
6. 생산성비율				
총자본투자효율(%)	43.7	46.8	71.0	42.0
부가가치율(%)	55.5	57.7	63.0	64.0

둘째, 선정된 재무비율을 원형으로 배치하고 재무비율의 수만큼 균등분할한 후 중심축과 연결한다. 중심축과 연결한 선상에 일정한 간격으로 눈금을 정한 다음 각 재무비율의 값을 각 제시된 척도에 표시한다. 이때 각 재무비율의 값이 중심축에서 멀수록 양호한 상태를 나타내도록 표시하고 비교대상이 되는 표준비율은 중심축과 원둘레를 연결하는 각 선의 중간에 위치하도록 표시한다. 따라서 각각의 표준재무비율을 연결하면 원형도표 내에서 중간에 위치하는 또 하나의 작은 원으로 나타낸다. 셋째, 재무비율을 원형도표에 표시하고 이를 연결한다. 연결된 원형의 면적이 클수록 경영상태가 양호함을 나타내며 이를 표준비율을 나타내는 원형과 비교할 수 있다. 또한 원에 가까울수록 각 재무비율이 균형상태를 나타낸다고 해석할 수 있다. [표 5-6]은 민간한국병원과 공공한국병원의 주요 재무비율을 나타낸 것이다. 이 표를 이용하여 민간한국병원과 공

그림 5-4 ▸ 원형도표 : 20×2년도 민간한국병원

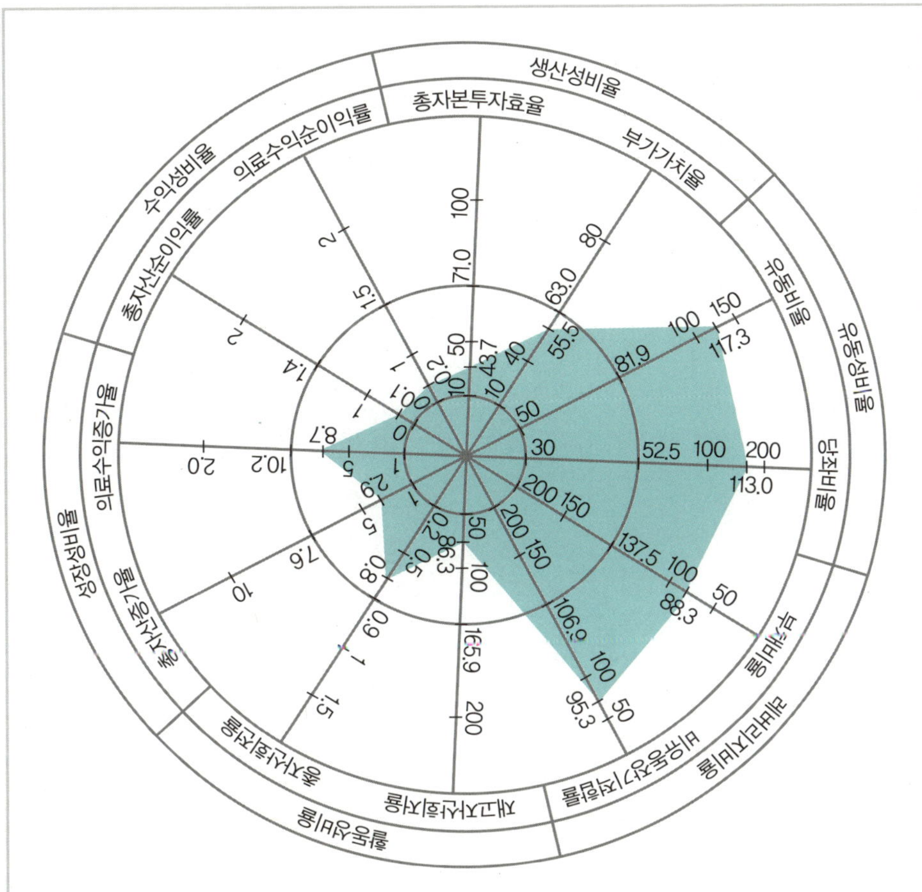

공한국병원의 원형도표를 작성하면 각각 [그림 5-4], [그림 5-5]와 같다.

원형도표분석에는 다음과 같은 문제점이 있다. 첫째, 재무비율의 선정에 자의성이 개입될 여지가 있다. 둘째, 선정된 재무비율에 대한 중요도를 반영할 수 없다. 셋째, 지수법과 같이 종합적으로 평가할 수 있는 하나의 지표를 제공하지 못한다.

그림 5-5 ▶ 원형도표 : 20×2년도 공공한국병원

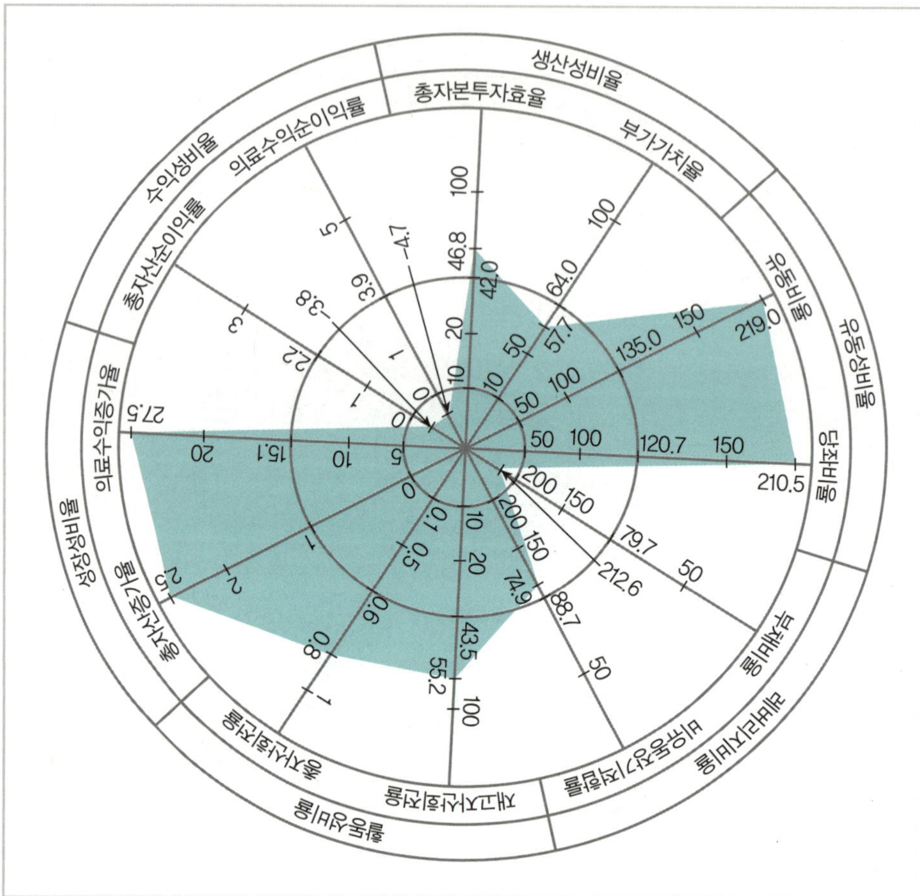

연습문제

1 공통형 재무상태표와 공통형 손익계산서에 대해서 설명하라.

2 지수분석법의 의의와 유형, 분석절차를 설명하라.

3 ROI분석의 의의와 분석절차, 유용성, 한계점을 설명하라.

4 원형도표분석의 의의 및 문제점을 설명하라.

5 다음은 한국병원의 재무비율과 유사규모병원의 평균재무비율을 나타낸 표이다. 이 자료를 이용하여 한국병원의 경영성과를 월과 트랜트의 지수법으로 분석하라.

재무비율	한국병원	유사규모병원 평균
유동비율(%)	150.0	140.0
부채비율(%)	80.0	110.5
비유동비율(%)	150.5	130.0
의료미수금전율(회)	8.5	7.3
재고자산회전율(회)	20.1	15.3
유형자산회전율(회)	2.4	3.1
자기자본회전율(회)	2.5	3.1
매입채무회전율(회)	22.5	23.1

6 다음은 대한병원의 지난 3년간 재무비율 중 일부이다. 이 자료를 이용하여 ROI분석법에 의해 자기자본순이익률(ROE)이 증가한 이유를 설명하라.

재무비율	실제비율			표준비율
	20×1년	20×2년	20×3년	(20×3년)
유동비율(%)	320.0	260.0	180.0	200.0
부채비율(%)	88.7	110.4	160.5	100.0
비유동장기적합률(%)	91.5	97.5	99.8	98.0
총자산회전율(회)	1.2	1.6	2.0	4.4
의료수익순이익률(%)	1.6	1.5	1.4	3.9
자기자본순이익률(%)	3.6	5.0	7.3	12.5

06

Chapter

병원현금흐름분석

1. 병원의 현금순환과정
2. 현금흐름표와 현금흐름비율분석
3. 현금예산

약품, 진료재료 등의 구입이나 급여지급 등과 같은 의료활동뿐만 아니라 시설 및 의료장비투자나 차입금상환 등을 위한 투자활동과 재무활동 등 모든 병원활동에서 현금흐름은 매우 중요하다. 병원의 수익성이 일시적으로 떨어지더라도 파산 등 최악의 경우는 발생되지 않지만, 현금이 부족하거나 유동성에 문제가 생기는 경우 병원은 어려운 자금사정으로 인하여 궁극적으로는 문을 닫을 수도 있다. 따라서 병원경영자들은 일정기간 현금의 조달과 사용에 대한 종합적인 정보를 제공해주는 현금흐름분석에 대해 보다 많은 관심을 기울여야 한다.

1 Section1 병원의 현금순환과정

병원의 경영활동과정에서 사용되는 자금(funds)은 여러 가지 의미로 정의될 수 있다. 대개 현금과 동일한 개념으로 사용되고 있으나, 자금은 현금 및 현금성자산(cash and cash equivalents), 당좌자산(quick assets), 유동자산에서 유동부채를 차감한 순운전자본(net working capital), 유동자산 전체인 총운전자본(gross working capital) 등의 넓은 의미로 정의할 수 있다. 이 중에서 어느 개념으로 사용할 것인가를 결정하는 것은 이용자의 사용목적에 따라 달라질 수 있다. 일반적으로 병원에서 지불수단으로서 자금이라고 할 때는 주로 현금 및 현금성자산을 지칭하는 경우가 대부분이다.

병원이 정상적인 경영활동을 수행한다면 의료수익은 현금의 증가를 가져오게 되고, 의료수익이 의료비용을 초과한다면 이익이 발생될 것이다. 이러한 거래과정은 재무상태표와 손익계산서에 최종적으로 반영된다. 즉 병원의 의료활동은 물리적 단위를 대상으로 하지만, 이러한 물리적 거래는 회계시스템(accounting system)을 통하여 현금으로 환산된다.

현금흐름을 예측하기 위하여 병원의 현금순환과정을 먼저 이해할 필요가 있다. [그림 6-1]은 병원의 부문별 현금순환과정을 보여주고 있다.[01] [그림 6-1]에서 병원의 각 부문별 현금흐름은 의료활동을 중심으로 투자활동 및 재무활동이 상호 유기적인 관계를 가지면서 순환하게 된다. 예를 들어 환자에게 의료서비스를 제공함으로써 발생되는 의료수익을 통하여 병원은 현금을 유입시키며, 이 현금으로 차입금을 상환하거나 이자를 지급하고, 의료 및 의료외활동에 필요한 비용을 지급하게 된다. 한편 병원은 병원규모의 확장 또는 의료장비의 구입 등을 위해 현금을 지급하게 되며, 현금이 부족한 경우에는 설립자로부터 기본재산을 추가적으로 출연받거나 금융기관으로부터 자금을 차입하게 된다.

일반적으로 현금유입과 현금유출 사이에는 시차(time lag)가 발생하며, 이는 자금소요의 원인이 된다. 이익이 발생하는 병원이라도 현금유입과 현금유출 간

01 남명수 · 김대호, 신경영분석, 삼영사(2004), pp.210~211.

그림 6-1 ▸ 병원의 부문별 현금순환과정

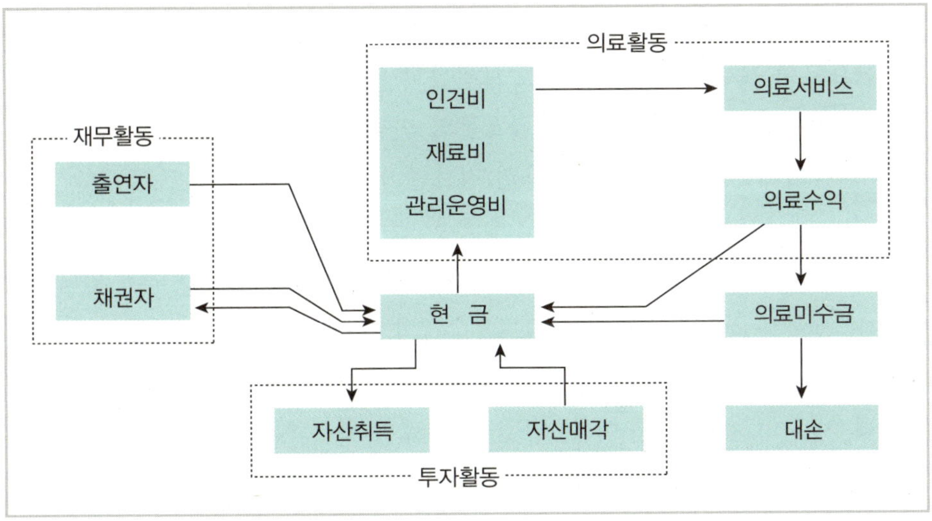

의 시차를 고려하여 소요자금을 예측한 후, 이에 대비할 자금을 충분히 확보하지 못한다면 재무적 곤경에 처할 수 있다.

2 Section2 현금흐름표와 현금흐름비율분석

2.1 현금흐름표의 의의와 기능

현금흐름표(statement of cash flows)는 일정한 기간에서 병원이 조성한 현금과 사용한 현금의 내역을 정리한 보고서를 말한다. 현금흐름표에서는 현금의 변동내용을 명확하게 보고하기 위하여 당해 회계기간에 속하는 현금유입과 현금유출의 내용을 의료활동, 투자활동, 재무활동 등 세 가지 활동부문으로 구분하여 표시하고 있다.[02] 현금흐름표는 병원의 의료활동, 투자활동, 재무활동 등

02 현금흐름표의 기준이 되는 현금은 현금통화와 은행의 요구불예금 외에 유동성이 높은 유가증권 등 현금등가물을 포함한다.

에 의하여 발생한 현금흐름에 대한 정보제공으로 손익계산서의 기능을 보완함과 동시에 병원의 자산, 부채 및 자본의 변동을 가져오는 자금에 관한 정보를 제공함으로써 재무상태표의 기능도 보완하고 있다. 따라서 현금흐름표를 통하여 일정한 기간 동안에 일어난 현금흐름의 변동원인, 미래 현금흐름의 창출능력 및 현금결제능력 등에 관한 유용한 정보를 얻을 수 있다.

병원의 재무분석에서 현금흐름표에 의한 분석은 현금흐름과 관련된 재무적 요인을 파악하는 데 있어 다음과 같은 점에서 유용한 분석도구가 되고 있다.

첫째, 병원의 현시점에서의 현금보유수준과 추가적인 소요자금에 대한 명확한 정보를 파악할 수 있다.

둘째, 병원의 차입금 및 이자, 인건비, 재료비 등은 현금으로 지급된다. 그러므로 채권자(금융기관 등), 병원직원, 공공기관 등 병원의 이해관계자들은 그 병원의 실질적인 현금창출능력에 보다 큰 관심을 가진다.

셋째, 병원의 당기순이익은 현금흐름과 일치하지 않는다. 예를 들어 손익계산서상에 높은 당기순이익을 실현하였음에도 불구하고 자금사정의 악화로 흑자도산을 하는 경우가 있다. 따라서 현금흐름표는 실제 현금흐름과는 관계없이 이익을 측정하는 손익계산서의 기능을 보완함과 동시에 자산, 부채 및 자본의 변동과정에 대한 정보가 생략되어 있는 재무상태표의 기능을 보완해 준다.

넷째, 병원의 회계자료에서 문제점으로 지적되는 비유동자산에 대한 감가상각액의 결정 등 비용의 인위적인 배분이나 의료미수금의 대손액 추정 등과 같은 회계추정의 문제를 가능한 한 배제할 수 있다.

이상에서와 같이 단기적인 현금조달능력 및 부채상환능력의 평가에는 유용한 분석방법이 될 수 있으나, 장기적인 관점에서 병원의 자금조달의 방향과 현금흐름을 예측하는 데에는 현금흐름표에 의한 분석이 적합하지가 않다는 한계점을 지니고 있다.

2.2 현금흐름표의 작성

현금흐름표에서는 현금유입(현금의 조달)과 현금유출(현금의 사용)을 의료활동에서 창출된 현금흐름, 투자활동에 소요된 현금흐름, 재무활동에서 조달된 현금흐름의 세 부문으로 구분하여 표시하도록 되어 있다. 이와 같은 현금흐름표는 두 시점의 현금흐름의 변화추세를 보기 위하여 작성되는 재무제표로서 현금흐름표의 작성은 다음과 같은 절차에 의해서 수행된다.

첫째, 재무상태표, 손익계산서 등을 이용하여 의료활동으로 인한 현금유입과 유출의 증감액을 계산한다.

둘째, 두 시점에서 작성된 비교재무상태표를 통하여 투자활동 및 재무활동과 관련된 현금유입과 유출의 증감액을 계산한다.

셋째, 각 활동별로 구분하여 계산된 현금흐름을 하나의 표로서 현금흐름표를 작성하면 병원의 순현금흐름이 산출된다.

현금흐름표의 작성에서 의료활동은 일반적으로 의료서비스의 제공과 관련된 모든 활동을 의미하는 것으로서 투자활동과 재무활동을 제외한 현금이 수반되는 모든 거래를 포함한다. 투자활동은 재무상태표상 비유동자산의 증감과 주로 관련된 것으로서 현금의 대여와 대여금의 회수, 유가증권 · 투자자산 · 유형자산 · 무형자산의 취득과 처분활동 등을 의미한다. 그리고 투자활동에서 발생되는 거래는 대부분의 경우, 현금유입보다 유출이 큰 것이 일반적이기 때문에 투자활동으로 인한 현금흐름은 대부분의 경우 음(−)의 값을 가진다. 재무활동은 재무상태표상 부채 및 자본의 증감과 관련된 활동으로서 자금의 차입과 상환, 기본재산 출연 등을 의미한다.

병원의 각 부문별 현금흐름은 의료활동을 중심으로 투자활동, 재무활동 등이 상호 유기적인 관계를 가지면서 순환하게 된다. 즉 병원은 의료서비스를 제공함으로써 현금을 유입시키며, 이 현금으로 부채를 상환하거나 이자를 지급하고 인건비, 관리운영비 등을 지급한다. 그리고 병원은 다시 의료활동에 필요한 재료나 설비투자 등을 위해 자금을 지출하게 되며, 현금이 부족한 경우에는 기본재산을 추가로 출연하거나 금융기관으로부터 차입하여 자금을 조달하게 된다.

현금흐름표를 작성하는 방법에는 직접법과 간접법의 두 가지 방법이 있다. 직접법은 현금을 수반하여 발생한 수익 또는 비용항목을 총액으로 표시하는 방법이며, 간접법은 당기순이익에 현금의 유출이 없는 비용은 가산하고 현금의 유입이 없는 수익은 차감하여 표시하는 방법으로, 이 두 방법에서의 차이점은 의료활동으로 인한 현금흐름의 산출에서만 발생된다. 즉 투자활동과 재무활동으로 인한 현금흐름의 작성은 두 방법이 동일하다. [표 6-1]은 간접법으로 작성된 민간한국병원과 공공한국병원의 현금흐름표를 예시한 것이다.

간접법에 의한 경우 의료활동으로 인한 현금흐름은 손익계산서 항목과 관련하여 나타나는 것으로서 당기순이익에 현금유출이 없는 비용(감가상각비, 퇴직급여 등)과 투자활동 및 재무활동으로 인한 손실(유가증권처분손실, 유형자산처분손실 등)을 가산하고, 현금유입이 없는 수익(채무면제이익, 외화환산이익 등)과 투자활동 및 재무활동으로 인한 수익(유가증권처분이익, 유형자산처분이익 등)을 차감한 후, 의료활동으로 인한 유동자산 · 유동부채의 변동(의료미수금, 선급금, 재고자산, 매입채무, 선수금 등의 변동)을 조정하여 측정된다. 의료활동으로 인한 현금흐름은 병원의 정상적인 의료활동의 성과를 측정하는 척도로서 수익력과 위험을 나타내는 척도가 된다.

투자활동으로 인한 현금흐름은 병원의 수익창출을 위해 장기간에 걸쳐 그 효과가 나타날 것으로 기대되는 재무상태표의 투자자산, 유형자산 및 무형자산

표 6-1 | 민간한국병원과 공공한국병원의 현금흐름표 (단위 : 천원)

구 분	민간한국병원		공공한국병원	
	20×1년	20×2년	20×1년	20×2년
Ⅰ. 의료활동으로 인한 현금흐름	867,517	1,120,191	7,095	135,983
1. 당기순이익(당기순손실)	155,002	14,722	(542,766)	(241,103)
2. 현금의 유출이 없는 비용 등의 가산	639,063	1,105,757	445,120	536,286
3. 현금이 유입이 없는 수익 등의 차감	1,366	17,649	616	256
4. 의료활동으로 인한 자산부채의 변동	74,818	17,361	105,357	(158,944)
Ⅱ. 투자활동으로 인한 현금흐름	(1,791,866)	(1,153,445)	(209,524)	(88,672)
1. 투자활동으로 인한 현금유입액	13,154	816,330	160,932	187,033
2. 투자활동으로 인한 현금유출액	1,805,020	1,969,775	370,456	275,705
Ⅲ. 재무활동으로 인한 현금흐름	1,073,736	356,960	(84,563)	36,750
1. 재무활동으로 인한 현금유입액	2,228,092	718,571	62,500	1,000,000
2. 재무활동으로 인한 현금유출액	1,154,356	361,611	147,063	963,250
Ⅳ. 현금의 증가(감소)(Ⅰ+Ⅱ+Ⅲ)	149,387	323,706	(286,992)	84,061
Ⅴ. 기초의 현금	66,298	215,685	383,101	96,109
Ⅵ. 기말의 현금(Ⅳ+Ⅴ)	215,685	539,391	96,109	180,170

등과 관련하여 발생하는 현금흐름으로서, 투자활동으로 인한 현금유입에서 현금유출을 차감하여 측정된다. 그리고 재무활동으로 인한 현금흐름은 병원의 자금조달방법과 자금상환내역 및 재무자산의 취득과 처분에 대한 현금흐름으로 재무상태표의 비유동부채 및 자본, 그리고 일부 단기부채(단기차입금 등)의 항목들과 관련하여 발생하며, 재무활동으로 인한 현금유입에서 현금유출을 차감하여 측정된다.

2.3 현금흐름비율분석

병원이 장부상 순이익을 아무리 많이 내더라도 현금흐름이 원활하지 못하면 파산위기에 직면할 수 있다. 따라서 병원의 실질적 유동성을 살펴보기 위해서는 현금흐름표를 중심으로 한 현금흐름에 대한 비율분석이 필요하게 된다.

1) 현금보상비율

현금보상비율(cash coverage ratio)은 병원의 단기채무지급능력을 나타내는 지표로서 다음과 같이 구할 수 있다.

$$\text{현금보상비율(\%)} = \frac{\text{의료활동으로 인한 현금흐름} + \text{이자비용}}{\text{단기차입금} + \text{이자비용}} \times 100$$

현금보상비율은 정상적인 의료활동을 통해 창출한 현금으로 병원의 단기차입금과 이자비용을 얼마만큼 감당할 수 있는가를 보여주는 지표이다. 이 비율이 높을수록 병원의 단기차입금과 이자비용을 상환할 수 있는 능력이 양호하다고 할 수 있다.

민간한국병원과 공공한국병원의 현금흐름표를 이용하여 현금보상비율을 구하면 [표 6-2]와 같다.[03] [표 6-2]에서 볼 수 있는 바와 같이 전년도와 비교해서

03 민간한국병원과 공공한국병원의 재무상태표 및 손익계산서 자료는 제4장을 참조할 것.

표 6-2 | 민간한국병원과 공공한국병원의 현금보상비율(%)

연도	민간한국병원	공공한국병원
20×1	1,233.64	69.70
20×2	1,140.51	243.21

주) 20×2년도 현금보상비율의 계산

- 민간한국병원 : 현금보상비율(%) = $\frac{1,120,191+107,658}{0+107,658} \times 100 = 1,140.51\%$
- 공공한국병원 : 현금보상비율(%) = $\frac{135,983+94,955}{0+94,955} \times 100 = 243.21\%$

현금보상비율은 민간한국병원의 경우 약간 감소하나, 공공한국병원의 경우 대폭 증가하고 있다. 한편 민간한국병원의 현금보상비율이 공공한국병원에 비해 매우 높게 나타나고 있다. 따라서 민간한국병원의 단기채무지급능력이 훨씬 양호한 것으로 평가된다.

2) 의료현금흐름 대 의료수익비율

의료현금흐름 대 의료수익비율은 병원이 의료활동을 통해 얼마만큼의 현금을 창출할 수 있는가를 파악하기 위한 것으로서 현금흐름으로 측정되는 의료활동의 효율성을 나타내는 지표이다.

$$\text{의료현금흐름 대 의료수익비율(\%)} = \frac{\text{의료활동으로 인한 현금흐름}}{\text{의료수익}} \times 100$$

이 비율이 낮은 값을 보인다는 것은 외상으로 의료서비스를 제공하는 비중, 즉 의료미수금의 비중이 지나치게 높다는 것을 의미하기 때문에 자금사정이 악화될 가능성이 높음을 시사한다.

민간한국병원과 공공한국병원의 의료현금흐름 대 의료수익비율을 구하면 [표 6-3]과 같다. [표 6-3]에서 볼 수 있는 바와 같이 의료현금흐름 대 의료수익비율은 민간한국병원과 공공한국병원 모두 전년도와 비교해서 증가하고 있

표 6-3 | 민간한국병원과 공공한국병원의 현금보상비율(%)

연도	민간한국병원	공공한국병원
20×1	11.41	0.18
20×2	13.56	2.67

주) 20×2년도 의료현금흐름 대 의료수익비율의 계산

- 민간한국병원 : 의료현금흐름 대 의료수익비율(%) = $\frac{1,120,191}{8,260,724} \times 100 = 13.56\%$
- 공공한국병원 : 의료현금흐름 대 의료수익비율(%) = $\frac{135,983}{5,085,357} \times 100 = 2.67\%$

다. 한편 민간한국병원의 의료현금흐름 대 의료수익비율이 공공한국병원에 비해 매우 높게 나타나고 있으며, 특히 공공한국병원의 자금사정이 악화될 가능성이 높은 것으로 평가된다.

3) 의료현금흐름 대 총부채비율

의료현금흐름 대 총부채비율은 병원의 부채상환능력을 측정하기 위한 지표로서 의료활동으로 인한 현금으로 총부채를 어느 정도 상환할 수 있는가를 나타내는 비율이다. 이 비율은 병원의 부실예측에 유용하게 사용된다.

$$\text{의료현금흐름 대 총부채비율(\%)} = \frac{\text{의료활동으로 인한 현금흐름}}{\text{총부채}} \times 100$$

민간한국병원과 공공한국병원의 의료현금흐름 대 총부채비율을 구하면 [표 6-4]와 같다. [표 6-4]에서 볼 수 있는 바와 같이 의료현금흐름 대 총부채비율은 민간한국병원과 공공한국병원 모두 전년도와 비교해서 증가하고 있다. 한편 민간한국병원의 경우 공공한국병원에 비해 의료현금흐름 대 총부채비율이 상당히 높은 것으로 나타나고 있다. 따라서 민간한국병원에 비해 공공한국병원의 부채상환능력이 불량한 것으로 평가된다.

표 6-4 | 민간한국병원과 공공한국병원의 의료현금흐름 대 총부채비율(%)

연도	민간한국병원	공공한국병원
20×1	18.07	0.19
20×2	22.73	3.19

주) 20×2년도 의료현금흐름 대 의료수익비율의 계산

- 민간한국병원 : 의료현금흐름 대 의료수익비율(%) = $\frac{1,120,191}{4,927,932} \times 100 = 22.73\%$

- 공공한국병원 : 의료현금흐름 대 의료수익비율(%) = $\frac{135,983}{4,261,368} \times 100 = 3.19\%$

3 Section3 현금예산

3.1 현금예산의 의의

현금은 병원이 원활한 경영활동을 수행하는 데 반드시 필요하다. 그러므로 병원의 미래 현금상태를 예측하고 계획하는 것은 병원의 미래활동을 위해 필수적이다. 현금예산(cash budget)은 미래 일정기간의 현금유출과 현금유입을 추정하여 기록한 것이다. 재무담당자는 현금예산을 통해 현금흐름의 규모와 시기를 파악하여 단기재무계획을 수립할 수 있다. 현금예산은 주별, 월별, 분기별 또는 연도별로 작성될 수 있다. 현금예산의 수립기간은 병원의 경영환경과 예산제도에 의해 결정된다. 일반적으로 현금흐름이 매우 불규칙하고 변동이 심한 병원의 경우 짧은 기간의 현금예산을 수립하는 것이 좋으며, 현금흐름이 비교적 안정적인 병원의 경우 다소 긴 기간의 현금예산을 수립하는 것이 바람직하다.[04]

현금예산은 수입예산과 지출예산으로 구성된다. 수입예산에는 일상적인 경영활동으로부터 발생하는 현금입금분(전기이월 현금잔액, 창구현금입금액, 의료미

04 현금예산의 수립기간이 길수록 현금예산의 정확도는 낮아지지만, 현금흐름이 안정적인 병원의 경우 그 수립기간이 길어도 어느 정도의 정확성을 기할 수 있다.

수금청구분입금, 기타 의료미수금입금, 의료부대수익입금, 의료외수익입금 등)이 포함되며, 지출예산에는 일상적인 현금지출분(약품 및 재료구입대금, 외상대금, 미지급금, 인건비, 관리운영비, 의학연구비, 의료외비용 등의 지급)이 포함된다. 그러나 현금입금분에 출자금을 포함하고 현금지출분에 시설투자 및 차입금 상환에 대한 지불금을 포함시키는 경우 현금예산에 구매예산과 자본예산을 포함한 광의의 현금예산이라고 할 수 있다.

3.2 수입예산

사업계획이나 손익예산을 근거로 의료수익을 추정할 수 있지만 만약 없다면 수익추정을 위해서 먼저 환자수를 추정하여야 한다. 환자수는 입원환자수와 외래환자수로 구분한 후, 입원환자수는 과거의 병상가동률 실적자료를 참고하여 추정하는 주관적인 방법과 과거의 추세자료를 이용하여 추정하는 회귀분석법으로 추정할 수 있으며, 외래환자수는 추정된 입원환자수에 입원환자수 대비 외래환자수 비율을 곱하여 추정하거나 과거의 실적자료를 이용한 회귀분석법으로 추정할 수 있다.

따라서 추정된 환자 1인당 일평균 진료비를 곱하여 의료수익을 추정할 수 있다. 이때 현금수입은 추정된 의료수익 중에서 일부만이 현금으로 입금되고 나머지는 의료미수금으로 계상되었다가 일정기간 후에 현금으로 입금된다. 그러므로 당기의 현금입금액은 당기 의료수익 중에서 현금으로 입금되는 부분과 전기의 의료미수금 회수분을 합한 것이다. 그 외 의료부대수익과 의료외수익에서도 현금이 발생한다. 의료부대수익에는 급식수익, 시설직영수익, 제증명료수익 등이 있으며, 의료외수익에는 이자수익, 폐품매각수익, 외환차익 등이 있다.

3.3 지출예산

현금수입을 예측한 다음에는 현금지출도 예측하여야 한다. 의료수익예측을 기초로 의료계획을 세워서 인건비, 재료비, 관리운영비 등의 지출을 추정하여야만 필요한 자금의 계획이나 잉여현금에 대한 계획을 세울 수 있다. 현금지출을 예측할 때 정상적인 의료활동으로 인한 현금지출(인건비, 재료비, 관리운영비) 이외에도 병원의 현금입금과 출금에 영향을 미치는 새로운 의료장비의 구입이나 기존시설의 개보수 등의 투자비용과 세금, 기타 현금지출도 고려해야 한다.

인건비지출에서 급여는 직종별 직원수와 직종별 1인당 평균급여수준을 곱하여 추정되며, 상여금과 연월차 수당은 보수규정을 참고하여 추정한다. 재료비지출에서 재료비는 환자수를 입원환자와 외래환자로 구분하여 추정한다. 즉 환자수(입원, 외래)와 환자(입원, 외래) 1인당 재료비를 곱하여 환자유형별 재료비를 구한 후 이들을 합하여 재료비를 추정한다. 또는 조정환자수를 계산한 후 조정환자수에 조정환자 1인당 재료비를 곱하여 재료비를 추정할 수도 있다. 이때 조정환자수는 다음의 식을 이용하여 계산한다.

$$\text{조정환자수} = \text{연입원환자수} + \text{연외래환자수} \times \frac{\text{외래환자 1인당 일평균 진료비}}{\text{입원환자 1인당 일평균 진료비}}$$

관리운영비지출에서 동력비(연료비, 수도료, 전기료 등), 복리후생비, 수선유지비 등 주요 항목은 개별적으로 추정하고, 나머지 항목은 의료수익 또는 전체 관리운영비에서 차지하는 비중을 이용하여 총괄적으로 추정할 수 있다.

3.4 현금예산 사례

현금예산을 수립하기 위해서는 먼저 의료수익에 대한 추정이 선행되어야 한다. 의료수익 추정의 정확성은 현금예산의 정확성에 직접적인 영향을 미친다. 다음으로 수입예산과 지출예산을 예측하고, 이를 상호 비교하여 최종적인 현금예산을 완성하게 된다.

현금예산의 수립과정을 설명하기 위해 다음과 같은 서울병원의 사례를 생각해 보자. 서울병원의 20×1년 1월 1일 현재 분기별 의료수익액의 추정치는 다음과 같다.

	20×1년 1분기	20×1년 2분기	20×1년 3분기	20×1년 4분기
의료수익	10,000만원	20,000만원	15,000만원	10,000만원

서울병원의 의료수익 중 50%는 현금으로 입금되고, 나머지 50%는 의료미수금으로 계상되었다가 90일 후에 현금으로 회수된다. 예를 들어 1분기의 의료수익 중 50%는 1분기에 현금으로 입금되고, 나머지 50%는 2분기에 현금으로 회수된다. 그리고 20×0년도의 4분기 의료수익은 1억원으로 가정한다. 분기 말 의료미수금은 다음과 같이 구할 수 있다.

분기 말 의료미수금 = 분기 초 의료미수금 + 당분기 의료수익
− 당분기 현금회수액

서울병원의 다음 4분기 동안의 현금유입액을 나타내는 수입예산은 [표 6-5]와 같다.[05]

한편 서울병원의 현금유출은 [표 6-6]에 나타난 바와 같이 주로 다음의 네 가지 사항으로 인하여 발생할 것으로 예상된다.

표 6-5 | 서울병원의 수입예산 (단위 : 만원)

	20×1년 1분기	20×1년 2분기	20×1년 3분기	20×1년 4분기
의료수익	10,000	20,000	15,000	10,000
현금회수액	10,000	15,000	17,500	12,500
분기 초 의료미수금	5,000	5,000	10,000	7,500
분기 말 의료미수금	5,000	10,000	7,500	5,000
현금유입액	10,000	15,000	17,500	12,500

05 현금유입은 의료수익뿐만 아니라 의료외수익, 자산매각, 그리고 차입 등에 의해서도 발생될 수 있다.

표 6-6 | 서울병원의 지출예산 (단위 : 만원)

	20×1년 1분기	20×1년 2분기	20×1년 3분기	20×1년 4분기
의료수익	10,000	20,000	15,000	10,000
재료구입액(외상)	10,000	7,500	5,000	5,000*
현금지출 :				
매입채무상환액	5,000	10,000	7,500	5,000
임금, 세금, 제경비	2,000	4,000	3,000	2,000
자본적 지출액	0	0	10,000	0
이자비용	1,000	1,000	1,000	1,000
현금유출액	8,000	15,000	21,500	8,000

* 20×2년도 1분기의 예상의료수익은 10,000만원임.

■ 매입채무의 상환

재료를 외상으로 구입하여 일정기간이 지난 후에 현금으로 지급한다. 매입액은 예상의료수익에 의해 결정되며, 서울병원의 경우에는 다음과 같이 가정한다.

- 매입채무의 현금상환액 = 전분기의 재료구입액
- 재료구입액 = 다음 분기 예상의료수익의 1/2

■ 임금, 세금 및 기타 비용

의료활동의 수행과정에서 발생되는 모든 정상적 현금지출비용을 포함한다.[06]

■ 자본적 지출

비유동자산 등의 구입대금을 현금으로 지급하는 것이며, 서울병원의 경우 3분기에 주요한 자본적 지출이 발생하는 것으로 가정하였다.

■ 차입금으로 인한 지출

현존하는 차입금의 원리금 지급 등을 포함한다.

06 감가상각비 등 비현금지출비용은 현금유출에 포함시키지 않아야 한다.

현금유입과 현금유출이 추정되면, 이를 비교하여 순현금흐름을 계산할 수 있다. 한편 서울병원은 일상적 거래, 예측불가능한 돌발사태, 그리고 은행계좌의 최소잔고 유지 등에 대비할 목적으로 5백만원의 최소현금잔고(minimum operating cash balance)가 필요하다고 한다. 이와 같이 작성된 현금예산은 [표 6-7]과 같다.

[표 6-7]에서 볼 수 있는 바와 같이 3분기의 누적현금부족액은 총 2,500만원이다. 이와 같은 3분기의 현금부족분은 병원의 내부자금으로 조달될 수 없기 때문에 금융기관 등을 이용하여 단기차입하여야 할 것이다.

현금예산은 여러 가지 가정하에서 추정된 것으로서 미래의 실제상황은 이와 다르게 나올 수 있다. 그러므로 여러 가지 발생가능한 상황(낙관적 상황 또는 비관적 상황 등)을 고려하여 현금예산을 각각의 상황별로 작성한 후, 이를 대비함으로써 부정확한 예측에서 오는 기회비용을 줄일 수 있을 것이다.

표 6-7 | 서울병원의 현금예산 (단위 : 만원)

	20×1년 1분기	20×1년 2분기	20×1년 3분기	20×1년 4분기
현금유입액	10,000	15,000	17,500	12,500
현금유출액	8,000	15,000	21,500	8,000
순현금흐름	2,000	0	−4,000	4,500
누적현금잔고	2,000	2,000	−2,000	2,500
최소현금잔고	500	500	500	500
누적현금과부족	1,500	1,500	−2,500	2,000

연습문제

1 현금흐름분석의 의의에 대해서 설명하라.

2 현금흐름표의 의의와 기능에 대해서 설명하라.

3 다음의 현금흐름비율을 설명하라.
(1) 현금보상비율
(2) 의료현금흐름 대 의료수익비율
(3) 의료현금흐름 대 총부채비율

4 현금예산에 대해서 설명하라.

5 경민병원은 향후 3개월 동안(1월, 2월, 3월)의 현금예산을 수립하기 위하여 다음과 같은 자료를 수집하였다.

① 월별 의료수익에 대한 실적치 및 추정치는 다음과 같다.

(단위 : 만원)

	12월	1월	2월	3월	4월
의료수익	800	900	1,000	850	900

② 의료수익 중 40%는 당월에 수금되고, 나머지 60%는 다음 달에 수금된다.
③ 매월 재료구입비는 다음 달 의료수익의 60% 수준이며, 그 대금은 구입 후 1개월이 지나서 전액 현금으로 결제된다.
④ 임금은 1월에 120만원, 2월에 150만원, 3월에 110만원이 각각 지출될 것으로 예상된다.
⑤ 관리운영비, 각종 세금 등 제경비로 매월 130만원씩 지출된다.
⑥ 2월에 200만원의 시설투자가 이루어질 예정이다.

이상의 자료를 이용하여 다음의 물음에 답하라.
(1) 1월부터 3월까지의 순현금흐름을 구하라.
(2) 매월의 최소현금잔고가 50만원일 경우, 향후 3개월 동안의 현금예산을 수립하라.

PART 3 병원성과분석

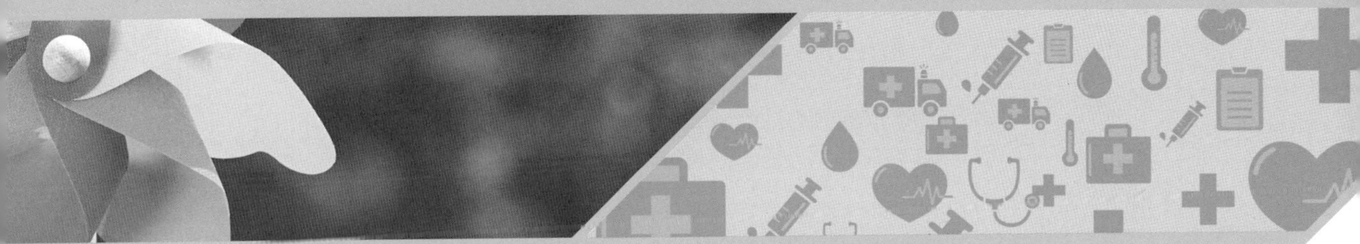

07

Chapter

손익분기점분석

1. 손익분기점분석의 의의와 의료비용
2. 손익분기점의 도출
3. 손익분기점분석의 활용
4. 손익분기점분석의 확장 및 한계점

병원은 지역사회가 요구하는 양질의 의료서비스를 제공해야 하며, 이를 위해서 적정한 수준의 이익을 추구할 수 있다. 그러므로 병원경영활동에 있어서 미래의 위험을 고려한 이익계획(profit planning)이 중요하게 된다. 이익계획은 병원경영에 영향을 미치는 내 · 외적 환경요인을 고려하여 목표이익을 설정한 후, 이를 실현하는 데 요구되는 병원경영활동을 계획하는 일련의 과정을 의미한다. 보다 구체적으로 말하면 이익계획은 병원시설확장이나 병원서비스개선 등과 같은 투자정책과 자본조달정책의 선택 여부를 결정하기 위한 목적에서 이와 같은 정책결정이 병원의 비용구조에 미치는 영향을 평가하는 일련의 과정을 의미한다. 이익계획에서는 본 장에서 설명할 손익분기점분석과 다음 장에서 설명할 레버리지분석이 핵심적 내용이 된다.

1 Section1 손익분기점분석의 의의와 의료비용

1.1 손익분기점분석의 의의

손익분기점(break-even point : BEP)은 병원이 의료서비스생산능력(병상규모)의 범위 내에서 의료비용을 회수하는 데 필요한 최소한의 조업도(의료서비스량 또는 의료수익)를 의미한다. 다시 말하면 손익분기점은 의료이익(의료수익－의료비용)이 0원이 되는 의료서비스량(환자수 또는 진료량)이나 의료수익을 의미한다.[01] 병원의 조업도가 손익분기점 이상이면 의료이익이 발생하고 손익분기점 이하로 떨어지면 의료손실이 발생하게 된다. 손익분기점분석을 실시함으로써 의료수익이 변화함에 따라 이익이 어떻게 달라지는지를 알 수 있으며, 목표이익을 달성하기 위한 의료수익의 규모도 추정할 수 있다. 손익분기점분석은 병원을 운영할 때 발생하게 되는 의료비용(cost), 의료서비스량 또는 의료수익(volume), 의료이익(profit)의 상호관계를 분석하기 때문에, CVP분석(cost-volume-profit relationship analysis)이라고도 한다.

손익분기점분석은 비용을 변동비(variable costs)와 고정비(fixed costs)로 구분할 수 있다는 것을 기본전제로 하고 있다. 즉 비용은 의료수익이 증가함에 따라 동일한 비율로 증가하는 변동비와 의료수익의 증가와 관계없이 일정한 고정비(주어진 의료서비스생산능력의 범위 내에서)로 분류될 수 있다.

1.2 의료비용의 구조

많은 자금을 비유동자산에 투자할수록 비유동자산의 유지 · 운영비, 감가상각비 등과 같은 고정의료비용의 부담이 증가하기 때문에 의료비용의 구조가 달

01 실무에서는 손익분기점을 법인세비용차감전순이익(의료이익+의료외수익－의료외비용)이 0이 되는 조업도를 의미하기도 한다. 그러나 본 서에서는 의료외수익과 의료외비용이 무시할 정도로 작다고 가정하여 손익분기점분석에서 이들을 고려하지 않을 것이다.

라진다. 이와 같은 의료비용의 구조변화가 의료이익의 크기와 질에 영향을 미친다. 병원시설 및 장비에 대한 투자를 확대할수록 의료서비스생산능력(병상규모)이 증가하여 보다 많은 의료서비스를 제공할 수 있기 때문에 의료이익이 증가할 수 있다. 그러나 병원시설 및 장비투자의 증가로 고정의료비용의 비중이 높아지기 때문에 의료수익이 줄어드는 경우에는 의료이익이 크게 줄어들 가능성도 높아진다.[02] 따라서 병원시설 및 장비투자가 증가할수록 의료이익이 증가할 수 있지만, 다른 한편으로 의료이익의 질이 떨어짐을 알 수 있다. 의료이익의 질이 떨어진다는 것은 영업위험이 증가한다는 것을 의미한다.

의료비용의 구조에 대하여 살펴보기로 하자. 의료비용은 고정의료비용과 변동의료비용으로 구성된다.

의료비용 = 고정의료비용 + 변동의료비용

고정의료비용은 병원의 의료서비스생산능력 범위 내에서 조업도(의료서비스량 또는 의료수익)의 변화와 관계없이 일정하게 발생하는 의료비용으로서, 감가상각비, 임차료, 고정급 급여, 보험료, 재산세 등이 이에 속한다. 의료서비스생산능력을 증대시키기 위하여 병원이 추가로 시설투자를 하는 경우 고정의료비용이 증가하게 된다. 따라서 고정의료비용이 일정하다는 의미는 주어진 의료서비스생산능력 범위 내에서만 적용된다.

고정의료비용은 의료서비스량(환자수 또는 진료량)의 변화와 관계없이 일정하지만, 단위당 고정의료비용은 의료서비스량이 증가함에 따라 감소하는 특성을 보인다. 따라서 여유 의료서비스생산능력이 있을 경우 의료서비스량이 증가하면 단위당 고정의료비용이 감소하게 되어 병원의 수익성을 호전시킬 수 있다. 예를 들어 고정의료비용이 10억원인 병원을 생각해 보자. 이 병원의 조정환자수가 10만명이라면 조정환자 1인당 고정의료비용은 10,000원이 된다.[03] 그러나

02 이는 영업레버리지효과와 관련된 것으로서 자세한 내용은 제8장 레버리지분석에서 설명하기로 한다.

03 조정환자수 = 연입원환자수 + 연외래환자수 × $\frac{\text{외래환자 1인당 일평균 진료비}}{\text{입원환자 1인당 일평균 진료비}}$

이 병원의 조정환자수가 20만명으로 늘어난다면 조정환자 1인당 고정의료비용은 5,000원으로 줄어들게 된다.

변동의료비용은 조업도의 변화에 따라 비례적으로 변동하는 의료비용으로서, 약품 및 진료재료비, 성과급 급여 등이 이에 속한다. 변동의료비용은 의료서비스량의 변화에 따라 일정한 비율로 변동하는 비용이지만, 단위당 변동의료비용은 의료서비스량의 변화와 관계없이 일정한 특성을 보인다.

1.3 고정의료비용과 변동의료비용의 분류

손익분기점분석에서는 의료비용을 고정의료비용과 변동의료비용으로 명확하게 구분할 수 있다는 점을 가정하고 있다. 그러나 의료비용의 성격이 명확하지 않아서 고정의료비용이나 변동의료비용으로 분류하기가 어려운 항목들도 있다. 예를 들어 연료비, 전기수도료 등의 의료비용은 조업도가 0일 때도 일정하게 발생하는 고정비적인 특성을 지니고 있을 뿐만 아니라 조업도의 증가에 따라 비례적으로 증가하는 변동비적인 특성을 동시에 지니고 있다.

의료비용을 분해하는 데 이용되는 방법으로는 회계적 방법, 기간비교법, 통계적 방법 등이 있다.

1) 회계적 방법

회계적 방법은 가장 전통적인 방법으로 회계담당자가 주관적인 판단에 따라 각 계정과목의 성격을 분석하여 고정의료비용과 변동의료비용으로 분류하는 방법이다. 따라서 회계적 방법을 흔히 계정분류법 또는 개별법이라고도 부른다. 예를 들어 감가상각비, 임차료 등의 관리운영비는 의료서비스량(환자수 또는 진료량)과 관계없이 지출되기 때문에 고정비적 성격을 갖는 의료비용으로 분류되며, 약품비, 진료재료비 등 재료비는 의료서비스량에 따라 변하기 때문에 변동비적 성격을 갖는 의료비용으로 분류될 수 있다.

이 방법은 이해하기 쉽고 각 병원의 실정에 맞게 응용할 수 있다는 점에서 가장 널리 이용되고 있다. 그러나 고정비적 특성과 변동비적 특성을 동시에 가지고 있는 준변동비 등에 대한 분류가 자의적일 수 있기 때문에 이에 대한 분류기준을 구체적으로 설정해야 할 것이다.

2) 기간비교법

기간비교법은 두 기간의 고정의료비용이 동일하다는 가정하에서 두 기간의 조업도(의료수익)와 의료비용을 비교 · 분석하여 고정의료비용과 변동의료비용으로 분류하는 방법이다. 기간비교법에 의하면, 먼저 식 (7-1)과 같이 두 기간의 의료비용증가분(t+1년도의 의료비용−t년도의 의료비용)을 의료수익증가분(t+1년도의 의료수익−t년도의 의료수익)으로 나누어 변동의료비용률을 추정한다.

$$\text{변동의료비용률} = \frac{\text{의료비용증가분}}{\text{의료수익증가분}} \tag{7-1}$$

그리고 변동의료비용률과 의료수익을 곱하여 변동의료비용을 계산한 후, 의료비용에서 변동의료비용을 차감하여 고정의료비용을 계산한다.

변동의료비용 = 변동의료비용률 × 의료수익
고정의료비용 = 의료비용 − 변동의료비용

예를 들어 어떤 병원의 의료수익이 100억원에서 110억원으로 증가하고, 의료비용은 80억에서 85억원으로 증가한 경우, 이 병원의 변동의료비용률, 변동의료비용, 고정의료비용을 각각 구하면 다음과 같다.

- 변동의료비용률 $= \frac{\text{85억원} - \text{80억원}}{\text{110억원} - \text{100억원}} = 0.5$
- 변동의료비용 = 0.5 × 110억원 = 55억원
- 고정의료비용 = 85억원 − 55억원 = 30억원

이 방법은 두 기간의 실제 관측치를 직접 이용하므로 객관적이라 할 수 있다. 그러나 두 기간에서의 관측치가 비정상적 상황에서 발생되는 이상치(outlier)일 경우에는 문제가 발생할 수 있다.

3) 통계적 방법

통계적 방법은 과거의 회계자료를 이용하여 의료비용(종속변수)을 의료서비스량(독립변수)에 대하여 단순회귀시킴으로써 의료서비스 단위당(환자 1인당 또는 진료건당) 변동의료비용을 추정한 후, 의료비용을 고정의료비용과 변동의료비용으로 분해하는 방법이다.

$$TC_t = \alpha + \beta Q_t + \varepsilon_t \tag{7-2}$$

TC_t : t기의 의료비용
Q_t : t기의 조업도(의료서비스량)
α : 절편 값
β : 회귀계수(단위당 변동의료비용)
ε_t : t기의 잔차

식 (7-2)에서 β는 회귀계수로 단위당 변동의료비용을 의미한다.[04] 따라서 변동의료비용과 고정의료비용을 다음과 같이 분해할 수 있다.

변동의료비용 = 단위당 변동의료비용(β)×의료서비스량
고정의료비용 = 의료비용 − 변동의료비용

통계적 방법, 즉 회귀분석법은 모든 관찰 값을 이용하여 비용함수(회귀식)를 추정하는 가장 객관적인 방법이라 할 수 있다.

04 의료수익을 독립변수로 하는 경우 β는 변동의료비용률(변동의료비용/의료수익)을 의미한다. 이와 같은 경우 변동의료비용은 변동의료비용률(β)과 의료수익을 곱하여 구할 수 있다.

2 Section2 손익분기점의 도출

2.1 손익분기점분석의 가정

의료비용을 고정의료비용과 변동의료비용으로 구분할 수 있다면, 의료수익과 의료비용이 일치하여 의료이익이 0원이 되는 손익분기점(의료서비스량 또는 의료수익)을 추정할 수 있다. 손익분기점은 이익계획의 수립에서 중요한 정보로 이용된다. 손익분기점분석과 다음 장에서 설명할 레버리지분석을 병행함으로써 투자정책과 자본조달정책이 병원의 수익력, 영업위험과 재무위험에 미치는 영향을 평가할 수 있다.

손익분기점분석은 모형의 단순화를 위하여 다음과 같은 가정을 하고 있다.

첫째, 모든 의료비용은 고정의료비용과 변동의료비용으로 구분될 수 있다.

둘째, 의료서비스생산능력(병상규모) 범위 내에서 고정의료비용, 단위당(환자 1인당 또는 진료건당) 변동의료비용은 일정하다.

셋째, 모든 병원은 환자종류(입원환자, 외래환자 등) 또는 의료서비스종류와 관계없이 단위당 의료수익(진료비 또는 의료수가)이 일정하다.

2.2 손익분기점과 손익분기도표

손익분기점은 의료수익과 의료비용이 일치하는 점으로서 의료서비스량 또는 의료수익의 두 가지로 나타낼 수 있다. 먼저 손익분기점에서의 의료서비스량을 살펴보자. 의료수익은 단위당 의료수익과 의료서비스량을 곱하여 구할 수 있으며, 변동의료비용은 단위당 변동의료비용과 의료서비스량을 곱하여 구할 수 있다. 따라서 손익분기점, 즉 의료수익과 의료비용이 일치하는 점은 다음과 같이 나타낼 수 있다.[05]

05 손익분기점의 분석기간은 월간 또는 연간 등으로 분석목적에 맞게 설정하면 된다.

$$p \times Q^{*} = FC + \upsilon \times Q^{*} \tag{7-3}$$

p : 단위당 의료수익
Q^{*} : 손익분기점에서의 의료서비스량
FC : 고정의료비용
υ : 단위당 변동의료비용

식 (7-3)을 손익분기점의 의료서비스량 Q^{*}에 대하여 정리하면 식 (7-4)와 같다.[06]

$$Q^{*} = \frac{FC}{p - \upsilon} \tag{7-4}$$

식 (7-4)에서 $(p-\upsilon)$는 단위당 공헌이익(contribution margin per unit)을 의미한다. 단위당 공헌이익은 의료서비스를 1단위 제공할 때 고정의료비용을 회수하거나 의료이익에 기여하는 크기를 의미한다. 따라서 손익분기점의 의료서비스량 이하에서는 공헌이익이 고정의료비용을 회수하는 역할을 하며, 그 이상에서는 의료이익에 기여하는 역할을 하게 된다.

한편 손익분기점에서의 의료수익을 구하기 위하여 식 (7-4)의 양변에 단위당 의료수익(p)을 곱하여 정리하면 식 (7-5)와 같다.

$$R^{*} = p \times Q^{*} = \frac{FC}{\frac{p - \upsilon}{p}} = \frac{FC}{1 - \frac{\upsilon}{p}} \tag{7-5}$$

R^{*} : 손익분기점에서의 의료수익
$\frac{\upsilon}{p}$: 변동의료비용률(변동의료비용/의료수익)

식 (7-5)에서 $\left(1 - \frac{v}{p}\right)$는 공헌이익률(contribution margin ratio)로서 의료수익

06 법인세비용차감전순이익이 0이 되는 손익분기점은 다음과 같이 구할 수 있다.
법인세비용차감전순이익 $= p \times Q^{*} - FC - \upsilon \times Q^{*} +$ 의료외수익 $-$ 의료외비용 $= 0$

$$\therefore Q^{*} = \frac{FC - \text{의료외수익} + \text{의료외비용}}{p - \upsilon}$$

이 1원 증가할 때 고정의료비용을 회수하거나 의료이익에 기여하는 크기를 의미한다.

의료서비스량의 변화에 따른 의료수익, 의료비용, 의료이익의 관계를 나타내는 손익분기도표는 [그림 7-1]과 같다. [그림 7-1]에서 볼 수 있는 것처럼, 손익분기점(BEP)에서는 의료수익과 의료비용이 일치하기 때문에 의료이익은 0원이 된다. 따라서 손익분기점을 초과하는 의료서비스를 제공하는 경우에는 의료이익을 얻을 수 있으나, 손익분기점보다 적은 의료서비스를 제공하는 경우에는 의료손실이 발생하게 된다.

그림 7-1 ▸ 손익분기도표

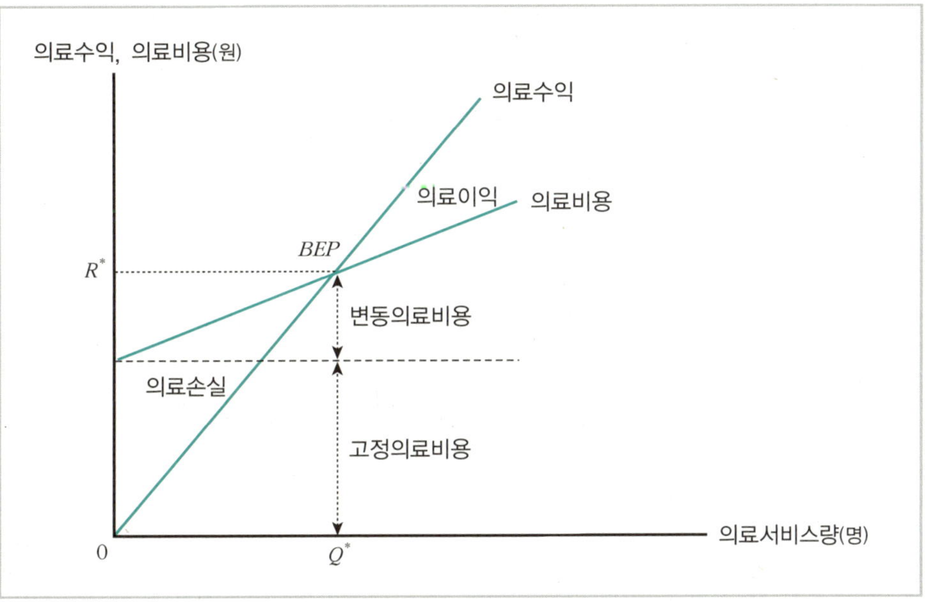

예제 7-1 손익분기점과 손익분기도표

늘푸른병원의 조정환자 1인당 진료비는 20,000원이고, 고정의료비용과 조정환자 1인당 변동의료비용은 각각 2,000만원과 15,000원이다.

(1) 이 병원의 손익분기점에서의 조정환자수와 의료수익을 구하라.

(2) 조정환자수가 5,000명일 경우 의료이익(손실)은 얼마인가?

(3) 조정환자수가 3,000명일 경우 의료이익(손실)은 얼마인가?

(4) 물음 (1), (2), (3)의 결과를 손익분기도표에 표시하라.

| 해 | 설 |

(1) 이 병원의 손익분기점(의료이익 = 0)에서의 조정환자수(Q^*)와 의료수익(R^*)을 각각 구하면 다음과 같다.

$$\bullet Q^* = \frac{FC}{p - v} = \frac{2{,}000\text{만원}}{20{,}000\text{원} - 15{,}000\text{원}} = 4{,}000\text{명}$$

$$\bullet R^* = p \times Q^* = 20{,}000\text{원} \times 4{,}000\text{명} = 8{,}000\text{만원}$$

$$\text{또는 } R^* = \frac{FC}{1 - \frac{v}{p}} = \frac{2{,}000\text{만원}}{1 - \frac{15{,}000\text{원}}{20{,}000\text{원}}} = 8{,}000\text{만원}$$

(2) 의료이익 = 의료수익 − 의료비용
= 20,000원×5,000명 − (2,000만원+15,000원×5,000명)
= 500만원

(3) 의료이익 = 의료수익 − 의료비용
= 20,000원×3,000명 − (2,000만원+15,000원×3,000명)
= −500만원

즉 이 병원은 500만원의 의료손실이 발생하게 된다.

(4) 의료수익, 의료비용(만원)

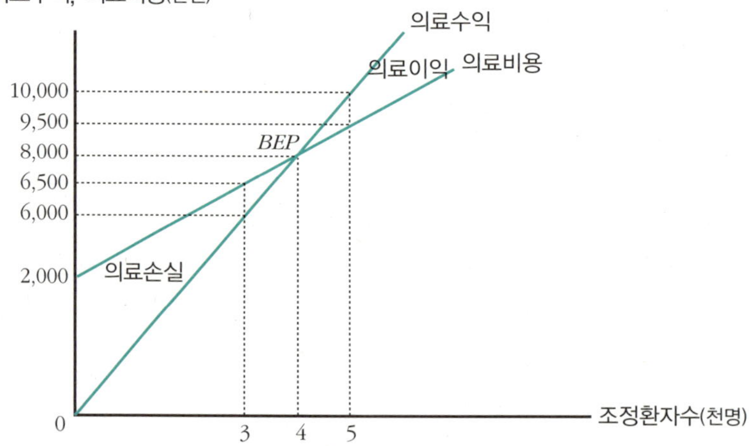

3 Section3 손익분기점분석의 활용

의료수익과 의료비용의 관계를 통하여 의료서비스량의 변화에 따른 손익관계를 분석함으로써 재무정책결정에서 요구되는 다양한 정보를 얻을 수 있다. 예를 들어 손익분기점분석을 통해서 시설확장 또는 고가의 의료장비투자로부터 최소한의 의료이익을 확보할 수 있는 의료서비스량을 추정하거나, 의료비용의 구조를 어느 수준으로 유지해야만 목표의료이익을 달성할 수 있는가를 파악할 수 있다.

3.1 수익력의 안전도 측정

수익력의 안전도는 예상되는 의료수익이 손익분기점에서의 의료수익보다 얼마나 더 높은가를 의미하며, 이것에 의해 의료이익이 어느 정도 확실하게 실현될 수 있는가를 알 수 있다. 예상의료수익이 손익분기점에서의 의료수익보다 높을수록 수익력의 안전도가 높다고 말할 수 있다. 수익력의 안전도는 안전율(margin of safety ratio)을 계산함으로써 측정할 수 있다. 안전율은 예상의료수익과 손익분기점에서의 의료수익의 차이를 예상의료수익으로 나누어 계산된다.

$$\text{안전율} = \frac{E(R) - R^*}{E(R)} \qquad (7\text{-}6)$$

$E(R)$: 예상의료수익
R^* : 손익분기점에서의 의료수익

예제 7-2 안전율

[예제 7-1]에서 늘푸른병원의 예상의료수익이 10,000만원으로 추정된다. 이 병원의 안전율을 계산하라.

| 해 | 설 |

식 (7-6)을 이용하여 늘푸른병원의 안전율을 계산하면 다음과 같다.

$$\text{안전율} = \frac{10{,}000\text{만원} - 8{,}000\text{만원}}{10{,}000\text{만원}} = 0.2(\text{또는 } 20\%)$$

늘푸른병원의 경우 의료수익이 예상보다 20% 이상 감소하는 경우 의료손실이 발생될 수 있음을 알 수 있다.

3.2 목표의료이익

손익분기점분석을 이용함으로써 어느 정도의 의료서비스량을 확보해야만 목표의료이익을 달성할 수 있는가를 분석할 수 있다. 목표의료이익을 달성하는데 필요한 의료수익은 의료비용과 목표의료이익을 합한 것과 같아야 한다.

$$p \times Q_\pi = FC + v \times Q_\pi + \pi \tag{7-7}$$

Q_π : 목표의료이익을 달성하는 데 필요한 의료서비스량
π : 목표의료이익

식 (7-7)을 목표의료이익을 달성하는 데 필요한 의료서비스량 Q_π에 대하여 정리하면 식 (7-8)과 같다.

$$Q_\pi = \frac{FC + \pi}{p - v} \tag{7-8}$$

그리고 목표의료이익을 달성하는 데 필요한 의료수익 R_π는 다음과 같이 구할 수 있다.

$$R_\pi = p \times Q_\pi = \frac{FC + \pi}{1 - \frac{v}{p}} \tag{7-9}$$

예상되는 의료서비스량(또는 의료수익)과 목표의료이익의 달성에 필요한 의료서비스량(또는 의료수익)을 상호 비교하면 목표의료이익의 달성가능성 정도를 판단할 수 있다. 목표의료이익의 달성에 필요한 의료서비스량(또는 의료수익)을 그림으로 나타내면 [그림 7-2]와 같다.

그림 7-2 ▸ 손익분기점분석과 목표의료이익

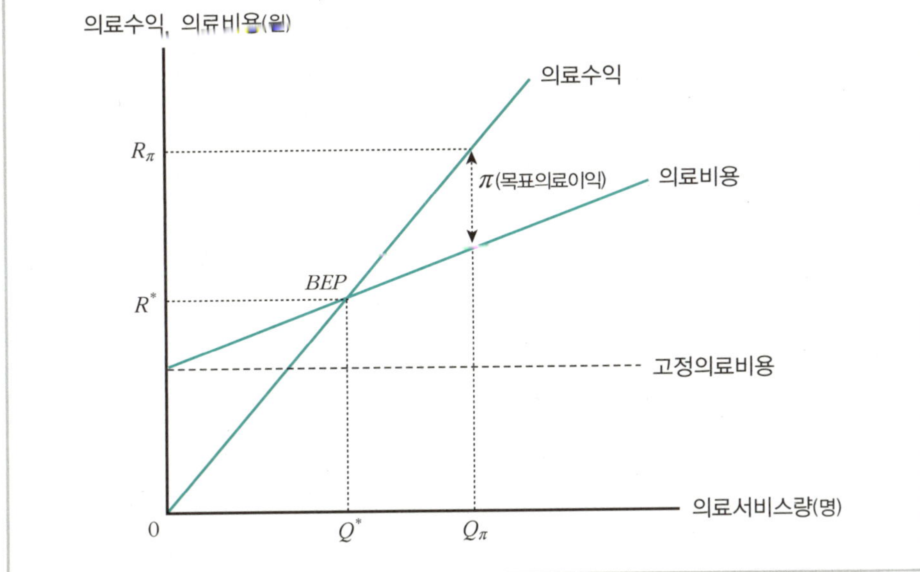

예제 7-3 손익분기점분석과 목표의료이익

늘푸른병원은 현재의 의료서비스생산능력을 두 배로 확장시키는 시설투자를 계획하고 있다. 시설투자를 하는 경우 고정의료비용이 현재의 2,000만원에서 4,000만원으로 증가하나, 조정환자 1인당 진료비 및 변동의료비용은 각각 20,000원, 15,000원으로 변하지 않을 것이다. 목표의료이익 1,000만원을 달성하는 데 필요한 조정환자수를 구하라.

| 해 | 설 |

식 (7-8)을 이용하여 목표의료이익 1,000만원을 달성하는 데 필요한 조정환자수 Q_π를 구하면 다음과 같다.[07]

$$Q_\pi = \frac{4{,}000\text{만원} + 1{,}000\text{만원}}{20{,}000\text{원} - 15{,}000\text{원}} = 10{,}000\text{명}$$

따라서 늘푸른병원의 경우 조정환자수가 10,000명이 되어야 1,000만원의 목표의료이익을 확보할 수 있다.

$$\begin{aligned}\pi &= p \times Q_\pi - (FC + v \times Q_\pi)\\ &= 20{,}000\text{원} \times 10{,}000\text{명} - (4{,}000\text{만원} + 15{,}000\text{원} \times 10{,}000\text{명})\\ &= 1{,}000\text{만원}\end{aligned}$$

3.3 의료비용의 구조조정과 손익분기점분석

주어진 의료비용구조하에서 목표의료이익을 달성하기 위해서는 의료서비스량을 증가시켜야 한다. 그러나 의료서비스량을 증가시키는 것이 어려운 경우에는 투자정책을 조정하여 고정의료비용을 변동의료비용으로 대체하거나 변동의료비용을 고정의료비용으로 대체하는 등 의료비용의 구조조정을 통하여 목표의료이익을 확보할 수 있다.

의료비용의 구조조정에 따른 손익분기점에서의 의료서비스량의 변화를 정리하면 다음과 같다.

• 고정의료비용을 조정하는 경우 :

$$Q^* = \frac{FC \pm \Delta FC}{p - v} \tag{7-10}$$

07 목표의료이익 1,000만원을 달성하는 데 필요한 의료수익 R_π는 다음과 같이 구할 수 있다.

$$R_\pi = p \times Q_\pi = 20{,}000\text{원} \times 10{,}000\text{명} = 20{,}000\text{만원}$$

$$\text{또는 } R_\pi = \frac{FC + \pi}{1 - \frac{v}{p}} = \frac{4{,}000\text{만원} + 1{,}000\text{만원}}{1 - \frac{15{,}000\text{원}}{20{,}000\text{원}}} = 20{,}000\text{만원}$$

• 단위당 변동의료비용을 조정하는 경우 :

$$Q^* = \frac{FC}{p-(v \pm \Delta v)} \tag{7-11}$$

• 단위당 의료수익을 조정하는 경우 :

$$Q^* = \frac{FC}{(p \pm \Delta p)-v} \tag{7-12}$$

• 고정의료비용과 단위당 변동의료비용을 조정하는 경우 :

$$Q^* = \frac{FC \pm \Delta FC}{p-(v \pm \Delta v)} \tag{7-13}$$

식 (7-10), 식 (7-11)과 식 (7-12)를 그림으로 나타내면 [그림 7-3]과 같다. [그림 7-3]에서 볼 수 있는 바와 같이 고정의료비용, 단위당 변동의료비용 등을 감소시키거나 단위당 의료수익을 증가시킴으로써 손익분기점에서의 의료서비스량(또는 의료수익)을 감소시킬 수 있다. 이와 같은 의료비용 등의 구조조정에 의해 현재의 의료서비스량하에서 의료이익을 증가시킬 수 있음을 알 수 있다.

그러나 의료비용의 구조가 이처럼 단순한 것은 아니다. 예를 들어 의료비용에서 고정의료비용을 줄이면 단위당 변동의료비용이 높아질 수 있으며, 또한 단위당 의료수익에도 영향을 미칠 수 있기 때문에 의료비용의 구조변화가 손익분기점에 미치는 영향은 복잡해진다. 따라서 손익분기점분석을 이용할 때는 민감도분석(sensitivity analysis) 또는 시뮬레이션분석(simulation analysis) 등을 통하여 여러 대체적인 병원경영환경에서 의료비용의 구조조정이 손익분기점(의료서비스량 또는 의료수익)에 미치는 영향을 분석해야 한다.[08]

08 민감도분석은 손익분기점에 영향을 미치는 변수 중 어느 한 변수의 변화에 의해서 다른 변수가 어떤 영향을 받으며, 그 결과 손익분기점이 어느 정도 영향을 받는가를 분석하는 기법이다. 시뮬레이션분석은 민감도분석과는 달리 여러 변수가 동시에 변할 경우에 손익분기점이 어떻게 되는지를 살펴보는 방법이다.

그림 7-3 ▶ 의료비용의 구조조정과 손익분기점

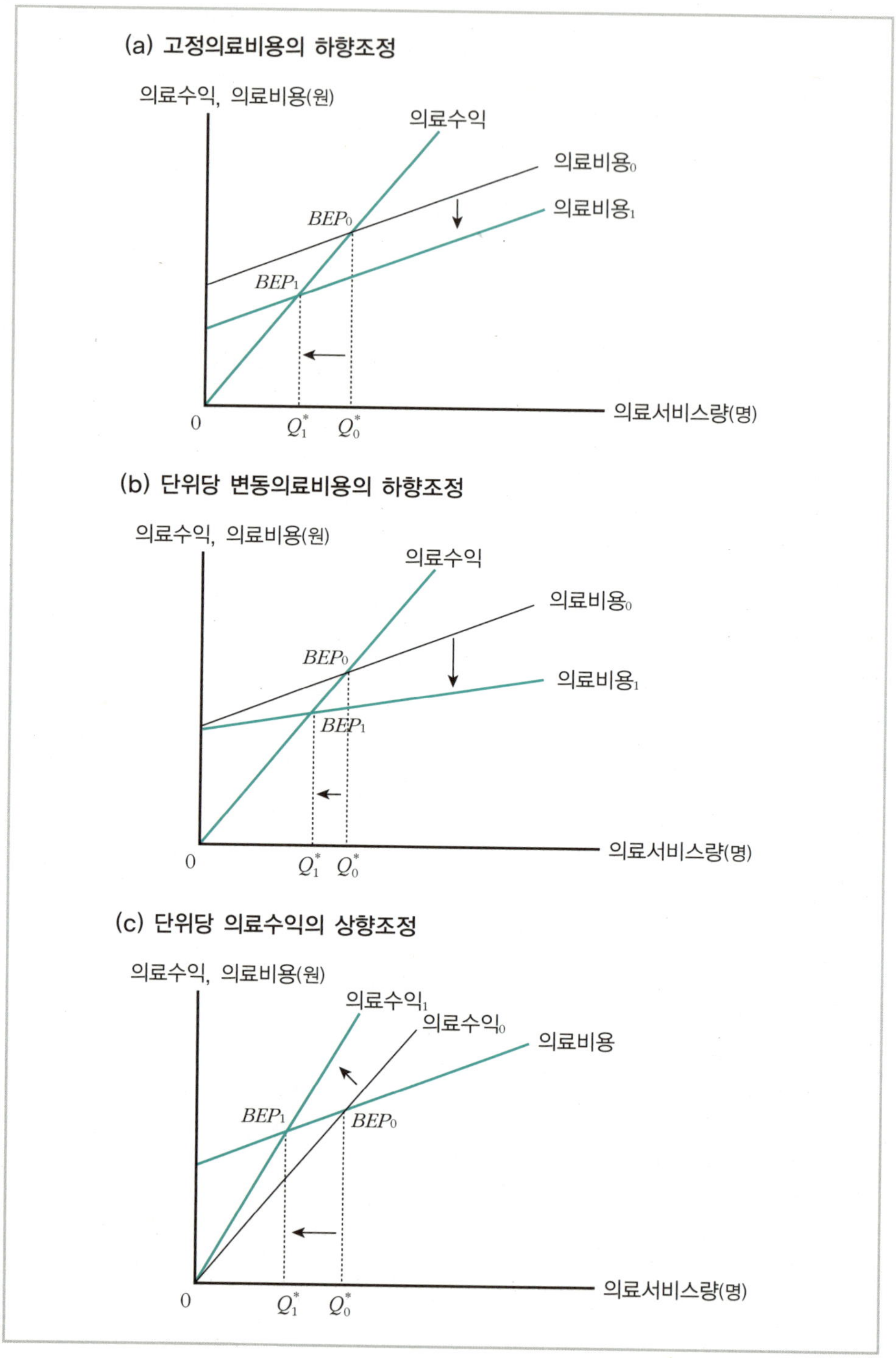

예제 7-4 의료비용의 구조조정과 손익분기점

현재 새나라병원의 조정환자 1인당 진료비는 30,000원이고, 고정의료비용과 조정환자 1인당 변동의료비용은 각각 4,000만원과 20,000원이다. 이 병원은 의료비용구조를 개선시키기 위하여 일용직 직원을 정규직 직원으로 교체하는 고용정책을 고려하고 있다. 일용직 직원을 정규직 직원으로 교체하는 경우 조정환자 1인당 변동의료비용은 17,500원으로 감소하나 고정의료비용은 5,000만원으로 증가하게 된다.

(1) 이 병원의 고용정책 변경 전 손익분기점에서의 조정환자수와 의료수익을 구하라.

(2) 이 병원의 고용정책 변경 후 손익분기점에서의 조정환자수와 의료수익을 구하라.

(3) 이 병원의 고용정책 조정이 손익구조에 미치는 영향을 분석하라.

| 해 | 설 |

(1) 이 병원의 고용정책 변경 전 손익분기점에서의 조정환자수(Q_0^*)와 의료수익(R_0^*)을 각각 구하면 다음과 같다.

$$\bullet\ Q_0^* = \frac{FC_0}{p - v_0} = \frac{4{,}000\text{만원}}{30{,}000\text{원} - 20{,}000\text{원}} = 4{,}000\text{명}$$

$$\bullet\ R_0^* = p \times Q_0^* = 30{,}000\text{원} \times 4{,}000\text{명} = 12{,}000\text{만원}$$

$$\text{또는 } R_0^* = \frac{FC_0}{1 - \dfrac{v_0}{p}} = \frac{4{,}000\text{만원}}{1 - \dfrac{20{,}000\text{원}}{30{,}000\text{원}}} = 12{,}000\text{만원}$$

(2) 이 병원의 고용정책 변경 후 손익분기점에서의 조정환자수(Q_1^*)와 의료수익(R_1^*)을 각각 구하면 다음과 같다.

$$\bullet\ Q_1^* = \frac{FC_1}{p - v_1} = \frac{5{,}000\text{만원}}{30{,}000\text{원} - 17{,}500\text{원}} = 4{,}000\text{명}$$

$$\bullet\ R_1^* = p \times Q_1^* = 30{,}000\text{원} \times 4{,}000\text{명} = 12{,}000\text{만원}$$

$$\text{또는 } R_1^* = \frac{FC_1}{1 - \dfrac{v_1}{p}} = \frac{5{,}000\text{만원}}{1 - \dfrac{17{,}500\text{원}}{30{,}000\text{원}}} = 12{,}000\text{만원}$$

(3) 앞의 물음 (1)과 (2)에서 구한 손익분기점은 동일하기 때문에 이 병원에서 고려하고 있는 고용정책의 조정이 손익분기점에 영향을 미치지 않음을 알 수 있다. 그러나 이 병원에서 고려하고 있는 고용정책의 조정은 손익분기점 이상 또는 이하에서 의료이익 또는 의료손실을 확대시키는 결과를 가져온다. 고용정책의 변경으로 인한 의료비용의 구조조정이 의료이익에 미치는 영향을 그림으로 나타내면 다음과 같다.

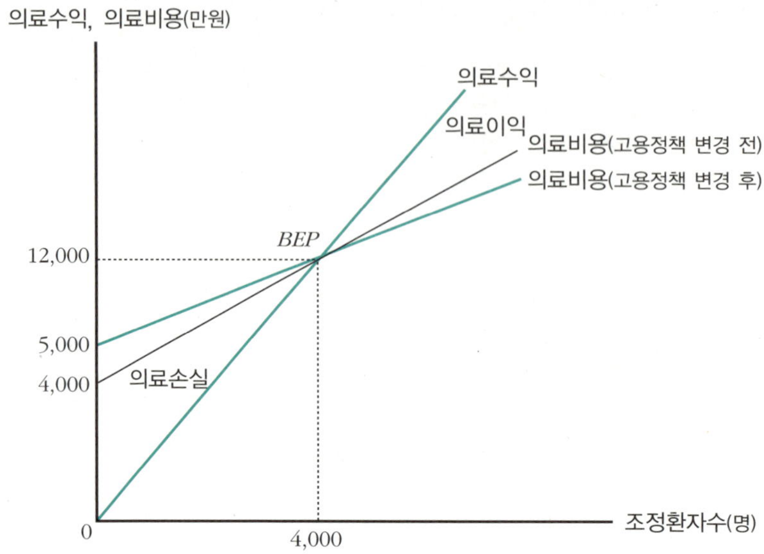

일용직 직원을 고용직 직원으로 교체하여 고정의료비용을 증가시키고 단위당 변동의료비용을 감소시키는 경우 공헌이익이 커지기 때문에 의료서비스량의 변동에 따라 의료이익의 변동폭이 확대된다.[09] 따라서 조정환자수를 손익분기점(4,000명) 이상으로 유지할 수 있다면 고용정책을 변경하는 것이 유리하지만, 그렇지 않은 경우에는 병원 경영환경의 변화에 대한 면밀한 검토를 통하여 고용정책의 조정 여부를 신중하게 결정해야 할 것이다.

4 Section4 손익분기점분석의 확장 및 한계점

4.1 다양한 의료서비스를 제공하는 경우의 손익분기점분석

손익분기점분석에서는 모든 병원은 단일종류의 의료서비스를 제공한다고 가정하고 있다. 그러나 병원은 환자종류별(입원, 외래, 건진 등), 진료행위별, 수가

09 이와 같은 효과를 영업레버리지효과라 하며, 이에 대해서는 제8장에서 자세히 설명할 것이다.

종목별로 다양한 의료서비스를 제공하는 것이 일반적이다.

병원이 다양한 의료서비스를 제공하는 경우에는 의료서비스별로 변동의료비용과 고정의료비용으로 분류하여 각 의료서비스에 대한 손익분기점에서의 의료서비스량(또는 의료수익)을 측정하여야 한다. 그러나 고정의료비용과 변동의료비용을 의료서비스별로 할당하는 일은 쉽지 않다. 예를 들어 전기료, 보험료, 임대료, 감가상각비 등을 의료서비스별로 할당하는 문제는 현실적으로 매우 어려운 문제이다.

다양한 의료서비스를 제공하는 병원의 경우 손익분기점을 정확하게 계산하기는 어렵지만 현실적으로 많이 활용되는 방법으로는 가중평균공헌이익률법이 있다. 가중평균공헌이익률법에서는 각 의료서비스의 의료수익 구성비율이 시간의 경과와 관계없이 일정하며, 변동의료비용을 의료서비스별로 정확하게 할당시킬 수 있다는 가정에서 다음과 같은 과정을 거쳐 손익분기점에서의 의료수익을 산출한다.

첫째, 각 의료서비스의 공헌이익률을 구한다.

둘째, 각 의료서비스의 공헌이익률에 의료수익 구성비율을 곱한 후 이를 합산하여 가중평균공헌이익률(weighted average contribution margin ratio)을 계산한다.[10]

셋째, 병원 전체의 고정의료비용을 가중평균공헌이익률로 나누어 병원 전체에 대한 손익분기점에서의 의료수익을 구한다.

넷째, 병원 전체에 대한 손익분기점에서의 의료수익을 의료수익 구성비율에 따라 각 의료서비스에 배분하여 의료서비스별로 손익분기점에서의 의료수익을 구한다.

---

10 가중평균공헌이익률은 병원 전체의 의료수익과 변동의료비용을 이용하여 다음과 같이 구할 수도 있다.

$$\text{가중평균공헌이익률} = 1 - \frac{\text{병원 전체 변동의료비용}}{\text{병원 전체 의료수익}}$$

예제 7-5 가중평균공헌이익률법

희망병원의 고정의료비용은 260백만원이고, 환자종류별 재무자료는 다음과 같다.

(단위 : 백만원, %)

환자종류	의료수익	변동의료비용	의료수익 구성비율	변동의료비용률*	공헌이익률**
입원환자	300	90	60	30	70
외래환자	150	60	30	40	60
건진환자	50	25	10	50	50
합 계	500	175	100		

* 변동의료비용률은 환자종류별 변동의료비용을 환자종류별 의료수익으로 나누어 계산한다.
** 공헌이익률 = 1 − 변동의료비용률

가중평균공헌이익률법을 이용하여 희망병원의 손익분기점에서의 의료수익을 구한 후, 이를 각 환자별로 할당하라.

| 해 | 설 |

① 가중평균공헌이익률[11] = (공헌이익률 × 의료수익 구성비율)의 합계

$$= (0.7\times0.6)+(0.6\times0.3)+(0.5\times0.1) = 0.65$$

② 병원 전체의 손익분기점에서의 의료수익 $= \dfrac{\text{고정의료비용}}{\text{가중평균공헌이익률}}$

$$= \frac{260\text{백만원}}{0.65} = 400\text{백만원}$$

③ 환자별 손익분기점에서의 의료수익 : 병원 전체에 대한 손익분기점에서의 의료수익 400백만원을 환자별로 의료수익 구성비율에 따라 할당

- 입원환자의 손익분기점에서의 의료수익 = 400백만원 × 0.6 = 240백만원
- 외래환자의 손익분기점에서의 의료수익 = 400백만원 × 0.3 = 120백만원
- 건진환자의 손익분기점에서의 의료수익 = 400백만원 × 0.1 = 40백만원

11 가중평균공헌이익률은 병원 전체의 의료수익과 변동의료비용을 이용하여 다음과 같이 구할 수도 있다.

$$\text{가중평균공헌이익률} = 1 - \frac{\text{병원 전체 변동의료비용}}{\text{병원 전체 의료수익}} = 1 - \frac{175}{500} = 0.65$$

4.2 손익분기점분석의 한계

손익분기점분석은 이해하기가 쉬울 뿐만 아니라 간편하다는 장점을 지니고 있으나 다음과 같은 한계가 있다.

첫째, 손익분기점분석에서는 단위당 의료수익과 단위당 변동의료비용이 일정하다고 가정하고 있으나, 현실적으로 볼 때 의료서비스량이 변동함에 따라 단위당 의료수익이나 단위당 변동의료비용이 변동할 수 있다. 예를 들어 의료수준이 향상되거나 의료진과 직원들의 숙련도가 개선됨에 따라 생산성이 향상될 뿐만 아니라 규모의 경제효과를 얻을 수 있기 때문에 이와 같은 경우에는 단위당 변동의료비용이 체감하는 현상이 나타난다. 그러나 의료서비스량이 일정한 수준 이상으로 증가하면 원재료의 공급부족이나 의료인력의 부족 등에 따라 단위당 변동의료비용이 체증하는 양상을 보인다. 이와 같은 손익분기점분석의 가정을 현실화하기 위하여 의료수익과 의료서비스량, 의료비용과 의료서비스량의 관계를 비선형(곡선)으로 나타내는 비선형 손익분기점분석을 사용할 수 있다. [그림 7-4]에서 볼 수 있는 바와 같이 비선형 손익분기점분석에서는 손익분기점이 두 개가 나타나며, 의료이익이 최대가 되는 점을 얻기 위해서는 이 두 점 사이의 적절한 의료서비스량을 선택해야 한다.

그림 7-4 ▸ 비선형 손익분기도표

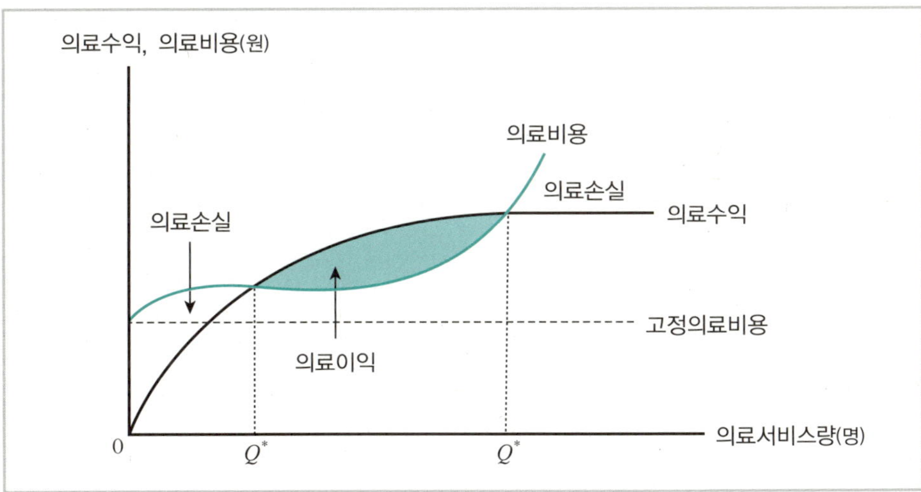

둘째, 손익분기점분석에서는 모든 의료비용을 고정의료비용과 변동의료비용으로 구분할 수 있다고 가정하고 있으나 고정의료비용과 변동의료비용으로 분류하기가 매우 어렵다. 왜냐하면 일부 항목의 의료비용은 고정비적 성격과 변동비적 성격을 동시에 지니기 때문이다.

셋째, 모든 병원이 단일의 의료서비스를 제공한다고 가정하고 있으나 현실적으로 단일의 의료서비스를 제공하는 병원은 거의 없다. 대부분의 병원에서는 다양한 의료서비스를 제공하고 있는데, 이와 같은 경우 여러 의료서비스를 제공하는 데 공통적으로 지출된 의료비용을 의료서비스별로 어떻게 할당할 것인가 하는 문제가 발생된다.

넷째, 손익분기점분석에서는 일정한 병원경영환경을 가정하고 있으나 시간의 경과에 따라 병원경영환경이 달라지며, 병원경영환경의 변화에 따라 의료비용의 구조가 변화하기 때문에 손익분기점에서의 의료서비스량도 변화하게 된다.

연습문제

1 의료비용의 분류방법으로서 회계적 방법, 기간비교법, 통계적 방법을 각각 설명하라.

2 손익분기점분석의 의의 및 필요성에 대하여 설명하여라.

3 손익분기점분석의 한계에 대하여 설명하라.

4 인천병원의 연간 고정의료비용, 조정환자 1인당 진료비, 조정환자 1인당 변동의료비용이 각각 2억원, 20,000원, 15,000원이라고 한다.
(1) 손익분기점에서의 조정환자수와 의료수익을 구하라.
(2) 인천병원의 의료수익이 10억원으로 예상되는 경우 이 병원의 안전율을 계산하라.
(3) 연간 목표의료이익 10,000만원을 달성하기 위한 조정환자수와 의료수익을 구하라.
(4) 단위당 변동의료비용이 1,000원 상승하는 경우 손익분기점에서의 조정환자수와 의료수익을 구하라.
(5) 조정환자 1인당 진료비를 3,000원 인상하는 경우 손익분기점에서의 조정환자수와 의료수익을 구하라.

5 부산병원의 방사선팀에서 X-ray, CT, MRI를 각각 촬영하는 데 소요되는 비용구조와 의료수익은 다음과 같다.

수가종목	촬영단가	촬영건당 변동의료비용	의료수익 구성비율
X-ray	80,000원	40,000원	30%
CT	150,000원	90,000원	40%
MRI	200,000원	140,000원	30%

이 병원 방사선팀의 고정의료비용 월간 총고정비용은 8,000만원이며, 수가종목별 의료수익의 구성비율이 일정하다. X-ray, CT, MRI 각각에 대한 손익분기점에서의 의료수익을 구하라.

08

Chapter

레버리지분석

1. 레버리지의 의의
2. 영업레버리지분석
3. 재무레버리지분석과 자본조달분기점
4. 결합레버리지분석
5. 레버리지와 병원위험

병원경영활동을 수행하는 과정에서 발생되는 총비용은 의료비용과 재무비용(이자비용)으로 구분된다. 제7장에서 설명한 바와 같이 의료비용은 고정비와 변동비의 성격을 갖는 비용으로 구분되지만, 재무비용, 즉 이자비용은 고정비의 성격을 지니고 있다. 따라서 총비용 중에서 고정의료비용과 고정재무비용(이자비용)이 차지하는 비중에 따라 의료이익 및 순이익의 크기와 질(위험)이 달라진다. 이와 같은 비용구조가 수익력의 크기와 질에 미치는 영향을 분석하는 수단이 레버리지분석이다.

고정비, 즉 고정의료비용과 이자비용의 비중이 높아질수록 의료수익이 증가할 때는 이익증가의 폭이 커지나, 반대로 의료수익이 감소할 때는 이익감소 또는 손실확대의 폭이 커지는 효과, 즉 손익확대효과가 발생한다. 본 장에서는 고정비의 존재로 인하여 나타나는 손익확대효과와 이것이 병원위험(영업위험, 재무위험)에 미치는 영향에 대해서 살펴보고자 한다.

1 Section1 레버리지의 의의

레버리지(leverage)는 지레장치 또는 지렛대 작용을 의미하는 개념으로 이용되고 있다. 지레장치는 힘들이지 않고 무거운 물건을 끌어올리는 데 이용되는 도구를 말한다. 지렛대의 원리를 이용하면 무거운 물건을 힘들이지 않고 쉽게 들어올릴 수 있다. 이와 같은 지렛대의 원리가 병원경영에도 적용된다.

병원경영에서 지레장치의 역할을 하는 것이 고정의료비용과 고정재무비용(이자비용)이다. 의료비용 중에서 고정의료비용이 차지하는 비중을 높게 조정함으로써 의료수익의 변화에 따라 그보다 높은 비율로 의료이익이 변화하는 효과를 얻을 수 있으며, 고정재무비용인 이자비용의 비중을 높게 조정함으로써 의료이익의 변화에 따라 순이익이 그보다 높은 비율로 변화하는 효과를 얻을 수 있다. 이와 같이 고정의료비용과 이자비용이 지렛대 작용을 하기 때문에 의료수익이 낮은 비율로 변동하더라도 의료이익이나 순이익이 그보다 높은 비율로 변동하는 현상이 일어나는데, 이와 같은 효과를 레버리지효과라고 한다.

레버리지는 다음과 같이 영업레버리지와 재무레버리지로 구분된다.

레버리지 = 영업레버리지 + 재무레버리지

영업레버리지(operating leverage)는 총비용 중에서 고정의료비용이 차지하는 비중으로 측정되며, 고정의료비용이 발생되는 비유동자산을 이용하는 것을 의미한다. 그리고 재무레버리지(financial leverage)는 총비용 중에서 이자비용이 차지하는 비중으로 측정되며, 이자비용이 발생되는 부채를 이용하는 것을 의미한다. 한편 레버리지는 총비용 중에서 고정의료비용과 이자비용이 차지하는 비중으로 측정될 수 있다.

영업레버리지와 재무레버리지의 개념을 살펴보기 위하여 [표 8-1]과 같은 손익계산서를 생각해 보자.

표 8-1 | **손익계산서의 구성요인**

항목	기호		
의료수익	R	영업레버리지	결합레버리지
변동의료비용	VC	영업레버리지	결합레버리지
고정의료비용	FC	영업레버리지	결합레버리지
의료이익	$EBIT$	영업레버리지 / 재무레버리지	결합레버리지
이자비용	Int	재무레버리지	결합레버리지
법인세비용차감전순이익	EBT	재무레버리지	결합레버리지
법인세(법인세율 = T_C)	T	재무레버리지	결합레버리지
순이익	NI	재무레버리지	결합레버리지

2 Section2 영업레버리지분석

영업레버리지는 병원이 고정의료비용을 발생시키는 비유동자산을 보유하는 것을 의미한다. 영업레버리지에 의해서 의료수익(또는 의료서비스량)의 변화율보다 의료이익의 변화율이 커지게 되며, 이와 같은 현상을 영업레버리지효과라 한다. 영업레버리지효과의 정도는 다음의 영업레버리지도(degree of operating leverage : DOL)에 의해서 측정될 수 있다.

$$DOL = \frac{\text{의료이익의 변화율}}{\text{의료수익의 변화율}} = \frac{\frac{\Delta EBIT}{EBIT}}{\frac{\Delta R}{R}} \tag{8-1}$$

Δ : 증분을 나타내는 기호로서 변동액(증가액 또는 감소액)을 의미함

그리고 식 (8-1)에 의해서 영업레버리지도(DOL)를 다음과 같이 나타낼 수 있다.[01]

01 $DOL = \frac{\frac{\Delta EBIT}{EBIT}}{\frac{\Delta R}{R}} = \frac{\frac{(p-v)\,\Delta Q}{(p-v)\,Q - FC}}{\frac{p\Delta Q}{pQ}} = \frac{(p-v)\,Q}{(p-v)\,Q - FC}$

$$DOL = \frac{(p-v)Q}{(p-v)Q-FC} = \frac{R-VC}{R-VC-FC} = \frac{\text{공헌이익}}{\text{의료이익}} \quad (8\text{-}2)$$

p : 단위당 의료수익
v : 단위당 변동의료비용
Q : 의료서비스량

식 (8-2)에서 볼 수 있는 바와 같이 고정의료비용(FC)이 클수록, DOL이 크게 나타남을 알 수 있다. 즉 고정의료비용에 의해서 의료수익의 변화율보다 의료이익의 변화율(변동폭)이 커지는 것을 의미한다.[02] 예를 들어 DOL이 2.0이라면, 의료수익이 1% 증가(또는 감소)하는 경우 의료이익은 2% 증가(또는 감소)한다.

한편 의료수익(또는 의료서비스량)이 증가할수록 영업레버리지도는 감소하게 된다. 이는 의료수익(또는 의료서비스량)이 증가할수록 고정의료비용의 영향이 점차 줄어들어 영업레버리지효과가 감소하기 때문이다.

예제 8-1 영업레버리지도

대전병원에 관한 자료는 다음과 같다.

- 조정환자 1인당 진료비 = 100,000원
- 조정환자 1인당 변동의료비용 = 50,000원
- 고정의료비용 = 100,000,000원

(1) 조정환자수가 10,000명일 경우, 이 병원의 영업레버리지도(DOL)는 얼마인가?
(2) 의료수익이 10% 증가할 경우, 이 회사의 의료이익은 몇 % 증가하는가?
(3) 조정환자수가 12,000명으로 증가할 경우, 이 병원의 영업레버리지도(DOL)는 어떻게 되겠는가?

| 해 | 설 |

(1) $DOL = \frac{(p-v)Q}{(p-v)Q-FC}$

$$= \frac{(100{,}000\text{원} - 50{,}000\text{원}) \times 10{,}000\text{명}}{(100{,}000\text{원} - 50{,}000\text{원}) \times 10{,}000\text{명} - 100{,}000{,}000\text{원}} = 1.25$$

02 고정의료비용이 0일 경우 DOL은 1이 되어 의료수익과 의료이익의 변화율이 같아지게 되므로 영업레버리지효과는 발생하지 않는다.

(2) DOL의 정의에 의해서, 의료이익의 증가율을 구하면 다음과 같다.

$$\frac{\Delta EBIT}{EBIT} = DOL \times \left(\frac{\Delta R}{R}\right) = 1.25 \times 10\% = 12.5\%$$

그러므로 의료수익이 10% 증가할 경우, 의료이익은 12.5% 증가하게 된다.

(3) $DOL = \dfrac{(p-v)Q}{(p-v)Q - FC}$

$$= \frac{(100{,}000\text{원} - 50{,}000\text{원}) \times 12{,}000\text{명}}{(100{,}000\text{원} - 50{,}000\text{원}) \times 12{,}000\text{명} - 100{,}000{,}000\text{원}} = 1.2$$

조정환자수가 10,000명에서 12,000명으로 증가할 경우, 영업레버리지도는 1.25에서 1.2로 감소하게 된다.

예제 8-2 영업레버리지도와 손익확대효과

현재 인천병원의 조정환자 1인당 진료비 및 변동의료비용은 각각 50,000원, 30,000원이며, 연간 고정의료비용은 2억원이다. 그리고 이 병원의 연간 조정환자수는 20,000명이다. 이 병원은 첨단의료장비를 도입할 예정이며, 이 의료장비를 도입할 경우 조정환사 1인당 변동의료비용을 25,000원으로 줄일 수 있으나, 연간 고정의료비용은 3억원으로 증가한다.

(1) 첨단의료장비를 도입하지 않을 경우와 도입할 경우 이 병원의 영업레버리지도를 각각 구하라.

(2) 이 병원의 연간 조정환자수가 50% 증가하거나 감소하는 경우, 첨단의료장비의 도입 여부에 따라 의료이익이 어떻게 달라지는지를 분석하라.

| 해 | 설 |

(1) 첨단의료장비의 도입 여부에 따라 이 병원의 영업레버리지도를 각각 구하면 다음과 같다.

• 첨단의료장비를 도입하지 않음 :

$$DOL = \frac{(p-v)Q}{(p-v)Q - FC}$$

$$= \frac{(50{,}000\text{원} - 30{,}000\text{원}) \times 20{,}000\text{명}}{(50{,}000\text{원} - 30{,}000\text{원}) \times 20{,}000\text{명} - 200{,}000{,}000\text{원}} = 2.0$$

• 첨단의료장비를 도입함 :

$$DOL = \frac{(p-v)Q}{(p-v)Q - FC}$$

$$= \frac{(50{,}000\text{원} - 25{,}000\text{원}) \times 20{,}000\text{명}}{(50{,}000\text{원} - 25{,}000\text{원}) \times 20{,}000\text{명} - 300{,}000{,}000\text{원}} = 2.5$$

첨단의료장비의 도입으로 인하여 고정의료비용이 증가하고 변동의료비용이 감소하는 경우 영업레버리지도가 2.0에서 2.5로 높아짐을 알 수 있다.

(2) 이 병원의 연간 조정환자수가 50% 증가하거나 감소하는 경우, 첨단의료장비의 도입 여부에 따라 의료이익이 어떻게 달라지는지를 나타내면 다음과 같다.

(단위 : 만명, 억원)

계정과목	첨단의료장비를 도입하지 않음			첨단의료장비를 도입함		
조정환자수	1	2	3	1	2	3
의료수익	5 ← −50%	10	+50% → 15	5 ← −50%	10	+50% → 15
변동의료비용	3	6	9	2.5	5	7.5
고정의료비용	2	2	2	3	3	3
의료이익	0 ← −100%	2	+100% → 4	−0.5 ← −125%	2	+125% → 4.5

첨단의료장비의 도입으로 인하여 영업레버리지도가 2.0에서 2.5로 높아지며, 그 결과 의료이익의 변동폭이 ±100%(=±50%×2.0)에서 ±125%(=±50%×2.5)로 확대됨을 알 수 있다. 이와 같은 결과를 그림으로 나타내면 다음과 같다.

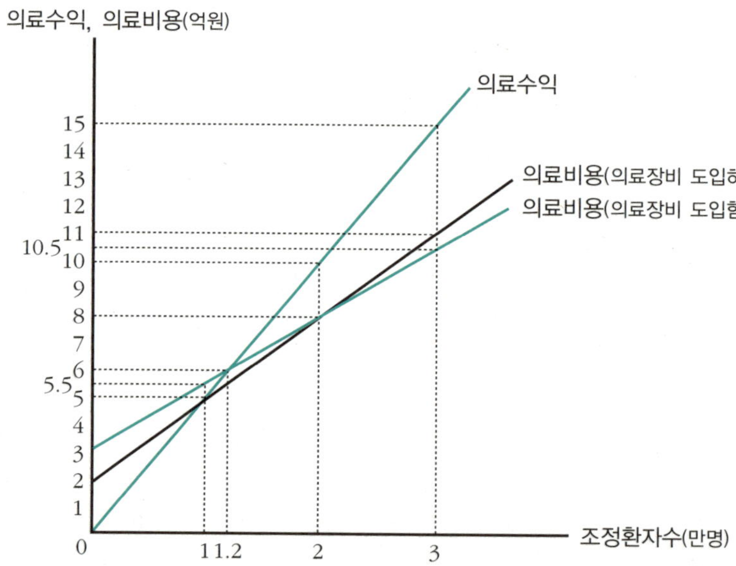

위의 그림에서 볼 수 있는 바와 같이 첨단의료장비를 도입하는 경우 고정의료비용이 증가하고 변동의료비용이 감소하게 되어 의료비용선의 기울기가 작아진다. 이는 첨단의료장비의 도입으로 인해 의료이익의 변동폭, 즉 손익확대효과가 더 크게 나타남을 의미한다.

3 Section3 재무레버리지분석과 자본조달분기점

3.1 재무레버리지분석

병원의 자금조달원천은 부채와 자기자본으로 구분될 수 있다. 병원시설투자, 의료장비구입 등에 필요한 자금을 부채로 조달하는 경우 이자비용 등 고정적인 비용이 발생하게 된다. 재무레버리지는 병원이 이자비용을 발생시키는 부채를 사용하는 것을 의미한다. 재무레버리지에 의해서 의료이익의 변화율보다 순이익의 변화율이 커지게 되며, 이와 같은 현상을 재무레버리지효과라라 한다. 재무레버리지효과의 정도는 재무레버리지도(degree of financial leverage : DFL)에 의해서 측정될 수 있다.[03]

$$DFL = \frac{\text{순이익의 변화율}}{\text{의료이익의 변화율}} = \frac{\frac{\Delta NI}{NI}}{\frac{\Delta EBIT}{EBIT}} \tag{8-3}$$

그리고 식 (8-3)에 의해서 재무레버리지도(DFL)를 다음과 같이 나타낼 수 있다.[04]

$$DFL = \frac{EBIT}{EBIT - Int} = \frac{R - VC - FC}{R - VC - FC - Int} \tag{8-4}$$

식 (8-4)에서 병원의 이자비용(Int)이 많을수록 DFL은 증가한다는 것을 알 수 있다. 이는 이자비용이 클 경우, 의료이익의 변화에 따른 순이익의 변동폭이 크게 확대된다는 것을 의미한다.[05] 예를 들어 DFL이 2.0이라면, 의료이익이 1% 증가(또는 감소)하는 경우 순이익은 2% 증가(또는 감소)한다.

03 DFL을 정의할 때 순이익의 변화율 대신 기본재산순이익률(순이익/기본재산)의 변화율을 사용할 수도 있다.

04 $DFL = \frac{\frac{\Delta NI}{NI}}{\frac{\Delta EBIT}{EBIT}} = \frac{\frac{\Delta EBIT\,(1-T_C)}{(EBIT - Int)(1-T_C)}}{\frac{\Delta EBIT}{EBIT}} = \frac{EBIT}{EBIT - Int}$

05 이자비용이 0일 경우 DFL은 1이 되어 의료이익과 순이익의 변화율이 같아지게 되므로 재무레버리지효과는 발생하지 않는다.

한편 의료이익이 증가할수록 재무레버리지도는 감소하게 된다. 이는 의료이익이 증가할수록 이자비용의 영향이 점차 줄어들어 재무레버리지효과가 감소하기 때문이다.

예제 8-3 재무레버리지도

경기병원은 다음연도 의료이익이 10% 감소하여, 그 결과 순이익이 20% 감소할 것으로 예상하고 있다. 만약 이와 같은 예상이 옳다면, 이 병원의 DFL은 얼마인가?

| 해 | 설 |

$$DFL = \frac{\text{순이익의 변화율}}{\text{의료이익의 변화율}} = \frac{-20\%}{-10\%} = 2.0$$

예제 8-4 재무레버리지도와 손익확대효과

현재 전남병원의 의료이익은 100억원이며, 매년 지급해야 하는 이자비용은 20억원이다. 그리고 이 병원의 법인세율은 40%이다.

(1) 이 병원의 재무레버리지도를 구하라.

(2) 이 병원의 의료이익이 10% 증가하거나 감소하는 경우, 순이익은 어떻게 변하는지를 설명하라.

| 해 | 설 |

(1) $DFL = \frac{EBIT}{EBIT - Int} = \frac{100\text{억원}}{100\text{억원} - 20\text{억원}} = 1.25$

(2) 이 병원의 의료이익이 10% 증가하거나 감소하는 경우, 고정재무비용인 이자비용으로 인하여 순이익이 어떻게 변하는지를 나타내면 다음과 같다.

(단위 : 억원)

의료이익	90	←→ −10%	100	←→ +10%	110
이자비용	20		20		20
법인세비용차감전순이익	70		80		90
법인세비용(법인세율 = 40%)	28		32		36
순이익	42	←→ −12.5%	48	←→ +12.5%	54

이 병원의 재무레버리지도가 1.25이므로 의료이익이 10% 증감함에 따라 순이익은 12.5% 증감하게 된다. 재무레버리지가 1보다 클 경우 의료이익의 변동폭보다 순이익의 변동폭이 확대되는 재무레버리지효과, 즉 손익확대효과가 나타남을 알 수 있다.

3.2 자본조달분기점

자본조달분기점(break-even point of financing)은 투자소요자금의 조달방법에 관계없이 동일한 기본재산순이익률(순이익/기본재산)을 얻을 수 있는 의료이익을 의미하는 것으로서 이는 다음과 같은 식에 의해서 구할 수 있다.

$$\frac{(EBIT^{*} - Int_1)(1 - T_C)}{S_1} = \frac{(EBIT^{*} - Int_2)(1 - T_C)}{S_2} \tag{8-5}$$

$EBIT^{*}$: 자금조달분기점에서의 의료이익

Int_1, Int_2 : 각각의 자본조달계획(제1안 또는 제2안)에서의 이자비용

S_1, S_2 : 각각의 자본조달계획(제1안 또는 제2안)에서의 기본재산(기본금)

식 (8-5)를 이용하여 자본조달분기점에서의 의료이익을 구하면 다음과 같다.

$$EBIT^{*} = \frac{S_1 \times Int_2 - S_2 \times Int_1}{S_1 - S_2} \tag{8-6}$$

자본조달분기점을 분석함으로써 투자소요자금을 부채와 기본재산 중 어느 원천으로부터 조달해야 하는가를 판단할 수 있다.

예제 8-5 자본조달분기점

현재 경남병원은 기본재산만으로 자금을 조달하고 있으며, 그 규모는 400억원이다. 이 병원은 의료수요의 증가에 대비하여 추가적인 투자자금 100억원이 소요되는 병원확장투자를 계획하고 다음의 두 가지 자금조달방안을 고려하고 있다.

- 대안 1 : 기본재산의 추가 출연으로 100억원 조달
- 대안 2 : 연 8%의 이자율로 100억원 차입

이 병원의 법인세율은 30%이다. 다음의 물음에 답하라.

(1) 자본조달분기점에서의 의료이익을 구하라.

(2) 의료이익이 30억원, 40억원, 50억원일 경우 각 대안의 기본재산순이익률이 어떻게 되는지를 보여라.

| 해 | 설 |

(1) 자본조달분기점은 투자소요자금의 조달방법에 관계없이 동일한 기본재산순이익률(순이익/기본재산)을 얻을 수 있는 의료이익을 의미하는 것으로서 다음과 같은 식에 의해서 구할 수 있다.

$$\frac{(EBIT^{*}-0)(1-0.3)}{500\text{억원}} = \frac{(EBIT^{*}-0.08\times 100\text{억원})(1-0.3)}{400\text{억원}}$$

$$\therefore EBIT^{*} = 40\text{억원}$$

그리고 의료이익이 40억원일 경우 기본재산순이익률은 다음과 같다.

$$\text{기본재산순이익률} = \frac{(40\text{억원}-0)(1-0.3)}{500\text{억원}} = \frac{(40\text{억원}-8\text{억원})(1-0.3)}{400\text{억원}} = 0.056$$

(2) 의료이익이 30억원, 40억원, 50억원일 경우 각 대안의 기본재산순이익률을 구하면 다음과 같다.

(단위 : 억원)

계정과목	대안 1 : 기본재산으로 조달			대안 2 : 부채로 조달		
의료이익	30	40	50	30	40	50
이자비용	0	0	0	8	8	8
법인세비용차감전순이익	30	40	50	22	32	42
법인세비용(법인세율 = 30%)	9	12	15	6.6	9.6	12.6
순이익	21	28	35	15.4	22.4	29.4
기본재산순이익률(%)	4.20	5.60	7.00	3.85	5.60	7.35

의료이익과 기본재산순이익률의 관계를 나타내는 자본조달분기도표는 다음과 같다.

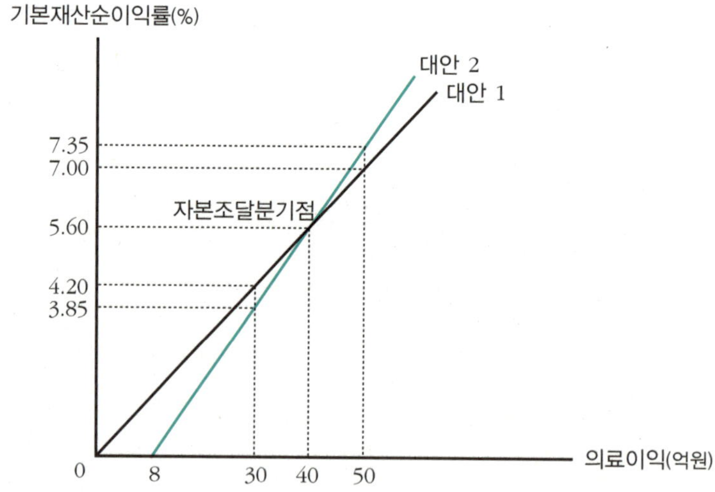

자본조달분기도표에서 볼 수 있는 바와 같이 의료이익이 자본조달분기점에서의 의료이익보다 높은 수준에서는 부채로 투자자금을 조달하는 대안 2가 유리하나, 의료이익이 자본조달분기점에서의 의료이익보다 낮은 수준에서는 기본재산으로 투자자금을 조달하는 대안 1이 유리함을 알 수 있다.
한편 대안 2(부채로 자금조달)의 경우 대안 1(기본재산으로 자금조달)보다 직선의 기울기가 크게 나타나고 있다. 부채로 투자자금을 조달하는 대안 2에서 직선의 경사가 가파른 이유는 이자비용의 존재로 인해 의료이익의 변화율보다 기본재산순이익률(또는 순이익)의 변화율이 커지는 재무레버리지효과 때문이라 할 수 있다.[06]

4 Section4 결합레버리지분석

결합레버리지(combined leverage)는 병원이 고정의료비용을 발생시키는 비유동자산을 보유하고, 동시에 이자비용을 발생시키는 부채를 사용하는 것을 의미한다. 영업레버리지와 재무레버리지가 동시에 존재함으로써 의료수익의 변화율보다 순이익(또는 기본재산순이익률)의 변화율이 커지게 되며, 이와 같은 현상을 결합레버리지효과라고 한다. 이와 같은 결합레버리지효과의 정도는 다음과 같은 결합레버리지도(degree of combined leverage : DCL)에 의해서 측정될 수 있다.

$$DCL = \frac{\text{순이익의 변화율}}{\text{의료수익의 변화율}} = \frac{\frac{\Delta NI}{NI}}{\frac{\Delta R}{R}} \tag{8-7}$$

식 (8-7)은 다음과 같이 나타낼 수 있다.[07]

06 위험(재무위험)은 대안 1보다 부채로 자금을 조달하는 대안 2가 더 높다.

07 $DCL = \frac{\frac{\Delta NI}{NI}}{\frac{\Delta R}{R}} = \frac{\frac{\Delta EBIT}{EBIT}}{\frac{\Delta R}{R}} \times \frac{\frac{\Delta NI}{NI}}{\frac{\Delta EBIT}{EBIT}} = DOL \times DFL$

$$DCL = DOL \times DFL = \frac{R - VC}{R - VC - FC - Int} \tag{8-8}$$

식 (8-8)에서 병원의 고정의료비용 또는 이자비용이 증가할수록 DCL이 증가한다는 것을 알 수 있다. 그리고 DCL은 영업레버리지의 효과와 재무레버리지의 효과를 모두 고려하는 것으로서, 영업레버리지도(DOL)와 재무레버리지도(DFL)를 곱한 것이라 할 수 있다. 이상에서 설명한 레버리지효과를 그림으로 나타내면 [그림 8-1]과 같다.

그림 8-1 ▸ 레버리지효과

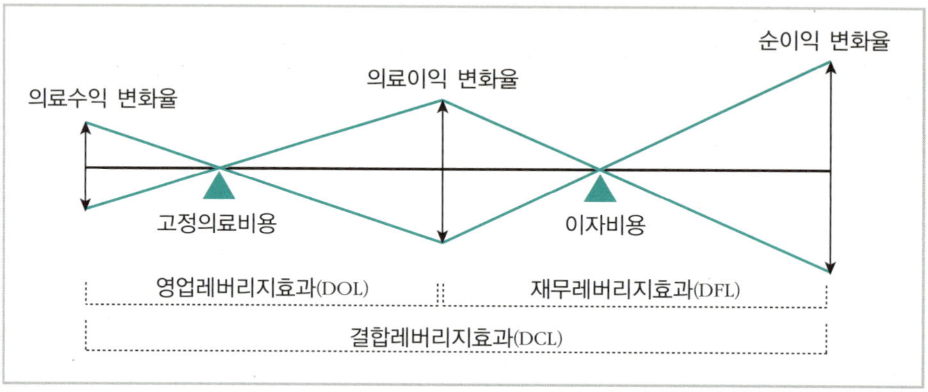

예제 8-6 결합레버리지와 손익확대효과

현재 서울병원의 조정환자 1인당 진료비 및 변동의료비용은 각각 50,000원, 20,000원이며, 연간 고정의료비용 및 이자비용은 각각 1.5억원, 1억원이다. 그리고 이 병원의 연간 조정환자수는 10,000명이며, 법인세율은 20%이다.

(1) 이 병원의 영업레버리지도, 재무레버리지도, 결합레버리지도를 각각 구하라.

(2) 이 병원의 연간 조정환자수가 10% 증가하거나 감소하는 경우, 의료이익과 순이익이 어떻게 달라지는지를 분석하라.

| 해 | 설 |

(1) • $DOL = \frac{(50{,}000\text{원} - 20{,}000\text{원}) \times 10{,}000\text{명}}{(50{,}000\text{원} - 20{,}000\text{원}) \times 10{,}000\text{명} - 1.5\text{억원}} = 2.0$

• $DFL = \frac{(50{,}000\text{원} - 20{,}000\text{원}) \times 10{,}000\text{명} - 1.5\text{억원}}{(50{,}000\text{원} - 20{,}000\text{원}) \times 10{,}000\text{명} - 1.5\text{억원} - 1\text{억원}} = 3.0$

• $DCL = \frac{(50{,}000\text{원} - 20{,}000\text{원}) \times 10{,}000\text{명}}{(50{,}000\text{원} - 20{,}000\text{원}) \times 10{,}000\text{명} - 1.5\text{억원} - 1\text{억원}} = 6.0$

또는 $DCL = DOL \times DFL = 2.0 \times 3.0 = 6.0$

(2) 이 병원의 조정환자수(또는 의료수익)가 10% 증가하거나 감소하는 경우, 고정의료비용과 이자비용으로 인하여 의료이익과 순이익이 어떻게 변하는지를 나타내면 다음과 같다.

(단위 : 천명, 억원)

	9		10		11
조정환자수	9		10		11
의료수익	4.5	← −10%	5.0	+10% →	5.5
변동의료비용	1.8		2.0		2.2
고정의료비용	1.5		1.5		1.5
의료이익	1.2	← −20%	1.5	+20% →	1.8
이자비용	1.0		1.0		1.0
법인세비용차감전순이익	0.2		0.5		0.8
법인세비용(법인세율 = 20%)	0.04		0.1		0.16
순이익	0.16	← −60%	0.4	+60% →	0.64

이 병원의 영업레버리지도와 재무레버리지도는 각각 2.0, 3.0이므로 의료수익이 10% 증감함에 따라 의료이익은 20% 증감하며, 순이익은 60% 증감하게 된다. 즉 고정의료비용과 이자비용의 존재로 인하여 의료수익이 10% 증감함에 따라 순이익은 60% 증감하는 결합레버리지효과, 즉 손익확대효과가 나타남을 알 수 있다.

예제 8-7 결합레버리지도를 이용한 고정의료비용의 측정

대구병원은 의료수익이 10% 증가할 경우 순이익은 40% 증가한다고 생각하고 있다. 이 병원의 DFL은 2.0이다. 조정환자 1인당 공헌이익(= 조정환자 1인당 진료비 − 조정환자 1인당 변동의료비용)이 5,000원이고 조정환자수가 10,000명일 경우, 이 병원의 고정의료비용은 얼마인가?

| 해 | 설 |

$$DCL = \frac{\text{순이익의 변화율}}{\text{의료수익의 변화율}} = \frac{40\%}{10\%} = 4.0$$

그러므로 DOL은 다음과 같이 구할 수 있다.

$$DCL = DOL \times DFL \rightarrow 4.0 = DOL \times 2.0,\ DOL = 2.0$$

DOL을 구하는 공식에 의해서 고정의료비용을 구하면 다음과 같다.

$$DOL = \frac{(p-v)Q}{(p-v)Q - FC} = \frac{5{,}000\text{원} \times 10{,}000\text{명}}{5{,}000\text{원} \times 10{,}000\text{명} - FC} = 2.0$$

$\therefore$ 고정의료비용(FC) = 25,000,000원

5 Section5 레버리지와 병원위험

병원이 의료시설 및 장비에 투자하는 목적은 수익력을 개선시키는 데 있다. 그러나 수익력을 높이고자 할 때는 반드시 그에 상응하는 위험을 감수하여야 한다. 따라서 병원은 자체 역량으로 부담할 수 있는 적절한 위험수준을 미리 설정하여 그 범위 내에서 수익력을 높일 수 있는 정책결정을 해야 한다.

병원이 경영활동을 수행하는 과정에서 직면하는 병원위험은 영업위험과 재무위험으로 구분된다.

병원위험 = 영업위험 + 재무위험

5.1 영업레버리지와 영업위험

영업위험(operating risk)은 병원의 외부환경 변화에 따라 예상 밖으로 의료이익이 줄어들 수 있는 가능성을 의미하는 것으로서, 구체적으로는 의료이익의 변동성으로 정의될 수 있다. 영업위험을 결정하는 가장 중요한 요인은 의료비용 중에서 고정의료비용이 차지하는 비중, 즉 의료비용의 구조이다. 병원이 투자정책이나 운영정책의 결정시 고정의료비용의 비중을 높일수록 의료수익의 변화에 따라 의료이익의 변동성이 커지기 때문이다. 예를 들어 고가의 의료장비를 도입하거나 정규직 인력비중을 높일 경우 고정의료비용의 비중이 높아지기 때문에 영업위험이 높아질 수 있다.

영업레버리지도를 나타내는 식 (8-1)을 의료이익의 변화율에 대한 관계식으로 정리하면 다음의 식 (8-9)와 같다.

$$\frac{\Delta EBIT}{EBIT} = DOL \times \frac{\Delta R}{R} \tag{8-9}$$

의료수익 변화율의 확률분포가 정규분포를 보이는 경우 의료이익 변화율의 확률분포도 정규분포를 보이기 때문에 의료이익 변화율의 표준편차로 영업위험을 측정할 수 있다. 식 (8-9)에 표준편차를 취하면 다음의 식 (8-10)과 같다.

$$\sigma\left(\frac{\Delta EBIT}{EBIT}\right) = DOL \times \sigma\left(\frac{\Delta R}{R}\right) \tag{8-10}$$

식 (8-10)에서 볼 수 있는 바와 같이 영업위험은 의료수익의 변동성과 영업레버리지도에 따라 좌우된다. 다시 말하여 의료수익(또는 의료서비스량)에 영향을 미치는 요인 및 병원의 의료비용구조가 영업위험에 영향을 미친다. 그러나 의료수익에 영향을 미치는 요인이 일정하다면 영업레버리지도가 높을수록 영업위험이 증가한다.

5.2 재무레버리지와 재무위험

재무위험(financial risk)은 자금조달정책 결정시 고정재무비용인 이자비용을 발생시키는 부채를 사용할 때 나타나는 위험을 의미하는 것으로서, 구체적으로는 순이익(또는 기본재산순이익률)의 변동성으로 정의될 수 있다. 부채의존도가 높을수록 이자비용의 비중이 증가하기 때문에 의료이익이 감소할 때 순이익이 그보다 높은 비율로 줄어드는 재무위험이 발생한다. 따라서 부채를 많이 사용하는 병원일수록 재무위험이 높아진다.

재무레버리지도를 나타내는 식 (8-3)을 순이익의 변화율에 대한 관계식으로 정리하면 다음의 식 (8-11)과 같다.

$$\frac{\Delta NI}{NI} = DFL \times \frac{\Delta EBIT}{EBIT} \tag{8-11}$$

의료이익 변화율의 확률분포가 정규분포를 보이는 경우 순이익 변화율의 확률분포도 정규분포를 보이기 때문에 순이익 변화율의 표준편차에 의해 재무위험을 측정할 수 있다. 식 (8-11)에 표준편차를 취하면 다음의 식 (8-12)와 같다.

$$\sigma\left(\frac{\Delta NI}{NI}\right) = DFL \times \sigma\left(\frac{\Delta EBIT}{EBIT}\right) \tag{8-12}$$

식 (8-12)에서 볼 수 있는 바와 같이 영업위험이 주어질 때 재무레버리지도가 높을수록 재무위험이 증가한다.

5.3 결합레버리지와 병원위험

병원위험은 영업위험과 재무위험으로 구분된다. 영업위험은 의료수익의 변동에 따른 의료이익의 변동성으로 측정되고, 재무위험은 의료이익의 변동에 따른 순이익의 변동성으로 측정된다. 따라서 의료수익의 변화에 따른 순이익의 변동성을 분석함으로써 병원위험을 측정할 수 있다.

결합레버리지도의 관계식을 나타내는 식 (8-7)을 순이익의 변화율에 대한 관계식으로 정리하면 다음의 식 (8-13)과 같다.

$$\frac{\Delta NI}{NI} = DCL \times \frac{\Delta R}{R} \tag{8-13}$$

식 (8-13)의 양변에 표준편차를 취하면 다음의 식 (8-14)와 같다.

$$\sigma\left(\frac{\Delta NI}{NI}\right) = DCL \times \sigma\left(\frac{\Delta R}{R}\right) = DOL \times DFL \times \sigma\left(\frac{\Delta R}{R}\right) \tag{8-14}$$

식 (8-14)에서 볼 수 있는 것처럼 병원위험은 결합레버리지도, 즉 영업레버리지도와 재무레버리지도에 의해서 좌우된다. [그림 8-2]는 영업레버리지와 재무레버리지 때문에 의료수익의 불확실성에 따르는 위험이 확대되어 순이익의 위험(변동성)이 매우 커지게 되는 과정을 보여주고 있다.

레버리지가 높은 병원들의 경우 불황이 심화되어 의료수익이 큰 폭으로 감소하지만 고정적으로 지출해야 하는 고정의료비용 또는 이자비용은 줄어들지 않기 때문에 대규모의 손실이 발생하여 궁극적으로는 파산할 수도 있다. 물론 경기가 호황이면 레버리지효과에 의해 보다 높은 수익성이 기대되기도 하지만,

그림 8-2 ▸ 레버리지와 위험

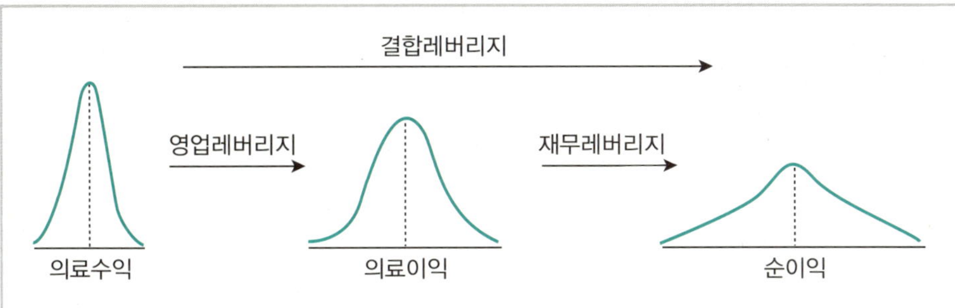

이와 같은 병원들이 불황의 터널을 뚫고 나오기란 매우 어려울 것이다. 따라서 병원이 불황에 생존하기 위해서는 사전에 과도한 영업레버리지 또는 재무레버리지를 적정수준으로 조정하는 등의 지속적인 구조조정이 필연적이라 하겠다.

병원이 의료시설 및 장비에 투자하거나 부채로 자금을 조달하는 경우 이와 같은 투자정책과 자금조달정책이 수익의 크기와 질에 미치는 영향을 분석하는 일은 매우 중요한 의미를 갖는다. 수익의 크기와 질을 분석하는 것은 비용구조의 변화에 따른 위험과 수익의 관계(risk-return relationship)를 검토함으로써 가능하다.

연습문제

1 레버리지의 의의에 대하여 설명하라.

2 영업레버리지효과와 재무레버리지효과를 비교 · 설명하라.

3 병원위험에 대하여 설명하라.

4 경민병원에 관한 자료는 다음과 같다.

- 조정환자 1인당 진료비 = 20,000원
- 조정환자 1인당 변동의료비용 = 15,000원
- 고정의료비용 = 25,000만원
- 이자비용 = 5,000만원
- 조정환자수 = 100,000명

(1) 영업레버리지도(DOL)는 얼마인가?
(2) 의료수익이 1% 증가할 경우, 의료이익은 몇 % 증가하는가?
(3) 재무레버리지도(DFL)는 얼마인가?
(4) 의료이익이 1% 증가할 경우, 순이익은 몇 % 증가하는가?
(5) 이 병원의 결합레버리지도(DCL)는 얼마인가?

5 현재 첨단병원의 조정환자 1인당 진료비 및 변동의료비용은 각각 40,000원, 30,000원이며, 연간 고정의료비용은 1억원이다. 그리고 이 병원의 연간 조정환자수는 20,000명이다. 이 병원은 새로운 의료장비를 도입할 예정이며, 이 의료장비를 도입할 경우 조정환자 1인당 변동의료비용을 25,000원으로 줄일 수 있으나, 연간 고정의료비용은 2억원으로 증가한다.
(1) 새로운 의료장비를 도입하지 않을 경우와 도입할 경우 이 병원의 영업레버리지도를 각각 구하라.
(2) 이 병원의 연간 조정환자수가 10% 증가하거나 감소하는 경우, 새로운 의료장비의 도입 여부에 따라 의료이익이 어떻게 달라지는지를 분석하라.

6 현재 복지병원은 기본재산만으로 자금을 조달하고 있으며, 그 규모는 40억원이다. 이 병원은 의료수요의 증가에 대비하여 추가적인 투자자금 10억원이 소요되

는 병원확장투자를 계획하고 다음의 두 가지 자금조달방안을 고려하고 있다.

- 대안 1 : 기본재산의 추가 출연으로 10억원 조달
- 대안 2 : 연 6%의 이자율로 10억원 차입

이 병원의 법인세율은 20%이다. 다음의 물음에 답하라.
(1) 자본조달분기점에서의 의료이익을 구하라.
(2) 의료이익이 2억원, 3억원, 4억원일 경우 각 대안의 기본재산순이익률이 어떻게 되는지를 보여라.

7 새마음병원은 의료수익이 10% 증가할 경우, 순이익은 60% 증가한다고 생각하고 있다. 이 병원의 연간 의료이익은 9억원이며, 영업레버리지도(DOL)는 2.0이다. 이 병원이 매년 지급하는 이자비용은 얼마인가?

09 Chapter

병원진료실적분석

1. 환자진료량분석
2. 진료수익분석
3. 진료권분석

병원의 진료실적분석은 환자진료량과 환자진료에 의해 얻어지는 의료수익 규모를 분석하는 것으로서, 이는 병원의 병상규모, 외래진료실 등 진료시설의 활용도에 의해 결정된다. 병원의 진료실적은 궁극적으로 병원의 생산성, 수익성, 활동성 등 경영성과와 밀접한 상관관계에 있다. 본 장에서는 입원환자, 외래환자의 진료량을 이용하여 병원의 병상이용률, 병상활용도, 병원이용률 등 진료시설의 활용도와 환자의 분포를 분석한다. 또한 환자진료 결과 발생되는 의료수익을 수익의 원천에 따라 분석하고 환자의 평균진료비를 분석한다. 마지막으로 진료권에 대한 개념 정리와 진료권 분석을 위한 RI와 CI지표를 분석하는 방법을 이해하고, 이를 이용하여 의료수요를 추정하는 방법을 살펴본다.

1 Section1 환자진료량분석

1.1 환자의 개념 및 분류

병원의 환자(patient)는 병원의 책임하에 병원의 개별 의료인, 진료팀 또는 병원과 관련된 의료진에 의하여 진료서비스를 제공받는 사람을 말한다. 한편 환자를 다른 측면에서 정의하면 생물학적으로는 질병에 걸린 사람, 의학적으로는 신체적 및 정신적으로 건강하지 못한 사람을 의미하며, 병원의 원무관리 측면에서는 병원에 내원하거나 병원에서 파견된 인력에 의하여 의료서비스를 제공받는 사람을 의미한다.

환자는 진료의 형태나 의료비 부담방식 등에 따라 분류하며 수진형태에 따라서 입원환자와 외래환자로 분류한다. 입원환자는 소정의 절차에 따라 병원에 수용되어 진료를 받는 환자이며, 동일 질환으로 다시 입원한 환자는 재입원환자로 분류하고, 중환자실 또는 중환자병동(intensive care unit)에 입원한 환자는 중환자(重患者)로 분류한다. 외래환자는 병원의 외래진료실에서 진료를 받는 환자이며, 응급실에서 진료받는 환자는 응급환자로 분류한다. 병원의 내원 경험에 따라 신환과 구환으로 분류하며, 국민건강보험의 의료수가기준에 따라 초진환자와 재진환자로 분류한다. 신환은 특정 의료기관에서 처음 진료를 받는 환자, 즉 이전에 의료기관의 진료기록이 등록되어 있지 않은 환자이며, 구환은 특정 의료기관에서 진료를 받은 경험이 있는 환자이다. 또한 초진환자는 의료수가기준에 등재된 특정 질병으로 처음 내원한 환자이며, 재진환자는 의료수가기준에 등재된 동일 질병으로 2회 이상 내원한 환자이다. 환자의 의료비보장형태에 따라 국민건강보험법의 적용을 받는 건강보험환자, 의료급여법의 적용을 받는 의료급여환자, 산업재해보상보험법의 적용을 받는 산재보험환자, 공무원연금법에 의해 진료비의 일부 또는 전부를 보상받는 공무상 요양환자, 자동차손해배상보험법에 의해 진료비의 일부 또는 전부를 보상받는 자동차보험환자, 민간보험의 보험급여로 부담하는 일반환자로 분류한다.

1.2 진료량 산정기준

병원의 진료량은 진료산출량의 의미로서 환자에게 제공되는 진료서비스의 양 또는 환자수로 측정된다. 병원에서 제공되는 진료서비스는 다양하고 광범위하여 계량화하기 어려우므로 본 서에서는 편의상 환자수(또는 진료건수, 진료일수)를 진료량으로 정의한다.

병원에 내원하는 환자수는 실환자수와 연환자수로 집계한다. 실입원환자수는 병원의 병동에 입원한 환자 자연인의 수로 외래와 응급실을 경유하여 가동병상에 입원등록한 실제 환자수를 의미한다. 응급실병상, 정신과병동의 병상, 분만실병상, 신생아병상, 외래수술 후 사용하는 안정실병상은 가동병상에 포함되지 않으므로 이 병상에 입원한 환자수는 실입원환자수에서 제외한다. 연입원환자수 또는 재원환자수는 한 환자가 재원한 하루를 입원환자 1명으로 일정기간 집계한 연환자수이다. 연입원환자수 또는 재원환자수는 가동병상에 재원한 환자의 연인원으로 단입법에 의거하여 산정한다. 단입법이란 재원환자수 집계 시 입원일은 포함하고 퇴원일은 제외하여 환자수를 산정하는 방법이다.[01] 한편 실외래환자수는 병원의 외래진료실에서 진료를 받은 환자 자연인의 수이나 일반적으로 초진환자수로 집계하며, 연외래환자수는 동일 질병으로 한 번 진료받은 외래환자를 1명으로 일정기간 집계한 환자수이다.[02]

1.3 진료량 지표

진료량은 병원이 제공한 의료서비스를 받은 환자수나 진료건수에 의해 측정

01 퇴원환자수는 퇴원결정된 환자가 가동병상에서 퇴원 처리된 실제 환자이다. 가동병상에 제외되는 병상의 이용환자는 퇴원환자수에 역시 포함하지 않는다.

02 초진환자수를 계산하는 방법에는 진료과별 초진을 계산하는 방법과 병원에 처음 온 경우 초진으로 계산하는 방법이 있다. 의료보험환자의 경우 진료과별 초진을 계산하는 방법에 따르고 있으며, 대부분의 병원도 이 방식으로 초진환자수를 계산하고 있다. 한편 연외래환자수를 계산할 때 신체검사나 종합건강진단을 받은 사람은 포함시키지 않으며, 한 환자가 하루에 2개과(예 : 내과와 외과)에서 진료를 받은 경우 2명으로 계산한다.

한다. 환자수는 입원 · 외래별, 진료과별, 환자종류별로 구분할 수 있으며, 진료건수는 수가종목별, 환자종류별, 수익중심점별로 구분할 수 있다.[03] 병원의 진료량 지표는 병원의 수익성과 생산성에 밀접한 상관관계에 있으며 진료의 질적 수준과도 관련되어 있다. 병원의 진료량은 외래환자 진료량 지표, 입원환자 진료량 지표로 구분할 수 있으며, 외래환자 진료량 지표에는 평균 외래환자수(진료과별, 병상규모별, 월별, 일별), 외래환자 초진율, 외래환자 1인당 방문횟수, 응급환자율 등이 있다. 그리고 입원환자 진료량 지표에는 평균 입원환자수(진료과별, 병상규모별, 월별, 일별), 병상이용률, 병원이용률, 병상회전율, 병상회전기간, 평균 재원일수 등이 있다.

1) 100병상당 일평균 외래환자수

100병상당 일평균 외래환자수는 100병상당 하루 평균 외래환자수가 얼마나 되는지를 측정하는 지표로서 다음과 같은 식으로 계산된다. 단, 외래진료일수를 계산할 때에 해당 병원의 실제 진료일수나 또는 토요일과 일요일, 공휴일을 제외하면 약 290일 정도 된다.

$$\text{100병상당 일평균 외래환자수} = \frac{\text{연외래환자수} \div \text{외래진료일수}}{\text{병상수} \div \text{100병상}}$$

예를 들어 1,000병상 규모의 A병원의 연외래환자수는 600,000명이고 외래진료일수는 290일이라면 100병상당 일평균 외래환자수는 다음과 같이 산정할 수 있다.

$$\text{100병상당 일평균 외래환자수} = \frac{\text{600,000명} \div \text{290일}}{\text{1,000병상} \div \text{100병상}} = \text{206.9명}$$

[표 9-1]은 우리나라 병원의 과거 5년간 100병상당 일평균 외래환자수 추이

03 수가종목별 진료건수기준으로 진찰료는 연외래환자수, 입원실료는 연입원환자수, 식대는 급식제공건수, 방사선료는 촬영 또는 치료건수, 검사료는 검사건수, 혈액료는 pint, 투약 · 주사료는 처방매수, 수술료는 수술건수로 본다.

표 9-1 | 연도별 100병상당 일평균 외래환자수(명)

연도	종합전문병원	300병상 이상 종합병원	160~299병상 종합병원	160병상 미만 종합병원	병원
2008	277.1	233.0	229.3	283.0	737.4
2009	300.3	240.8	238.5	264.8	159.0
2010	319.2	255.7	228.9	289.6	163.8
2011	306.4	260.7	230.4	330.7	220.2
2012	305.8	261.8	216.9	383.9	259.2

자료 : 한국보건산업진흥원, 병원경영분석, 2013.

를 나타낸 표이다. [표 9-1]에서 볼 수 있는 바와 같이 환자수가 매년 증가하고 있으며, 병상규모에 따라 환자수 차이를 보이고 있다. 다만 160병상~299병상 종합병원의 환자수가 다른 종합병원에 비해 낮은 추이를 보이고 있다.

2) 100병상당 일평균 재원환자수

100병상당 일평균 재원환자수는 100병상당 하루 평균 입원환자수가 얼마나 되는지를 측정하는 지표로서 입원진료일수는 365일로 계산한다.[04] 100병상당 일평균 재원환자수는 다음과 같은 식으로 계산된다.

$$100병상당\ 일평균\ 재원환자수 = \frac{연입원환자수 \div 365일}{병상수 \div 100병상}$$

예를 들어 1,000병상 규모의 A병원의 연입원환자수가 300,000명이라면 100병상당 일평균 입원환자수는 다음과 같이 산정할 수 있다.

$$100병상당\ 일평균\ 재원환자수 = \frac{300{,}000명 \div 365일}{1{,}000병상 \div 100병상} = 82.2명$$

[표 9-2]는 우리나라 병원의 과거 5년간 100병상당 일평균 재원환자 추이를

04 윤년일 경우 입원진료일수는 366일이 된다.

표 9-2 | 연도별 100병상당 일평균 재원환자수(명)

연도	종합전문병원	300병상 이상 종합병원	160~299병상 종합병원	160병상 미만 종합병원	병원
2008	90.5	85.7	88.0	85.0	72.0
2009	88.8	83.9	87.8	77.4	77.3
2010	91.5	87.6	89.8	78.8	75.2
2011	91.6	86.0	88.6	80.9	87.8
2012	86.9	84.8	96.4	80.1	65.0

자료 : 한국보건산업진흥원, 병원경영분석, 2013.

나타낸 표이다. [표 9-2]에서 볼 수 있는 바와 같이 종합전문병원을 제외하고는 병상규모가 큰 병원과 작은 병원 간에 환자수의 차이가 크지 않다.

3) 외래환자초진율

외래환자초진율은 일정기간 동안의 연외래환자 중 초진환자가 차지하는 비율로서, 병원의 신규 환자비율을 나타내는 지표이며 다음과 같은 식으로 계산된다.

$$\text{외래환자초진율(\%)} = \frac{\text{초진환자수}}{\text{연외래환자수}} \times 100$$

이 비율이 높다는 것은 병원의 진료권 인구가 증가하거나 신규 환자가 증가하고 있다는 것을 의미한다. 예를 들어 500병상 규모의 A병원의 연외래환자수가 600,000명이고 초진환자수가 100,000명이라면 외래환자초진율은 다음과 같이 계산된다.

$$\text{외래환자초진율(\%)} = \frac{100{,}000\text{명}}{600{,}000\text{명}} \times 100 = 16.7\%$$

[표 9-3]은 우리나라 병원의 과거 5년간 외래환자초진율 추이를 나타낸 표이다. [표 9-3]에서 볼 수 있는 바와 같이 병상규모가 작은 병원일수록 외래환자

표 9-3 | 연도별 외래환자초진율(%)

연도	종합전문병원	300병상 이상 종합병원	160~299병상 종합병원	160병상 미만 종합병원	병원
2008	16.8	21.5	24.2	25.5	24.4
2009	19.6	23.4	27.8	29.4	21.6
2010	17.9	21.7	28.0	27.7	22.0
2011	18.7	21.4	26.1	29.8	21.5
2012	18.7	24.1	30.5	18.3	31.1

자료 : 한국보건산업진흥원, 병원경영분석, 2013.

초진율이 높은데, 이는 초진환자수에 비해 내원하는 외래환자수의 규모가 상대적으로 작기 때문이다.

4) 외래환자입원율

외래환자입원율은 일정기간 동안의 연외래환자 중 병원에 입원한 환자수의 비율로서, 병원에 내원하는 환자의 질환의 중증도 또는 입원환자 증가 가능성을 간접적으로 나타내는 지표이며 다음과 같은 식으로 계산된다.

$$\text{외래환자입원율(\%)} = \frac{\text{실입원환자수}}{\text{연외래환자수}} \times 100$$

이 비율이 높다는 것은 병원에 내원하는 환자 중에 입원하는 환자의 비율이 높다는 것을 의미하며, 입원환자의 증가로 의료수익의 증대를 기대할 수 있는 지표로 볼 수 있다. 특히 이 비율이 높을수록 진료의 특성이나 진료수준의 차이로 인하여 환자가 증가할 가능성이 높다는 것을 시사한다. 예를 들어 1,000병상 규모의 A병원의 연외래환자수가 600,000명이고, 실입원환자수가 35,000명이라면 외래환자입원율은 다음과 같이 계산한다.

$$\text{외래환자입원율(\%)} = \frac{\text{35,000명}}{\text{600,000명}} \times 100 = 5.8\%$$

표 9-4 | 연도별 외래환자입원율(%)

연도	종합전문병원	300병상 이상 종합병원	160~299병상 종합병원	160병상 미만 종합병원	병원
2008	5.0	4.8	5.7	4.5	34.1
2009	11.1	10.3	9.5	11.2	8.2
2010	12.1	9.5	9.5	11.2	10.6
2011	12.4	9.8	12.1	11.6	22.3
2012	13.2	10.0	11.7	11.7	22.8

자료 : 한국보건산업진흥원, 병원경영분석, 2013.

[표 9-4]는 우리나라 병원의 과거 5년간 외래환자입원율 추이를 나타낸 표이다. [표 9-4]에서 볼 수 있는 바와 같이 규모가 아주 큰 병원이거나 아니면 작은 병원일수록 외래환자입원율이 높은데, 이는 종합전문병원으로 입원하든지 아니면 규모가 작은 병원으로 입원하기 때문이다.

5) 병상이용률

병상이용률은 일정기간 동안 가동병상 중에서 입원환자가 차지하는 비율로 가동병상의 효율성을 측정한 지표이다. 가동병상을 실제로 환자가 입원하여 점유한 병상으로 생각할 수 있으나 가동병상은 환자의 입원을 위하여 병원이 보유하고 있는 병상을 말한다. 가동병상은 연가동병상을 의미하는데 연가동병상수는 일별 가동병상수를 연간 누계한 병상수이다. 병상수의 변동이 없다면 연가동병상수는 가동병상수에 입원진료일수인 365일을 곱하여 계산할 수 있다. 병상이용률은 병상규모에 따라 차이를 보일 수 있다. 즉 병상규모가 작은 병원은 병상이용률이 낮은 데 반해 병상규모가 큰 병원은 병상이용률이 높은데, 그 이유는 병상규모가 작은 병원은 외래중심의 진료를 하고 병상 규모가 큰 병원은 입원중심의 진료를 하기 때문이다.

병상이용률은 다음과 같은 식으로 계산할 수 있다.

$$병상이용률(\%) = \frac{연입원환자수}{가동병상수 \times 365일} \times 100$$

이 비율이 높다는 것은 병원이 가동하고 있는 병상의 활용도가 높다는 것을 의미한다. 예를 들어 A병원의 가동병상수가 1,000병상이고 연입원환자수 300,000명, 연간 입원진료일수가 365일이라면 병상이용률은 다음과 같이 계산된다.[05]

$$병상이용률(\%) = \frac{300,000명}{1,000병상 \times 365일} \times 100 = 82.2\%$$

단, 단입법의 경우 연입원환자수에 퇴원환자수가 포함되어 있을 때 이를 차감시켜야 하며, 실퇴원환자수 집계가 곤란한 경우 실입원환자수를 적용한다.

[표 9-5]는 병원의 과거 5년간 연도별 병상이용률 추이를 나타낸 표이다. [표 9-5]에서 보면 병상규모가 클수록 병상이용률이 높은데, 이는 병상규모가 큰 병원일수록 입원환자가 집중되고 있기 때문이다.

표 9-5 | 연도별 병상이용률(%)

연도	종합전문병원	300병상 이상 종합병원	160~299병상 종합병원	160병상 미만 종합병원	병원
2008	89.6	85.6	87.4	85.0	76.0
2009	88.8	83.9	87.8	81.6	77.7
2010	91.5	87.6	89.8	78.8	75.2
2011	91.6	86.0	88.6	80.9	87.8
2012	86.9	84.8	96.4	80.1	65.0

자료 : 한국보건산업진흥원, 병원경영분석, 2013.

05 가동병상수는 허가병상과 달리 입원환자의 진료를 위하여 병실에 실제 투입된 보유 병상을 말하며 일반병상(general beds), 중환자실병상(ICU beds), 보육기(incubator) 및 기타 병상(응급실, 분만실, 회복실 등에 배치된 병상)으로 분류되나 신생아용 베지넷, 응급실, 분만실, 회복실, 주사실, 인공신장실에 배치된 병상은 병상수에 포함시키지 않는다.

6) 병원이용률

병원이용률은 일정기간 동안의 가동병상 중에서 조정환자수가 차지하는 비율로서, 가동병상의 효율성을 측정한 지표이며 다음과 같은 식으로 계산된다.

$$병원이용률(\%) = \frac{조정환자수}{가동병상수 \times 365일} \times 100$$

여기서 조정환자수는 입원환자수에 외래환자수를 1인당 일평균 진료비 비율로 입원환자로 전환시켜 합산한 가상적 환자수이다.[06] 조정환자수 개념을 사용하는 이유로 병원의 환자는 입원환자와 외래환자로 구분되며 입원환자와 외래환자의 진료량 수준이 다르므로 투입비용과 수가수준이 서로 달라 단순하게 합산할 수 없기 때문이다.

병원이용률이 높을수록 병상당 병원 전체의 환자이용률이 높다는 것을 의미한다. 일반적으로 병상은 병원의 인력과 시설을 반영시킨 병원규모를 나타내는 지표이다.

예를 들어 1,000병상 규모인 A병원의 연입원환자수가 300,000명, 연외래환자수가 600,000명이고, 입원환자 1인당 일평균 진료비(입원수익÷연입원환자수)가 150,000원이며, 외래환자 1인당 일평균 진료비(외래수익÷연외래환자수)가 30,000원이라고 하면 병원이용률은 다음과 같이 계산된다.

$$조정환자수 = 300{,}000명 + 600{,}000명 \times \frac{30{,}000원}{150{,}000원} = 420{,}000명$$

$$병원이용률(\%) = \frac{420{,}000명}{1{,}000병상 \times 365일} \times 100 = 115.1\%$$

[표 9-6]은 병원의 과거 5년간 병원이용률 추이를 나타낸 표이다. [표 9-6]에서 보면 병상규모가 작을수록 병원이용률이 낮은데, 이는 병상이용률이 낮

06 $조정환자수 = 연입원환자수 + 연외래환자수 \times \frac{외래환자\ 1인당\ 일평균\ 진료비}{입원환자\ 1인당\ 일평균\ 진료비}$

표 9-6 | 연도별 병원이용률(%)

연도	종합전문병원	300병상 이상 종합병원	160~299병상 종합병원	160병상 미만 종합병원	병원
2008	140.0	137.5	140.3	212.3	115.0
2009	139.7	133.9	136.0	135.6	103.8
2010	142.1	135.5	131.7	133.4	109.4
2011	147.2	143.7	138.0	144.4	117.6
2012	138.0	137.2	150.4	142.4	101.9

자료 : 한국보건산업진흥원, 병원경영분석, 2013.

고 내원하는 외래환자수가 많지 않아 병원 전체의 환자이용률이 떨어지기 때문이다.

7) 병상회전율

병상회전율은 일정기간 동안의 실제 입원한 환자수 또는 퇴원환자수를 가동병상수로 나눈 비율로서, 병상당 입원환자를 몇 명 수용하였는가를 측정하는 병상이용의 효율성을 측정하는 지표이며 다음과 같은 식으로 계산된다.

$$\text{병상회전율(회)} = \frac{\text{실입원환자수}}{\text{가동병상수}}$$

여기서 실입원환자수 대신 실퇴원환자수나 실입원환자수와 실퇴원환자수의 평균값을 사용하기도 한다.

예를 들어 1,000병상 규모인 A병원의 실입원환자수가 35,000명이라면 병상회전율은 다음과 같이 계산된다.

$$\text{병상회전율(회)} = \frac{35{,}000\text{명}}{1{,}000\text{병상}} = 35\text{회}$$

병상회전율은 35회로 연간 병상당 입원환자 35명을 수용하였다는 것을 의미하며, 병상을 35회 회전시켰다는 의미도 된다.

표 9-7 | **연도별 병상회전율(회)**

연도	종합전문병원	300병상 이상 종합병원	160~299병상 종합병원	160병상 미만 종합병원	병원
2008	36.9	28.8	33.4	43.5	20.5
2009	36.3	29.1	30.0	33.7	21.0
2010	40.6	30.4	29.8	32.3	21.8
2011	40.3	31.0	36.9	34.2	46.1
2012	42.0	30.9	36.8	33.8	23.3

자료 : 한국보건산업진흥원, 병원경영분석, 2013.

[표 9-7]은 병원의 과거 5년간 병상회전율 추이를 나타낸 표이다. [표 9-7]에서 보듯이 병상규모가 작은 병원의 병상회전율이 낮은데, 이는 환자들이 규모가 큰 병원으로 이동함에 따라 입원환자수가 절대적으로 부족하여 유휴병상이 많기 때문이라 할 수 있다.

8) 병상회전기간

병상회전기간은 병상을 1회전 시키는 데 소요되는 기간으로서, 환자가 입원하여 퇴원한 후 다시 입원할 때까지 소요되는 기간을 말하며 다음과 같은 식으로 계산된다.

$$\text{병상회전기간(일)} = \frac{\text{365일}}{\text{병상회전율}}$$

예를 들어 A병원의 병상회전율이 35명이라면 병상회전기간은 다음과 같이 계산된다.

$$\text{병상회전기간(일)} = \frac{\text{365일}}{\text{35명}} = \text{10.4일}$$

병상회전기간이 10.4일이란 것은 기존 입원환자에서 새로운 환자로 대체되는 데 소요되는 기간이 10.4일이라는 것을 의미하며, 병상회전기간이 짧을수록

표 9-8 | 연도별 병상회전기간(일)

연도	종합전문병원	300병상 이상 종합병원	160~299병상 종합병원	160병상 미만 종합병원	병원
2008	9.9	12.7	10.9	8.4	17.8
2009	10.1	12.5	12.2	10.8	17.4
2010	9.0	12.0	12.2	11.3	16.7
2011	9.1	11.8	9.9	10.7	7.9
2012	8.7	11.8	9.9	10.8	15.7

자료 : 한국보건산업진흥원, 병원경영분석, 2013.

병상회전율이 높으며 신규 입원환자 교체율이 높기 때문에 병상이용률이 높고 병원의 수익성도 좋아진다.

[표 9-8]은 병원의 과거 5년간 병상회전기간 추이를 나타낸 표이다. [표 9-8]에서 보는 바와 같이 병상규모가 큰 병원일수록 병상회전기간이 짧고, 병상규모가 작은 병원일수록 병상회전기간이 길다. 이는 규모가 큰 병원은 입원환자의 교체율이 빠른 반면, 규모가 작은 병원은 기존 입원환자에서 새로운 입원환자로 교체하는 기간이 길다는 것을 의미한다. 입원환자 교체기간이 길수록 그만큼 유휴병상이 많다는 것을 나타낸다.

9) 응급환자율

응급환자율은 연외래환자 중에서 연응급환자수가 차지하는 비율로 다음과 같은 식으로 산정한다.

$$\text{응급환자율}(\%) = \frac{\text{연응급환자수}}{\text{연외래환자수}} \times 100$$

외래환자 중에서 응급환자가 차지하는 비율이 높다는 것은 응급환자 중에서 입원가능한 환자수가 많다는 것을 의미한다. 보통 응급실에 내원한 환자들이 입원을 하는 경우가 많기 때문이다. 또한 지역사회 주민의 병원 신뢰도를 간접적으로 시사하는 지표이기도 하다. 왜냐하면 환자가 응급상황에 처해 있을 때

믿을 만한 병원으로 가려고 하기 때문이다.

예를 들어 A병원의 연외래환자수가 600,000명이고 연응급환자수는 24,000명이라면, 응급환자율은 다음과 같이 계산된다.

$$\text{응급환자율}(\%) = \frac{24{,}000\text{명}}{600{,}000\text{명}} \times 100 = 4\%$$

이는 병원에 내원하는 외래환자 100명 중 응급환자가 4명이라는 것을 의미하며, 이 비율이 높을수록 입원환자수가 증가하고 병상회전율이나 병상이용률이 높게 나타나게 된다.

[표 9-9]는 병원의 과거 5년간 응급환자율 추이를 보여 주고 있다. [표 9-9]에서 보면 응급환자율이 병원규모가 작은 병원일수록 높게 나타나고 있는데, 이는 응급환자의 경우 큰 병원보다 주변의 작은 병원으로 급히 가려는 경향 때문인 것으로 보인다.

표 9-9 | 연도별 응급환자율(%)

연도	종합전문병원	300병상 이상 종합병원	160~299병상 종합병원	160병상 미만 종합병원	병원
2008	7.5	9.5	11.7	13.5	11.5
2009	10.0	10.7	12.8	17.0	16.0
2010	9.8	9.4	12.4	16.8	14.1
2011	9.2	11.3	10.7	17.3	38.8
2012	9.5	10.8	14.1	14.1	64.1

자료 : 한국보건산업진흥원, 병원경영분석, 2013.

10) 평균재원일수

평균재원일수는 입원환자의 총재원일수(연입원환자수)를 실입원환자수(또는 실퇴원환자수)로 나눈 비율로서 다음과 같이 계산된다.

$$평균재원일수(일) = \frac{총재원일수}{실입원환자수}$$

평균재원일수는 환자가 병원에 입원한 평균일수를 의미하며, 평균재원일수가 길면 병상이용률은 높아지나 병상회전율이 낮아져 입원환자 1인당 일당 진료비가 감소된다. 따라서 병원에서는 수익증대를 위하여 평균재원일수를 단축시킴으로써 병상회전율을 높이려고 한다. 재원일수가 단축되는 경우 입원환자 1인당 일당 진료비가 높아져서 수익규모가 증대될 수 있다. 평균재원일수가 길어질수록 입원환자 1인당 진료비가 낮아지는 이유는 환자가 병원에 입원한 초기에는 검사, 수술, 방사선 촬영 등 진료비 단가가 높은 의료행위가 집중적으로 행하여지지만, 어느 정도 기간이 지나면 진료비 단가가 낮은 간단한 진료행위만이 이루어지기 때문이다.

평균재원일수는 진료과별, 환자종류별로 차이가 있으며 특히 병상규모에 따라 차이를 보인다. 대학병원의 경우 중증환자를 중심으로 진료를 하기 때문에 평균재원일수가 긴 반면, 일반종합병원이나 중소병원은 경증환자 중심으로 진료를 하기 때문에 재원일수가 상대적으로 짧은 편이다. 또한 자동차보험환자나 산재보험환자는 의료보험환자에 비해 재원일수가 길며, 농촌지역 병원은 대도시지역 병원에 비해 재원일수가 길다. 또한 병상이 남아돌거나 입원자수가 적은 병원일수록 병상이용률을 높이기 위해 가능한 한 환자를 장기간 입원시키려 한다.

예를 들어 A병원의 입원환자 총재원일수 300,000일, 실입원환자수가 35,000명이라면 평균재원일수는 다음과 같이 계산된다.

$$평균재원일수(일) = \frac{300{,}000명}{35{,}000명} = 11.6일$$

[표 9-10]은 병원의 과거 5년간 평균재원일수 추이를 보여 주고 있다. [표 9-10]에서 보는 바와 같이 병상규모가 작은 병원일수록 평균재원일수가 긴 편이다.

표 9-10 | 연도별 평균재원일수(일)

연도	종합전문병원	300병상 이상 종합병원	160~299병상 종합병원	160병상 미만 종합병원	병원
2008	9.3	13.6	11.9	11.0	66.3
2009	9.5	13.1	11.5	10.1	61.0
2010	8.4	13.3	11.6	10.2	50.5
2011	8.4	13.5	12.1	9.9	70.8
2012	7.8	12.1	11.5	10.2	57.1

자료 : 한국보건산업진흥원, 병원경영분석, 2013.

11) 입원 대 외래환자비율

입원 대 외래환자비율은 연입원환자수를 연외래환자수로 나눈 비율로 다음과 같이 계산된다.

$$\text{입원 대 외래환자비율} = \frac{\text{연외래환자수}}{\text{연입원환자수}}$$

이 비율은 입원환자 1인당 외래환자수가 몇 명인지를 측정하는 지표로서 이 비율이 높으면 병상이용률보다 병원이용률이 상대적으로 높아진다. 그 이유는 병상이용률은 입원환자만을 대상으로 효율성을 측정하는 반면, 병원이용률은 입원환자 이외에 외래환자까지 포함하여 효율성을 측정하기 때문이다. 입원 대 외래환자비율은 입원환자를 기준으로 외래환자를 추정하는 경우에 사용되기도 하고, 병원의 입원환자 증가가능성을 전망할 때 이 지표가 사용되기도 한다. 일반적으로 규모가 작은 병원에서는 외래 중심의 진료를 하므로 외래환자수가 많은 반면, 규모가 큰 병원은 입원환자 중심의 진료를 하므로 외래환자수가 많더라도 상대적으로 이 비율은 작아진다.

예를 들어 A병원의 연입원환자수가 300,000명, 연외래환자수가 600,000명이라면 입원 대 외래환자비율은 다음과 같이 계산된다.

$$입원\ 대\ 외래환자비율 = \frac{600,000명}{300,000명} = 2$$

즉 이 비율은 입원환자 1인당 외래환자 2명이 병원에 내원한다는 것을 의미한다.

[표 9-11]은 병원의 과거 5년간 입원 대 외래환자비율 추이를 보여 주고 있다. [표 9-11]에서 보듯이 160병상 미만 종합병원, 병원을 제외한 다른 종합병원의 입원 대 외래환자비율은 큰 차이가 없다. 규모가 작은 병원일수록 입원 대 외래환자비율이 높다.

표 9-11 | 연도별 입원 대 외래환자비율(명)

연도	종합전문병원	300병상 이상 종합병원	160~299병상 종합병원	160병상 미만 종합병원	병원
2008	2.3	2.1	2.1	2.6	29.8
2009	2.5	2.4	2.1	3.1	3.1
2010	2.6	2.2	2.5	4.2	3.8
2011	2.6	2.4	2.4	3.1	3.8
2012	2.6	2.3	2.3	3.6	8.2

자료 : 한국보건산업진흥원, 병원경영분석, 2013.

2 Section2 진료수익분석

2.1 진료수익의 개념 및 분류

병원의 진료수익은 병원이 환자에게 의료서비스를 제공하여 획득한 경제적 가치이며 환자, 환자의 가족, 의료보험자 등으로부터 수납할 수 있는 권한(채권)이 확정된 병원의 소득을 의미한다. 여기서 진료수익은 환자에게 투입된 진료행위에 의해서 발생되는 의료수익을 의미한다. 즉 의료업의 결과 의료행위에 의해서 발생되는 수익이며, 여기에 식대, 진단서, 증명수수료 등이 포함된다. 진료수익은 발생원천별, 환자종류별, 진료항목별, 의료보장형태별 등으로 분류하며 분류기준의 조합에 의해 다양하게 분류할 수 있다.

수익의 발생원천에 따라서 외래수익(외래환자 진료에서 발생한 수익), 입원수익(입원환자 진료에서 발생한 수익)과 기타 의료수익(산업체 신체검사, 건강검진, 방문진료 등에서 발생하는 수익)으로 분류하고, 의료보장형태에 따라서 국민건강보험, 의료급여, 산재보험, 공무상요양, 자동차재해보험 등으로 분류하며, 의료보장형태별로 다시 급여진료비와 비급여진료비, 진료비 전액을 환자 본인이 부담하는 경우는 일반환자 진료비로 분류한다. 또한 수가종목별로 진찰료, 입원료, 검사료, 수술 · 처치료, 의약품비 등으로 분류할 수 있다.

2.2 진료수익 지표

진료수익은 입원 · 외래별, 환자종류별, 수가종별, 진료과별 의료수익으로 구분하여 의료수익의 크기, 구성비, 환자의 평균진료비 등을 분석할 수 있다. 진료수익지표에는 100병상당 월평균 외래수익, 100병상당 월평균 입원수익, 외래환자 1인당 일평균 진료비, 입원환자 1인당 일평균 진료비 등이 있다.

1) 100병상당 월평균 외래수익

100병상당 월평균 외래수익은 연간 외래수익을 기간 중 월수(12월)로 나누고 100병상으로 환산한 수익으로 다음과 같은 식으로 산정된다. 100병상당 월평균 외래수익은 진료과별, 환자종류별, 수가종목별 100병상당 월평균 외래수익으로 세분하여 분석할 수 있다.

$$\text{100병상당 월평균 외래수익} = \frac{\text{외래수익} \div \text{12월}}{\text{병상수} \div \text{100병상}}$$

예를 들어 1,000병상 규모의 A병원의 연간 외래수익이 180억원이라면 100병상당 월평균 외래수익은 다음과 같이 계산된다.

$$100병상당\ 월평균\ 외래수익 = \frac{180억원 \div 12월}{1,000병상 \div 100병상} = 1.5억원$$

[표 9-12]는 병원의 과거 5년간 100병상 월평균 외래수익 추이를 보여 주고 있다. [표 9-12]에서 보면 100병상당 월평균 외래수익은 병상규모가 큰 병원일수록 높은 값을 보이고 있다.

표 9-12 | 연도별 100병상당 월평균 외래수익(천원)

연도	종합전문병원	300병상 이상 종합병원	160~299병상 종합병원	160병상 미만 종합병원	병원
2008	626,629	354,238	241,985	279,900	216,261
2009	718,893	391,773	265,747	516,943	180,471
2010	633,581	358,943	253,750	264,239	154,272
2011	762,282	438,214	257,810	391,618	200,990
2012	794,308	435,893	265,099	418,045	235,058

자료 : 한국보건산업진흥원, 병원경영분석, 2013.

2) 100병상당 월평균 입원수익

100병상당 월평균 입원수익은 연간 입원수익을 기간 중 월수(12월)로 나누고 100병상으로 환산한 수익으로 다음과 같이 계산된다. 100병상당 월평균 입원수익은 진료과별, 환자종류별, 수가종목별 100병상 월평균 입원수익으로 세분하여 분석할 수 있다.

$$100병상당\ 월평균\ 입원수익 = \frac{입원수익 \div 12월}{병상수 \div 100병상}$$

예를 들어 1,000병상 규모인 A병원의 입원수익이 450억원이라면, 100병상당 월평균 입원수익은 다음과 같이 계산된다.

표 9-13 | 연도별 100병상당 월평균 입원수익(천원)

연도	종합전문병원	300병상 이상 종합병원	160~299병상 종합병원	160병상 미만 종합병원	병원
2008	1,106,706	571,567	412,547	358,476	267,333
2009	968,225	625,266	414,241	378,733	261,897
2010	1,127,081	646,443	445,493	436,070	298,779
2011	1,264,385	682,535	466,991	456,734	288,387
2012	1,326,893	686,932	469,219	478,109	340,623

자료 : 한국보건산업진흥원, 병원경영분석, 2013.

$$100\text{병상당 월평균 입원수익} = \frac{450\text{억원} \div 12\text{월}}{1{,}000\text{병상} \div 100\text{병상}} = 3.75\text{억원}$$

[표 9-13]은 병원의 과거 5년간 100병상 월평균 입원수익 추이를 보여 주고 있다. [표 9-13]에서 보면 매년 100병상당 월평균 입원수익은 증가추세에 있으며, 병상규모가 큰 병원일수록 높은 값을 보이고 있다. 특히 종합전문병원의 월평균 입원수익과 타 종합병원, 병원의 월평균 입원수익 간에 큰 차이를 보이고 중증 환자로서 고가의 진료를 요하는 환자는 대형 종합전문병원으로 집중되고 있다.

3) 환자의 평균진료비

진료수익은 환자수와 환자 1인당 평균진료비의 곱으로 결정되기 때문에 환자 1인당 평균진료비 수준이 수익성 관리에 있어서 중요한 지표이다. 또한 환자 1인당 평균진료비는 환자 질환의 난이도와 의료의 질적 수준과 관련 있는 지표이기 때문에 의료서비스 관리에 있어서도 중요한 의미를 갖는다. 환자의 평균 진료비는 외래환자 1인당 일평균 진료비와 입원환자 1인당 일평균 진료비가 있다.

(1) 외래환자 1인당 일평균 진료비

외래환자 1인당 일평균 진료비는 연간 외래수익을 연외래환자수로 나눈 비율로 다음과 같이 계산된다.

$$\text{외래환자 1인당 일평균 진료비} = \frac{\text{외래수익}}{\text{연외래환자수}}$$

예를 들어 1,000병상 규모인 A병원의 연간 외래수익이 180억원이고 연외래환자수가 600,000명이라면, 외래환자 1인당 일평균 진료비는 다음과 같이 계산된다.

$$\text{외래환자 1인당 일평균 진료비} = \frac{\text{180억원}}{\text{600,000명}} = \text{30,000원}$$

[표 9-14]는 병원의 과거 5년간 외래환자 1인당 일평균 진료비의 추이를 보여 주고 있다. [표 9-14]에서 보면 대부분의 병원에서 매년 외래환자 1인당 일평균 진료비는 증가하고 있다. 특히 병상규모가 큰 병원일수록 외래환자 1인당 일평균 진료비 수준이 높다.

표 9-14 | 연도별 외래환자 1인당 일평균 진료비(원)

연도	종합전문병원	300병상 이상 종합병원	160~299병상 종합병원	160병상 미만 종합병원	병원
2008	93,032	64,227	45,509	42,978	40,913
2009	96,415	69,480	46,540	43,304	35,417
2010	102,606	69,155	52,350	43,662	38,093
2011	107,653	69,557	64,186	54,869	60,988
2012	120,073	109,642	54,118	41,986	64,685

자료 : 한국보건산업진흥원, 병원경영분석, 2013.

(2) 입원환자 1인당 일평균 진료비

입원환자 1인당 일평균 진료비는 연간 입원수익을 연입원환자수로 나눈 비율로 다음과 같은 식으로 산정한다.

$$\text{입원환자 1인당 일평균 진료비} = \frac{\text{입원수익}}{\text{연입원환자수}}$$

표 9-15 | 연도별 입원환자 1인당 일평균 진료비(원)

연도	종합전문병원	300병상 이상 종합병원	160~299병상 종합병원	160병상 미만 종합병원	병원
2008	406,198	228,724	173,469	150,720	149,539
2009	361,800	238,226	155,982	153,492	109,089
2010	421,791	238,579	161,360	183,382	113,704
2011	464,198	269,953	197,993	181,364	118,466
2012	500,003	264,037	199,994	192,779	286,522

자료 : 한국보건산업진흥원, 병원경영분석, 2013.

예를 들어 1,000병상 규모인 A병원의 연간 입원수익이 450억원이고 연입원환자수가 300,000명이라면 입원환자 1인당 일평균 진료비는 다음과 같이 계산된다.

$$\text{입원환자 1인당 일평균 진료비} = \frac{450\text{억원}}{300{,}000\text{명}} = 150{,}000\text{원}$$

[표 9-15]는 병원의 과거 5년간 입원환자 1인당 일평균 진료비의 추이를 보여 주고 있다. [표 9-15]에서 보면 대부분의 병원에서 매년 입원환자 1인당 일평균 진료비는 증가하고 있다. 또한 병상규모가 큰 병원일수록 입원환자 1인당 일평균 진료비 수준이 높다.

3 Section3 진료권분석

3.1 진료권의 개념

진료권이란 어느 의료기관을 이용하는 사람들의 공간적인 분포상태를 나타내는 것으로 진료권은 생활권 또는 경제권과 같은 개념으로 파악하여야 한다. 병원의 진료권은 의료시설의 특성에 따라 규제된다. 뿐만 아니라 의료시설이 위치한 곳의 지리적인 조건, 인구분포, 교통사정 등 자연적·인문적 요소에 영향을 받는다. 또 주위에 있는 의료시설과의 관련성에 의해 많은 영향을 받는다.

진료권의 크기는 심도와 넓이의 관계에서 파악되어야 한다. 심도는 단위지역에서 그 병원에 환자가 흡수되는 정도를 의미하는데 병원 가까이서 높아지고 멀수록 낮아진다. 이론적으로는 흡인력이 0이 되는 지점이 진료권의 경계선이다. 넓이는 환자가 병원에 오는 반경을 의미한다.

진료권은 절대적 진료권, 선택적 진료권, 한계적 진료권, 무제약적 진료권으로 구분하여 볼 수 있다. 절대적 진료권은 병원까지의 거리, 교통이용 시설이 장애가 되지 않는 범위를 말하며, 선택적 진료권은 병원까지의 거리, 교통사정이 병원이용에 다소 장애가 되어도 어떤 이유 때문에 해당병원을 이용하게 된다. 한계적 진료권은 거리, 교통이 장애가 되지만 그 외의 어떤 이유 때문에 병원을 이용하는 범위가 있다. 마지막으로 무제약권 진료권은 거리, 교통사정을 무시하고 이용되는 범위이다. 일반적인 진료권과는 관계없는 특수이용 진료권으로 볼 수 있다. 이상의 진료권 개념에서 절대적 진료권에서 환자가 많은 병원일수록 지역적인 병원으로 간주되고 무제약적인 진료권이 클수록 전국중심의 병원이 된다.

3.2 진료권분석

병원의 진료권은 병원을 이용하거나 이용할 사람들의 지역적인 분포범위를 나타내는 것으로써 지역사회에서 병원이 차지하는 중요성을 파악할 수 있으며 의료수요 측정의 기초자료가 된다. 진료권의 설정은 지역사회를 중심으로 하는 친화도(relevance index : RI)와 의료기관을 중심으로 하는 내원환자의 지역별 구성도(commitment index : CI)에 의해 접근이 가능하다.

CI는 의료기관에 내원하는 환자들의 지역별 구성비백분율을 이용하여 계산이 가능하나 지역사회의 의료이용 상황을 파악하기는 어렵다. 그래서 진료권의 설정에는 RI가 이용된다. RI는 특정 의료기관에 대한 지역사회주민들의 이용도를 나타내는 것으로 환자원 조사에 의해 측정할 수 있다. 환자원 조사는 일정한 지역내의 각 병원에 대한 일정기간 입원하였던 환자의 주소를 조사하는 것을 말한다.

1) 친화도(RI)

친화도(RI)는 i지역거주 환자의 총의료이용량 중 i지역에 소재한 특정 의료기관을 이용한 의료이용량의 비율을 말한다. 이 비율의 합, 즉 동일지역 내의 의료기관을 이용한 총의료용량을 동일지역 거주환자의 총의료이용량으로 나눈 비율이 그 지역 의료기관의 자체충족률이 된다. 예를 들어 i지역거주 환자의 총이용량이 100이며 이 중 40이 i지역거주 환자의 총이용량이라면, 자체충족률은 40%이고 60%는 타 지역 의료기관으로 유출되는 환자의 의료이용량 비율을 말한다. 지역단위별 RI 산출공식은 다음과 같다.

$$RI_{ij}(\%) = \frac{i\text{지역거주 환자의 } j\text{병원 의료이용량}}{i\text{지역거주 환자의 총의료이용량}} \times 100$$

i지역거주 환자의 총의료이용량 중 동일지역에 소재한 j의료기관을 이용한 비율이 높을수록 자체충족률이 높아지며, 타 지역으로 유출되는 의료이용량은 낮아질 것이다. 어느 한 지역의 자체충족률이 높은 편이라면 자기 지역에서의 의료이용이 많음을 의미하는 것이고, 낮은 편이라면 타 지역에서의 의료이용이 많음을 의미한다.

2) 구성도(CI)

구성도(CI)는 특정지역 소재 의료기관을 이용한 환자의 총이용량 중 특정지역에 거주하는 환자가 이용한 의료이용량의 비율을 말한다. 얼마나 많은 특정지역의 환자들이 해당지역 내의 의료기관을 이용하는지에 대한 평가지표로 해당지역의 의료기관이 담당하고 있는 진료지역의 범위를 파악할 수 있다. CI 산출공식은 다음과 같다.

$$CI_{ji}(\%) = \frac{j\text{병원을 이용한 } i\text{지역환자의 의료이용량}}{j\text{병원을 이용한 환자의 총의료이용량}} \times 100$$

표 9-16 | 지역별 · 병원별 연퇴원환자수(명)

		A지역에 소재한 병원				타 지역병원	합계
		a	b	c	d		
지역명	A	125,000	234,000	224,000	256,000	450,000	1,289,000
	B	59,000	65,000	124,000	665,000	656,000	1,569,000
	C	100,000	200,000	300,000	400,000	500,000	1,500,000
	D	225,000	100,000	250,000	300,000	400,000	1,275,000
	E	150,000	230,000	220,000	250,000	300,000	1,150,000
	F	500,000	350,000	100,000	50,000	100,000	1,100,000
	G	280,000	150,000	200,000	500,000	300,000	1,430,000
	H	300,000	200,000	150,000	220,000	450,000	1,320,000
합계		1,739,000	1,529,000	1,568,000	2,641,000	3,156,000	10,633,000

자료 : 한국보건산업진흥원, 내부자료, 2006.

이는 특정지역에 소재한 의료기관의 총의료이용량 중 자기지역 환자의 비율을 활용하여 타 지역 환자들의 자기지역에 대한 유입 정도를 파악할 수 있다. 이는 한 병원의 자체지역 환자구성비가 높은 편이라면 주로 자기지역 환자들에 의해 의료이용이 이루어지는 것을 의미하고, 낮은 편이라면 타 지역에서 유입되는 의료이용이 많음을 의미한다.

예를 들어 환자원 조사를 통하여 다음과 같이 지역별 · 병원별로 퇴원환자수를 조사하였다.

[표 9-16]을 이용하여 각 병원의 RI와 CI를 계산하면 다음과 같다.

먼저 A지역 d병원에 대한 친화도(RI)는 다음과 같이 계산된다.

$$\bullet\ RI_{Ad}(\%) = \frac{A\text{지역에서 } d\text{병원을 이용한 퇴원환자수}}{A\text{지역의 모든 병원을 이용한 퇴원환자수}} \times 100$$

$$= \frac{256{,}000\text{명}}{1{,}289{,}000\text{명}} \times 100 = 19.9\%$$

A지역에 소재한 d병원의 RI는 19.9%로 A지역환자의 총의료이용량 중에서 d병원을 이용하는 환자의 비율이 19.9%임을 의미한다. 동일한 방법으로 A지역

표 9-17 | A지역에 소재한 병원의 RI(%)

	A지역에 소재한 병원				타 지역병원	합계
	a	b	c	d		
RI	9.7	18.2	17.4	19.9	34.9	100

에 소재한 병원의 RI를 계산하면 [표 9-17]과 같다. 따라서 A지역 의료기관의 자체충족률은 65.1%이며, A지역 환자 중 34.9%가 타 지역 의료기관을 이용하고 있음을 알 수 있다.[07]

그리고 A지역 d병원에 대한 환자의 구성도(CI)는 다음과 같이 계산된다.

$$CI_{dA}(\%) = \frac{A\text{지역에서 } d\text{병원을 이용한 퇴원환자수}}{d\text{병원을 이용한 총퇴원환자수}} \times 100$$

$$= \frac{256{,}000\text{명}}{2{,}641{,}000\text{명}} \times 100 = 9.7\%$$

d병원을 이용한 전체의 환자 중에서 A지역의 환자수 비율은 9.7%이며, 나머지 90.3%는 외부 지역에서 유입되는 환자라 할 수 있다. 동일한 방법으로 A지역에 소재한 병원의 CI를 계산하면 [표 9-18]과 같다.

표 9-18 | A지역에 소재한 병원의 CI(%)

		A지역에 소재한 병원				타 지역병원
		a	b	c	d	
지역명	A	7.2	15.3	14.3	9.7	14.3
	B	3.4	4.3	7.9	25.2	20.8
	C	5.8	13.1	19.1	15.1	15.8
	D	12.9	6.5	15.9	11.4	12.7
	E	8.6	15.0	14.0	9.5	9.5
	F	28.8	22.9	6.4	1.9	3.2
	G	16.1	9.8	12.8	18.9	9.5
	H	17.3	13.1	9.6	8.3	14.3
합 계		100	100	100	100	100

07 $\frac{125{,}000+234{,}000+224{,}000+256{,}000}{1{,}289{,}000} \times 100 = 65.1\%$, $\frac{450{,}000}{1{,}289{,}000} \times 100 = 34.9\%$

3) 지역별 환자분포비율

특정지역으로부터 내원하는 환자구성비를 분석하여 해당병원의 환자분포 상황을 분석할 수 있다. 좀 더 세분하여 지역별 · 진료과별 환자구성비, 지역별 · 환자종류별 환자구성비, 지역별 · 진료과별 · 환자종류별 환자구성비를 분석할 수 있다. 지역별 환자분포비율은 다음과 같은 식으로 계산될 수 있다.

$$\text{지역별 외래환자 분포비율(\%)} = \frac{\text{특정지역의 외래실인원수}}{\text{총외래실인원수}} \times 100$$

$$\text{지역별 입원환자 분포비율(\%)} = \frac{\text{특정지역의 입원실인원수}}{\text{총입원실인원수}} \times 100$$

4) 거리별 환자분포비율

특정기리로부터 내원하는 환자구성비를 분석하여 해당병원의 환자분포 상황을 분석할 수 있다. 좀 더 세분하여 거리별(반경 5km, 반경 10km, 반경 20km 이상) · 진료과별 환자구성비, 거리별 · 환자종류별 환자구성비, 거리별 · 진료과별 · 환자종류별 환자구성비를 분석할 수 있다. 일정 거리별 환자분포비율은 다음과 같은 식으로 계산될 수 있다.

$$\text{일정거리별 외래환자 분포비율(\%)} = \frac{\text{일정거리별 외래실인원수}}{\text{총외래실인원수}} \times 100$$

$$\text{일정거리별 입원환자 분포비율(\%)} = \frac{\text{일정거리별 입원실인원수}}{\text{총입원실인원수}} \times 100$$

3.3 병상규모 추정 사례

RI를 이용하여 A지방 중소도시의 의료수요를 추정하고자 한다. A지방 중소도시 및 진료권 내의 인구는 2014년 현재 120만명이고, 향후 2016년에 150만명에 이를 것으로 예상되며, 현재 A지방 중소도시의 공급병상수는 2,000개이다. 2016년 이 지역의 소요병상규모를 추정하고 부족한 병상규모를 추정하여 보자.

병상수 산정은 진료권 이외의 지역에서 유입되는 환자에 대한 소요되는 병상규모를 제외하고 다음과 같은 식을 이용하였다.

$$\text{소요병상수} = \frac{\sum_{i=1}^{k} \text{진료권 내 } i\text{지역의 인구수} \times \text{입원의료이용률} \times \text{친화도}}{\text{병상이용률} \times 365\text{일}}$$

RI와 CI를 분석한 결과 진료권은 A지방 중소도시와 인근지역(B, C, D)으로 결정하였다. 진료권 인구는 2014년 120만명이고, 2016년 150만명에 이를 것으로 추정된다. 입원의료이용률은 과거 10년간 의료이용일수를 이용하여 예측모형을 다음과 같이 추정하였다.

$$y_t = 0.380 + 0.0095\sqrt{t} \tag{9-1}$$

y_t : t년의 인구 1인당 연간 입원일수

따라서 인구 1인당 입원일수는 2014년 0.8063일, 2016년 0.8065일로 추정되었다.

친화도(RI)는 환자원 조사를 통하여 거주지역의 의료기관에 대한 입원환자의 친화도는 A지역 68%, B지역 74%, C지역 69%이었다. 따라서 A지방 중소도시의 친화도 68%를 적용하였다. 다음은 병상이용률을 추정하여야 하는데, A지방 중소도시의 과거 5년간 병상이용률 추이를 분석한 결과 80% 수준을 유지할 것으로 보았다.

따라서 소요병상수를 다음과 같이 추정하였다.

$$2014\text{년 소요병상수} = \frac{1{,}200{,}000\text{명} \times 0.8063\text{일/인} \times 68\%}{80\% \times 365\text{일}} = 2{,}253\text{병상}$$

$$2016\text{년 소요병상수} = \frac{1{,}500{,}000\text{명} \times 0.8065\text{일/인} \times 68\%}{80\% \times 365\text{일}} = 2{,}817\text{병상}$$

타 지역에서 환자유입이 없다고 가정하는 경우 부족병상수는 다음과 같다.

$$\begin{aligned}2014\text{년 부족병상수} &= \text{소요병상수} - \text{현 공급병상수}\\ &= 2{,}253\text{병상} - 2{,}000\text{병상} = 253\text{병상}\end{aligned}$$

$$2016\text{년 부족병상수} = 2{,}817\text{병상} - 2{,}000\text{병상} = 817\text{병상}$$

따라서 2016년 A지방 중소도시에 500병상 규모의 종합병원을 설립하였을 때 수요가 있을 것으로 판단할 수 있다.

연습문제

1 다음 용어를 설명하라.

(1) 진료량
(2) 외래환자초진율
(3) 외래환자입원율
(4) 병상이용률
(5) 병원이용률
(6) 조정환자수
(7) 병상회전율
(8) 병상회전기간
(9) 응급환자율
(10) 평균재원일수
(11) 환자의 평균진료비
(12) 진료권
(13) RI
(14) CI

2 다음과 같은 김해병원의 20×1년 진료실적 자료를 이용하여 물음에 답하라.

병상규모	
일반병상 :	320
중환자병상 :	20
기타병상 :	30
계	370

수익규모	
외래수익 :	8,500,000,000원
입원수익 :	18,000,000,000원
기타수익 :	200,000,000원
계	26,700,000,000원

환자진료실적	
연외래환자수 :	230,000명
연입원환자수 : (총재원일수)	120,000명
초진환자수 :	55,000명
입원실인원 :	8,500명
외래진료일수 :	295일

(1) 100병상당 일평균 외래환자수
(2) 100병상당 일평균 재원환자수
(3) 외래환자초진율
(4) 외래환자입원율
(5) 100병상당 월평균 의료수익
(6) 평균재원일수
(7) 병상이용률
(8) 병원이용률
(9) 조정환자 1인당 일평균 진료비

3 재원일수는 병상규모, 병원종류, 지역에 따라 차이가 발생하는데 그 이유를 설명하라.

PART 4 병원경영분석의 응용

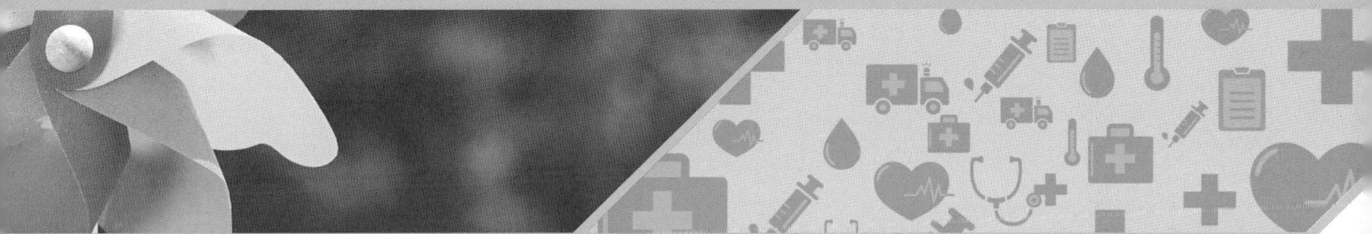

10

Chapter

병원원가계산

원가계산(costing)이란 기업이 제품이나 서비스를 생산하고 공급하는 과정에서 소비하였거나 소비할 것으로 기대되는 경제적 가치의 희생액을 평가하고 이것을 발생형태별, 기능별, 제품별로 분류 · 집계하는 과정을 말한다. 병원에서는 의료서비스 행위별, 수가종목별, 부문별, 진료과별로 원가를 집계하는 과정이라고 할 수 있다. 본 장에서는 원가의 개념과 원가계산의 종류, 그리고 요소별 원가계산, 부문별 원가계산, 의료서비스별 원가계산, 활동기준원가계산의 의의, 절차 및 원가배부 등을 설명하고자 한다.

1 Section1 원가의 개념

1.1 원가의 정의

원가(cost)는 특정한 목적을 달성하기 위하여 소모되거나 잠재적으로 소모될 경제적 자원을 화폐가치로 측정한 것 또는 재화나 서비스를 얻기 위하여 희생된 경제적 효익으로 특정의 제품 또는 서비스를 생산하기 위하여 소비된 경제적 가치를 말한다.

한국공인회계사회의 원가계산기준에 따르면 '원가란 경영에 있어서 일정한 급부에 관련하여 파악된 재화 또는 서비스(노동력)의 소비를 화폐가치로 표시한 것이며, 경영목적 이외의 경제적 가치의 소비나 이상 상태하의 경제적 가치의 감소를 포함하지 아니한다' 라고 정의하고 있다. 따라서 원가가 되기 위해서는 첫째, 급부(제품 또는 서비스)생산과 관련성이 있어야 하며, 둘째, 경영목적에 부합되며 셋째, 경제적 가치가 소비되어야 하며, 넷째, 정상적인 상태에서 소비되어야 하며, 다섯째, 화폐단위로 측정될 수 있어야 한다.

[그림 10-1]에서 원가는 미소멸원가(unexpired costs)와 소멸원가(expired costs)로 분류할 수 있으며 미소멸원가를 자산이라고 하고 소멸원가는 수익의 실현에 기여한 부분을 비용(expense), 수익실현에 기여하지 못한 부분을 손실(loss)이라고 한다. 그러나 손실액 중 일정한도 내의 부분은 비용에 산입하는 것이 상례이며 허용한도를 초과한 부분에 대해서는 손실로 처리한다. 공손율, 작업유휴시간 등은 일정범위를 정해 놓고 결정하여야 한다.

그림 10-1 ▶ 소멸원가와 미소멸원가, 비용과 손실의 구분

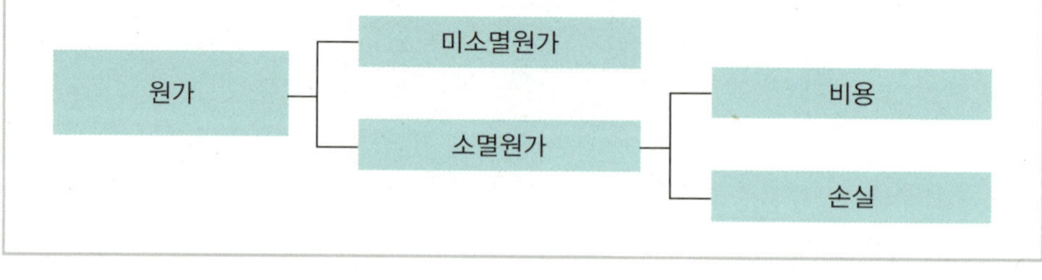

1.2 원가의 분류

1) 제조활동과 비제조활동에 따른 분류

(1) 제조원가

제조원가(manufacturng cost)란 제품의 생산활동에서 발생된 원가로서 직접제조원가(직접재료원가+직접노무원가)와 간접제조원가(간접재료원가+간접노무원가+경비)의 합계이다. 병원의 경우 의료활동과 직접적으로 관련이 있는 의료원가로 직접의료원가(의료직 인건비, 약품비, 진료재료비, 의료소모품비)와 간접의료원가(감가상각비, 임차료, 보험료 등 경비)의 합을 말한다. 직접재료원가(direct materials)는 제품이나 서비스 생산에 투입되는 모든 재료로서 쉽게 추적할 수 있다. 예를 들어 캐비닛의 강철, 책상의 목재 등은 직접재료원가이며, 병원에서 어떤 환자가 CT 촬영을 하는 경우 CT 촬영에 투입되는 필름, 조영제 등은 직접재료원가에 해당된다. 직접노무원가(direct labor)는 제품의 제조과정에 직접적으로 투입되는 노동력의 대가로서 특정 제품에 추적이 가능한 인건비이다. 병원의 예를 들면 방사선 촬영을 하는 경우 방사선 판독을 하는 의사의 시간급, 방사선 촬영을 하는 의료기사의 시간급 등이 이에 해당된다.

간접제조원가(manufacturing overhead)는 직접노무원가와 직접재료원가를 제외한 모든 제조 또는 의료원가를 말한다. 간접원가에는 간접재료원가와 간접노무원가, 제조경비가 있으며, 간접재료원가는 특정 제품별로 추적이 불가능한 간접재료의 소비액으로 기계를 작동하기 위한 윤활유, 세척제 등이 이에 해당하며, 병원의 경우 의료소모품비, 방사선조영제 등이 이에 해당한다. 간접노무원가는 특정 제품을 생산하는 기업의 경우 구매부, 설계부, 자제관리부 등에서 근무하는 직원의 인건비를 말하며, 병원의 경우 중앙공급실의 세탁, 린넨업무를 담당하는 직원의 인건비가 이에 해당된다고 볼 수 있다. 제조경비는 공장건물 감가상각비, 동력용수비 등으로 제품별로 분리하기가 어려운 제조과정상의 경비를 말한다. 병원의 경우 수술실의 감가상각비, 수술실 수도광열비 등이 이에 해당된다고 할 수 있다.

앞에서 설명한 원가를 구분하면 다음의 [그림 10-2]와 같다.

그림 10-2 ▸ 원가의 구분

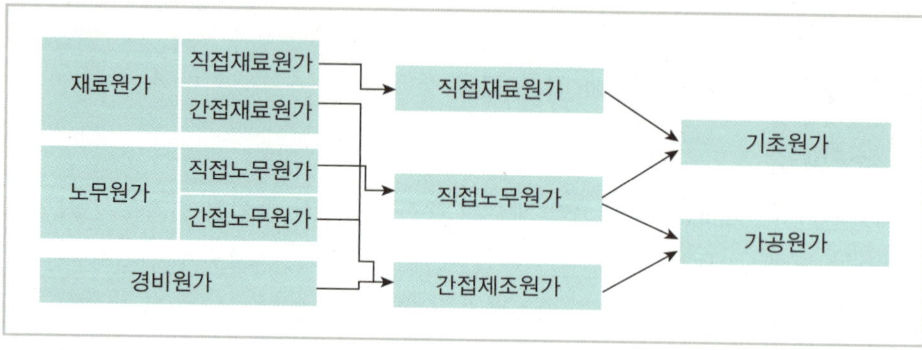

예제 10-1 원가개념

다음은 한국병원의 특정 수술행위에 관련한 원가이다. 한국병원의 특정 수술의 단위당 기초원가와 가공원가를 계산하시오.

단위당 직접재료원가	₩20,000	단위당 의사인건비	₩30,000
단위당 의료변동간접원가	50,000	월간 총의료고정간접원가	200,000

단, 고정원가는 월간 수술건수 20단위를 기초로 한 것이다.

| 해 | 설 |

기초원가 = ₩20,000 + ₩30,000 = ₩50,000

가공원가 = ₩30,000 + ₩50,000 + ₩10,000(= ₩200,000/20) = ₩90,000

(2) 비제조원가

비제조원가(nonmanufacturng cost)란 기업의 생산활동과 직접적으로 관련 없이 발생한 원가를 말한다. 비제조활동은 판매활동 및 일반관리활동으로 구분되며 판매비와 일반관리비로 구성된다. 이러한 비용 중에서 판매비는 광고비, 판매수수료, 운송비, 판매부서가 사용하는 건물에서 발생하는 비용을 말하며, 관리비는 관리부서가 사용하는 건물에서 발생하는 비용을 포함한다. 비의료원가는 의료지원활동 및 관리활동으로 발생하는 원가이며 의료지원직 및 관리직 인건비, 관리경비 등으로 구성된다.

제조업과 병원의 원가구성은 다음의 [그림 10-3]과 [그림 10-4]와 같다.

그림 10-3 ▶ 제조업의 원가구성

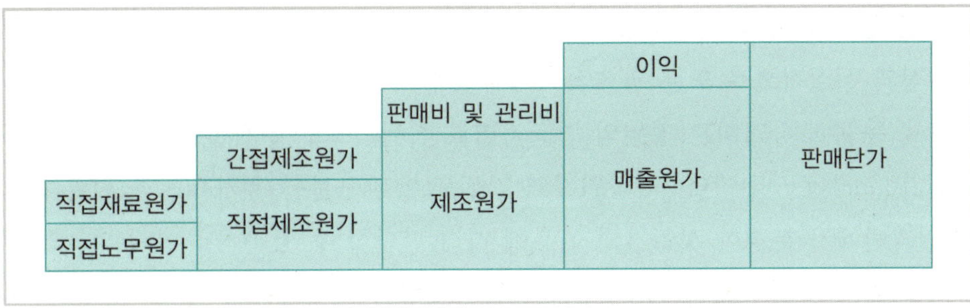

그림 10-4 ▶ 병원업의 원가구성

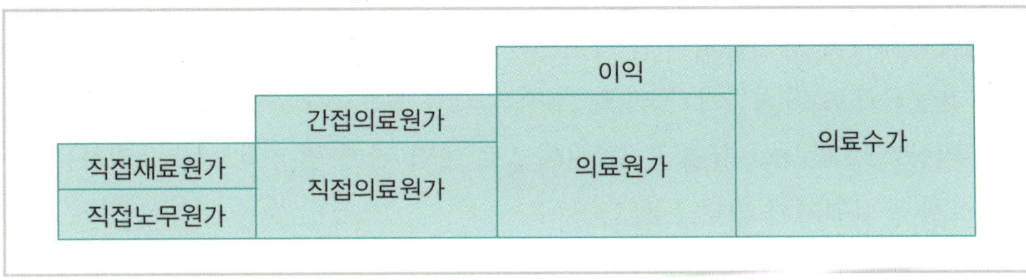

2) 시점에 따른 분류

재화나 용역을 얻기 위하여 희생된 경제적 효익을 원가라고 하면 원가는 특정한 사건이 발생하는 시점에서 결정될 수 있다. 이와 같이 원가를 특정 사건의 발생 전·후를 기준으로 역사적 원가와 예정원가로 구분할 수 있다. 역사적 원가(historical cost)는 재화나 용역을 취득한 당시의 교환가격, 즉 특정 사건이 발생한 시점에서 결정된 원가이며 예정원가(predetermined cost)는 특정 사건이 발생하기 전에 결정된 원가 또는 미래원가를 말한다.

3) 원가대상의 추적 가능성에 따른 분류

(1) 직접원가

직접원가(direct cost)는 특정 원가대상(cost object)에 추적이 가능한 원가, 예를 들면 병원에서 원가대상을 진료과로 설정하는 경우 특정 진료과에 소속된 전문의의 인건비는 특정 진료과의 직접원가(직접인건비)이다.

(2) 간접원가

어떤 원가가 특정 원가대상(예 : 진료과)과 관련을 갖고 있다 하더라도 그 원가대상과 실질적으로 또는 경제적으로 추적할 수 없는 원가, 예를 들면 전력비, 수도료 등 수도광열비는 병원의 진료과별로 직접적으로 추적할 수 없으므로 간접원가(indirect cost)이다. 직접원가와 간접원가의 구분은 원가요인과 원가대상의 인과관계가 분명한 것인가의 여부에 따라 판단할 수 있다.

예를 들어 부산병원에서는 3개의 진료과(일반외과, 정형외과, 신경외과)을 설치하고 있다고 가정하자. 이때 각 진료과에 소속된 전문의의 인건비는 직접원가이며 각 진료과에서 처방한 대로 방사선 촬영을 한 방사선 촬영기사의 인건비는 처방진료과의 간접원가가 된다. 전자의 경우 진료과의 원가를 집계하는 데 추적 가능하므로 직접원가가 되고, 후자의 경우 3개과가 공통적으로 처방한 환자를 대상으로 방사선 촬영을 한 것이므로 여러 과에 공통적으로 발생하는 인건비로서 간접원가가 된다.

4) 원가행태에 따른 분류

원가행태(cost behavior)란 조업도(volume)의 수준의 변화에 따른 원가의 반응양상을 말한다. 조업도는 일반 제조업에서는 제품의 생산량이나 작업시간을 말하며, 병원에서는 의료서비스 제공건수 및 제공시간, 환자수로 볼 수 있다.

(1) 변동원가

조업도의 변동에 직접적으로 비례하여 증감하는 원가, 즉 조업도 수준의 증감에 따라 비례하여 변동하는 원가를 변동원가(variable cost)라고 하며, 변동원가는 순수변동원가(strictly variable cost)와 준변동원가(semi-variable cost)로 구분되는데, 순수변동원가란 조업도가 변동함에 따라 금액이 조업도에 비례하여 변동하는 원가로 조업도가 중단되었을 경우 전혀 발생하지 않는 원가를 말한다.

예를 들어 병원의 경우 방사선 촬영시 소비되는 방사선 필름에 대한 재료비 등은 방사선 촬영건수(조업도)에 따라 비례하여 발생하기 때문에 순수변동원가이다. 약품비, 진료재료비 등이 순수변동원가로 볼 수 있다. 준변동원가는 조업도의 변화와 관계없이 발생하는 일정액의 고정원가와 조업도의 변화에 따라 단위당 일정비율로 증가하는 변동원가의 두 부분으로 구성된 원가이다. 조업도가 0일 때에도 고정원가의 일정부분만큼의 원가가 발생하며, 조업도가 증가할 때 이에 비례하여 선형으로 증가한다. 준변동원가의 예로서 전기료, 연료비, 수선유지비, 고용직의 급료가 있으며, 이들 원가는 환자의 진료량, 환자수와 무관하게 발생하는 고정원가와 진료량이 증가함에 따라 증가하는 변동원가로 구성된 복합원가이다.

(2) 고정원가

고정원가(fixed cost)란 일정기간 동안 조업도 또는 원가동인(원가를 유발시키는 요인)의 변동과 관계없이 원가대상의 총원가가 변동하지 않은 원가를 말한다. 즉, 환자수가 증가하여도 변하지 않고 고정적으로 발생하는 비용을 말한다. 예를 들면 재산세, 보험료, 임차료, 감가상각비 등은 환자수 증감에 관계없이 일정하게 발생하므로 고정원가에 해당된다. 고정원가는 관련범위(가동병상수) 내에서 조업도의 변동에 따라 변동하지 않는 원가를 말한다. 그러나 일정한 조업도의 범위를 벗어나는 경우 고정원가가 변하는데, 조업도의 범위가 달라지면 고정원가도 단계형으로 달라지는 원가를 준고정원가(semi-fixed cost)라고 한다.

5) 자산화 용이성에 따른 분류

(1) 제품원가

제품원가(product cost)란 판매목적으로 제조하거나 구입한 제품에 부과한 원가로 제품이 판매되는 시점에서 비용으로 인식하여 측정된 원가를 말한다. 예를 들어 제조과정이 진행됨에 따라 직접재료원가나 직접노무원가를 제공품에 부과하였다가 제조과정이 완료됨과 동시에 제품의 제조원가로 대체(이전)하고 제품을 판매할 때까지의 자산, 즉 재고자산의 원가로 남겨두고 판매시점에서 매출원가라는 비용으로 인식한다. 제품원가는 재고자산의 원가로서 판매시점까지 이연된다는 점에서 재고가능원가라고 한다.

(2) 기간원가

기간원가(period cost)란 제조원가 이외의 모든 원가로서 일반적으로 판매비와 관리비가 이에 속한다. 이러한 원가는 개별제품의 생산 및 판매와 어떠한 관련이 있는지를 정확히 규명하기 어렵기 때문에 특정 제품에 부과하기보다는 발생시점에서 비용으로 인식한다. 병원은 일반기업과 같이 제조와 비제조를 구분하지 않고 있으나 주로 진료와 관련이 없는 부서, 예를 들어 일반행정부서에서 발생하는 원가항목이 이에 해당된다고 볼 수 있다.

2 Section2 병원원가계산의 의의

원가계산(costing)이란 기업이 제품이나 서비스를 생산하고 공급하는 과정에서 소비하였거나 소비할 것으로 기대되는 경제적 가치의 희생액을 평가하고 이것을 발생형태별, 기능별, 제품별로 분류 · 집계하는 과정을 말한다. 따라서 제조기업의 원가계산은 제품 단위당 원가를 산출하는 과정인 반면, 병원원가계산은 의료서비스 행위별, 수가종목별, 부문별, 진료과별 원가를 집계하는 과정이다.

제조기업은 원재료를 가공하여 제품을 생산하는데, 생산된 제품의 단위당 원가를 집계하기 위해서 매출원가, 재고상태에 있는 기말제품원가, 제품 가공과정에 있는 기말재공품 원가를 평가하여 이를 원가에 반영시켜야 한다. 반면 병원은 생산되는 용역이 의료서비스이므로 의료서비스를 생산하는 과정에서 원재료의 투입과 동시에 소비되므로 의료원가는 매출원가이며 손익계산서의 의료비용이 된다.

한편 원가계산은 다음과 같은 목적으로 이루어진다. 첫째, 재무제표 작성, 제품이나 서비스 단위당 가격산정, 원가관리 및 예산의 수립 및 통제를 위하여 이루어진다. 제조기업은 원가계산 결과로 도출된 제품원가와 재공품원가를 기초로 손익계산서의 매출원가와 대차조표의 재고자산 작성이 가능하다. 따라서 제품 단위당 원가가 계산되지 못하면 제품원가와 재공품원가가 확정될 수 없으며 재무제표를 작성할 수가 없다. 그러나 병원은 의료서비스별 원가를 집계하지 않더라도 재무제표를 작성할 수 있다. 왜냐하면 병원은 제품재고와 재공품재고 평가과정이 없기 때문에 의료서비스별 원가의 합이 의료원가이며 의료원가는 요소별 원가의 합이자 손익계산서의 의료비용에 해당하기 때문이다.

둘째, 원가계산은 판매가격을 결정하기 위해서 행한다. 정확한 제조원가를 모르고 제품을 판매한다면 그 제품에서 손실이 발생하는지, 이익이 발생하는지를 알 수 없으며 이익을 감안한 적정한 가격을 산정할 수가 없다. 그런데 병원은 제조기업과 달리 의료서비스 급여 행위별로 수가가 정해져 있다. 기업은 제품의 판매가격이 시장가격에 의해 조정되지만 병원의 의료서비스 행위별 원가와 수가 간에는 시장조정 기능이 없으므로 병원에서 임의적으로 가격을 정할 수가 없다. 다만 비급여 행위별 가격은 병원에서 임의적으로 정하고 있다.

셋째, 원가계산은 원가관리와 예산 수립 및 통제를 목적으로 행해진다. 원가관리란 원가를 계획하고 실행하여 통제함으로써 원가의 낭비요인을 파악하고 원가절감을 하는 경영활동으로 기업이나 병원 모두 원가의 증감요인을 파악하기 위하여 원가계산이 필요하다. 또한 기업이나 병원은 경영목표를 달성하기 위해 매년 사업계획과 종합예산을 수립하여 예산과 실적 대비 예산통제와 업적을 평가하게 되며, 종합예산 수립과 예산 통제 및 업적 평가를 위한 기초자료로서 원가계산 자료가 필요하다.

3 Section3 병원원가계산의 요소

원가계산을 하는 데 고려되어야 할 요소로서 원가대상, 원가계산단위, 원가계산기간이 있다. 원가대상은 원가를 집계해서 모으는 대상 또는 원가를 측정해서 집합시킬 대상이다. 원가대상은 제품, 부서, 지역 등 다양하며 최근에는 활동, 작업, 서비스를 대상으로 하고 있다. 병원은 주로 부서별, 부문별, 진료과별, 활동별 원가를 집계하고 있다.

원가계산단위(costing unit) 또는 원가단위(cost unit)는 발생한 원가의 단위로서 업종, 원가계산목적에 따라 다르지만 일반적으로 대, 개, kg 등이 있으며 병원은 개, 건 등이 사용되고 있다. 원가계산기간(costing period)은 원가를 계산하여 정기적으로 보고하는 시간적 단위를 말하는데, 제조기업은 보통 1개월로 정하고 있으며 병원은 원가계산기간이 따로 정해져 있지는 않으나 경영관리 목적에 따라 월별, 분기별 또는 회계연도 종료일을 원가계산기간으로 정할 수가 있다. 원가계산의 목적이 원가와 이익정보를 신속하게 입수하기 위한 데 있으므로 유용한 원가관리를 위해 원가계산기간이 짧을수록 도움이 된다.

4 Section4 병원원가계산의 종류

원가계산은 계산시기에 따라 실제원가계산과 예정원가계산, 원가계산에 포함되는 범위에 따라 전부원가계산과 변동원가계산, 생산형태에 따라 개별원가계산과 종합원가계산으로 나눌 수 있다.

4.1 실제원가계산과 예정원가계산

실제원가계산(actual costing)은 제품이나 서비스의 생산이 종료된 후 실제 소비된 원가를 계산하는 것을 말한다. 이 원가계산은 역사적 원가자료를 바탕으로 재무제표 작성뿐만 아니라 경영활동을 통제하기 위하여 이루어지는 원가계산이다. 병원의 실제원가계산으로 진료과별, 부서별, 진료행위별 원가계산이 이에 해당한다.

예정원가계산(predetermined costing)은 제품이나 서비스를 생산하기 전에 미리 원가를 계산하는 것으로 추정원가계산과 표준원가계산이 이에 해당하며 병원은 사업계획이나 예산수립을 위해 추정원가계산을 한다. 또한 병원에서 표준원가를 설정하여 통제하기 위한 목적으로 예정원가계산을 한다.

4.2 전부원가계산과 변동원가계산

전부원가계산(full costing)은 제품 또는 의료서비스에 소요되는 총원가를 계산하는 것이다. 보통 원가계산이라고 하면 전부원가계산을 뜻하며 전부원가계산에 의하여 재무제표의 작성과 기간손익을 분석할 수 있다.

변동원가계산은 어떤 특정 관리목적에 따라 일부분의 원가를 집계한다. 제조업에서 변동원가계산은 제품 생산활동에 직접 발생하는 직접비와 변동제조간접비만 제조원가로 보고 고정제조간접비와 판매비 및 관리비를 포함한 기타 모든 원가를 기간비용으로 인식하는 원가계산방법을 사용한다. 병원에서 변동원가계산은 의료원가를 변동비와 고정비로 구분하고 고정비를 기간비용으로 처리하여 의료서비스 원가를 계산한다.

4.3 개별원가계산과 종합원가계산

개별원가계산은 규격, 성질, 종류가 다른 제품이나 서비스를 생산하는 기업이나 병원에서 채택하는 원가계산방법으로 제품이나 서비스 원가를 개별적으로 집계한다. 제조업의 경우 주문생산형태를 갖는 조선업, 선박업, 기계공업 등에서 많이 사용하고 있고 병원은 특정 의료행위별 원가계산이나 DRG별, 장비별, 부서별, 진료과별, 부문별 원가계산을 하는데, 이와 같이 개별원가계산방법을 채택하고 있다.

종합원가계산은 규격, 성질, 종류가 동일한 제품이나 서비스를 연속적으로 대량생산하는 기업에 적합하며 원가계산기간에 발생한 총원가를 그 기간의 생산량으로 나누어 원가를 계산한다. 병원은 임상검사 등 특정 부서를 제외하고는 종합원가계산방식을 채택하기가 어렵다. 왜냐하면 서비스 종류가 다르고 개별적인 작업으로 이루어지는 행위가 대부분이기 때문이다.

5 Section5 병원원가계산의 절차

원가계산은 제품이나 서비스의 생산에 소요된 원가를 집계하여 단위당 원가를 산정하는 과정이다. 이러한 원가계산의 절차는 [그림 10-5]와 같이 3단계 과정을 거친다.

그림 10-5 ▶ 원가계산단계

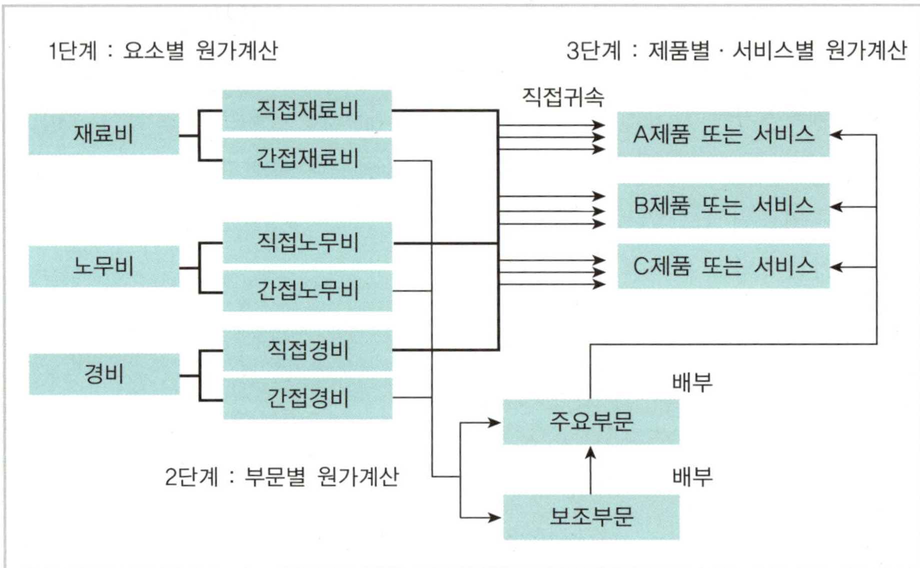

5.1 요소별 원가계산

요소별 원가계산은 원가계산의 첫 번째 단계로 원가요소(재료비, 노무비, 경비)별로 원가를 집계한다. 병원에서는 원가요소를 재료비, 인건비, 관리운영비로 분류하고 있으며 제조업과 달리 제조원가와 판매비 및 관리비로 구분하지 않고 합산하고 있다. 병원은 원가를 직접비(직접인건비, 직접재료비, 직접관리운영비)와 간접비(간접인건비, 간접재료비, 간접관리운영비)로 구분하고 간접비에 대해서는 원가부문(주요부문과 보조부문)별로 원가를 집계한다.

5.2 부문별 원가계산

간접비(간접재료비, 간접노무비, 간접경비)는 일반적으로 특정 제품이나 서비스가 아닌 여러 제품이나 서비스에 공통적으로 발생하므로 주요부문(또는 제조부문)과 보조부문별로 집계하여야 한다. 이때 원가부문은 원가의 발생장소로서 원가를 통제하고 보다 정확한 제품이나 서비스 단위 원가를 파악하기 위하여 설정된 부문이다. 따라서 간접비를 직접 제품이나 서비스에 배부하기보다 원가 발생장소별로 집계하여 각 부문별로 원가를 파악하는 절차를 부문별 원가계산이라고 한다.

5.3 제품(서비스)별 원가계산

원가계산의 마지막 단계로, 요소별, 부문별 원가를 최종 원가 집계 대상인 제품(서비스)별로 배부하는 과정이다. 직접원가(직접재료비, 직접노무비, 직접경비)를 해당 제품 또는 서비스에 직접 부과하고 부문별 원가계산 결과 집계된 간접비를 일정한 기준에 따라 각 제품이나 서비스에 배부함으로써 최종 원가를 계산한다. 제품(서비스)별 원가계산은 생산형태에 따라 개별원가계산과 종합원가계산이 있다.

6 Section6 원가배부

앞에서 원가를 직접원가와 간접원가로 구분하여, 직접원가는 원가대상에 직접적으로 귀속시킬 수 있는 원가이며 원가대상에 직접적으로 귀속시키지 못하는 원가를 간접원가라고 기술하였다. 그리고 간접원가를 원가대상에 포함시키기 위해서는 일정한 기준에 의해 원가를 배부하여야 한다. 제조기업의 경우 제조부문에서 제조간접비를 제조간접비배부율을 이용하여 제품별로 배부하며, 제조부문 이외의 보조부문에 대한 원가를 제품별로 배부한다. 그런데 보조부문의 경우에 제품제조와 직접적으로 관련이 없으므로 보조부문에서 발생한 원가를 제조부문에 배부한 후 제조부문의 간접제조원가와 보조부문의 간접제조원가를 합산하여 일정한 제조간접비배부율에 의해 최종 제품에 배부하게 된다.

따라서 원가의 합리성과 정당성 추구를 위해서 최종 원가대상인 제품과 관련성이 높은 배부기준에 의해 원가배부가 이루어져야 한다. 간접제조원가가 제품과 정확한 인과관계를 갖는 배부기준을 정하는 것은 현실적으로 불가능하지만 다음 몇 가지를 고려하여 원가배부기준을 정하여야 한다.

6.1 인과관계기준에 따른 원가배부

원가와 원가대상과 인과관계를 갖는 배부기준을 선택하여 원가를 배부하는 것이다. 예를 들어 보조부문의 원가인 약국 원가를 원가대상별로 배부하는 경우 약국의 조제건수 또는 제제건수를 기준으로 배부한다든지, 부문공통비의 수선유지비를 원가대상별(원가부문별)로 배부할 때 수선건수 또는 수선시간 기준으로 배부한다든지 하는 것은 인과관계기준의 한 예이다. 따라서 부문공통비 배부기준이나 보조부문비 배부기준을 선택할 때, 인관관계에 기초한 배부기준을 선택하여 원가를 배부한다.

6.2 수혜기준에 따른 원가배부

원가대상이 제공받는 수혜(benifit)에 따라 원가를 배부하는 것으로, 예를 들어 부문공통비인 전력료, 수도료 등의 원가를 원가대상별로 배부하는 경우 원가대상별 수도사용량 또는 전력사용량을 기준으로 배부하는 것이 합리적이다. 이는 원가대상이 수혜를 받는 정도에 따라 원가가 달라진다고 가정하고 있다.

6.3 부담능력기준에 따른 원가배부

원가대상이 원가를 부담할 수 있는 능력에 따라 원가를 배부하는 것으로 간접원가(부문공통비 또는 보조부문비)를 원가대상별 수익이나 이익규모에 비례하여 배부한다.

연습문제

1 다음 용어를 간략하게 설명하라.
(1) 원가(cost)
(2) 소멸원가와 미소멸원가
(3) 직접원가와 간접원가
(4) 고정원가와 변동원가
(5) 원가행태
(6) 원가대상(cost objective)
(7) 제품원가와 기간원가
(8) 원가단위와 원가계산기간

2 실제원가계산과 예정원가계산을 비교 · 설명하라.

3 개별원가계산과 종합원가계산을 비교 · 설명하라.

4 요소별 원가계산을 설명하라.

5 부문별 원가계산을 설명하라.

6 제품별 · 서비스별 원가계산을 설명하라.

7 원가배부를 설명하라.

11

Chapter

병원신용분석

1. 신용분석의 의의와 평가요인
2. 신용분석의 자료와 내용
3. 신용평가
4. 채권등급평가제도와 병원채권의 발행

병원신용분석은 경영환경, 경영성과와 재무구조 등에 대한 여러 형태의 정보를 수집 · 분석하여 병원의 신용위험과 채무상환능력을 분석하는 것을 말한다. 신용분석은 금융기관의 입장에서 대출신청자의 신용을 분석한다는 점에서 여신분석이라고도 한다.

최근 병원경영환경의 악화로 인하여 부실화되는 병원이 많아지고 있는 상황에서 병원의 신용분석은 중요하다. 본 장에서는 병원을 대상으로 한 신용분석을 중심으로 먼저 병원신용분석의 의의와 평가요인, 신용분석의 자료와 내용을 살펴본 후, 신용평가와 채권등급평가제도 및 병원채권발행에 대하여 살펴본다.

1 Section1 신용분석의 의의와 평가요인

1.1 신용분석의 의의

신용분석(credit analysis)이란 금융기관에서 대출 또는 지급보증을 위하여 차입자의 신용도를 평가하는 것으로 여신분석이라고도 한다. 금융기관에서는 여신을 취급할 때 이 과정을 반드시 거치게 된다. 신용분석의 결과에 따라 대출 여부와 대출조건이 결정되기 때문이다.

신용분석은 1950년대 이전까지는 재무상태표를 중심으로 한 유동성분석과 담보물건의 가치분석이 주가 되었으나, 1960년대 이후의 신용분석은 현금흐름 분석과 미래의 이익창출능력 그리고 위험분석을 중시하게 되었다. 이와 같은 변화는 병원의 부채상환능력이 현금흐름분석에 기초한 장기적인 유동성에 좌우되며, 유동성 확보를 위해서는 이익창출능력이 뒷받침되어야 하고, 미래의 이익창출능력은 병원의 경영위험에 크게 좌우된다는 것을 인식하였기 때문이다.

금융기관에서 여신을 결정하는 과정에서 신용위험을 부담해야 한다. 따라서 철저한 신용분석을 통하여 신용위험의 정도를 파악하고, 그에 따라 대출규모와 대출조건을 결정해야 한다. 신용분석의 기능을 살펴보면 다음과 같다.

첫째, 신용분석을 통하여 원리금의 회수에 따른 불확실성을 줄일 수 있다. 불확실성을 최소화하는 노력은 금융기관의 수익성을 개선시키는 한편, 금융시장의 건전한 발전에 기여한다. 그동안 우리나라의 금융기관에서는 대기업을 중심으로 한 담보위주의 대출에 의존하여 왔기 때문에 많은 부실채권이 발생하였으며, 그로 인하여 경제위기에 빠져들었던 값비싼 경험을 하였다. 대기업 중심의 담보위주의 편중대출과 관치금융이 지배하는 환경에서 많은 금융기관들이 과학적인 신용분석에 근거한 합리적인 여신결정보다 담보위주의 비합리적인 여신결정에 의존하였던 것은 주지의 사실이다. 이와 같은 비합리적인 여신결정의 관행은 결국 1997년 외환위기로 이어졌고, 외환위기를 경험하면서 대부분의 금융기관들이 신용분석의 중요성에 대한 인식이 높아지고 있는 것은 매우 다행

스러운 일이다.

둘째, 신용분석에 근거하여 신용도에 따라 대출금리를 결정하고 대출기간 및 상환조건 등을 결정함으로써 대출자산관리의 효율화를 기할 수 있다. 따라서 합리적인 여신결정을 통한 부실채권의 최소화를 기할 수 있고 나아가 신용도에 따른 적절한 대출조건이 결정되는 합리적인 여신제도가 정착될 것이다.

셋째, 신용조사전문기관에서 대상병원에 대한 정확한 신용정보를 제공함으로써 일반투자자를 비롯한 수많은 이해관계자들의 효율적 의사결정에 도움을 줄 수 있다.

1.2 신용분석의 평가요인

원리금을 상환할 수 있는 능력이 없거나 상환하고자 하는 의지가 없는 병원에 자금을 대출해 주는 것은 대단히 무모한 일이다. 따라서 병원이 대출과 관련된 약관의 내용을 제대로 이행할 수 있는 능력과 의지가 있는가를 파악하는 것은 여신결정에서 특히 중요한 의미를 갖는다. 그 밖에도 여러 가지 요인을 고려하여 병원의 신용도를 분석하여 그에 따라 여신결정을 하고 있다.

금융기관은 일반적으로 다섯 가지의 요인을 고려하여 병원의 신용위험을 평가하고 있는데, 이를 신용분석의 5C라고 한다.

1) 경영자의 인격

경영자의 인격(character)은 대출에 따른 원리금 상환에 대한 병원의 의지를 평가하는 중요한 요소로 이용된다. 병원의 신용도를 평가하는 가장 중요한 요소는 대출계약을 이행하고자 하는 병원경영자의 의지 또는 책임감이다. 원리금을 상환하고자 하는 의지 또는 책임감이 없는 병원에 자금을 대출하는 경우에는 채무이행을 지연시키는 데 따른 많은 기회비용을 부담해야 하기 때문이다.

대출계약의 이행에 대한 책임의식은 병원경영자의 인격(성실성, 윤리관)에 따라 좌우된다. 경영자의 인격은 과거의 거래실적, 경영자의 인격에 대한 평판,

경영자와의 면담 등을 통하여 판단할 수 있다.

2) 상환능력

상환능력(capacity)은 병원의 현금동원능력을 평가하는 데 이용되는 중요한 요소이다. 아무리 병원경영자가 책임의식이 강하더라도 현금동원능력이 없는 경우에는 대출금을 회수할 수 없을 것이다.

현금동원능력은 병원의 이익창출능력과 부채의존도 등에 따라 영향을 받는다. 따라서 병원의 현금동원능력은 재무제표의 분석과 미래의 기대현금흐름을 추정함으로써 얻을 수 있다.

3) 자본력

병원의 신용도를 결정하는 또 다른 요인은 병원이 원리금을 상환할 수 있는 충분한 자본력(capital)을 확보하고 있는가이다. 자본력은 총자산에서 총부채를 공제한 순자산을 통하여 측정할 수 있다. 채무상환능력은 현금동원능력 이외에 자본력에 따라 결정되기 때문에 병원의 순자산규모를 분석함으로써 차입금을 약속대로 상환할 수 있는 자본력이 충분한지를 평가할 수 있다.[01]

4) 담보력

담보력(collateral)은 병원이 채무를 이행하지 못하는 경우에 확보할 수 있는 담보자산의 보유 정도를 의미한다. 병원의 신용도는 경영자의 인격, 현금동원능력, 자본력 이외에 대출금의 회수를 보장할 수 있는 담보자산이 충분한지에 따라 좌우된다.

담보자산을 설정하는 경우에는 담보자산의 처분이 쉬울 뿐만 아니라 대출금 이상의 가치를 갖는 자산인지를 파악해야 한다. 이와 같은 물적 담보가 여의치 않을 경우에는 인적 보증(personal guarantees)으로 대체할 수 있다.

---

01 장부가치와 시장가치가 현저하게 다를 수 있다. 따라서 시장가치를 이용하여 차입자의 자본력을 측정하는 것이 바람직할 것이다.

5) 경제상황

경제상황(condition)은 일반적인 경제상황 또는 병원의 채무상환능력에 영향을 미칠 수 있는 특별한 상황변화를 의미한다. 예를 들어 병원이 불황이나 금융시장의 경색과 같은 불리한 환경변화에 대응할 수 있는 능력은 신용위험을 결정하는 중요한 요인이다. 따라서 경제상황에 대하여 몇 가지 가능한 시나리오를 설정하여 최악의 시나리오에서 병원이 채무를 상환할 수 있는지를 점검해야 한다.

2 Section2 신용분석의 자료와 내용

2.1 신용분석자료

신용분석은 과거에 재무제표분석에 초점을 두었으나 최근에는 재무적인 측면뿐만 아니라 병원의 내부환경과 경제 및 의료산업의 상황을 종합적으로 분석하고 있다. 따라서 병원 자체의 인적, 물적, 재무적 요소와 외부환경을 연계 파악할 수 있는 종합적인 자료가 요구된다. 병원을 중심으로 한 신용분석자료를 살펴보면 우선 재무제표 관련 기본자료로서 회계장부, 재무상태표, 손익계산서, 부속명세서, 반기 및 분기 세무조정자료 등을 들 수 있다. 영업정보자료로서 환자진료 및 의료수익실적, 자금의 조달과 운영실적 등이 있으며, 사업계획서의 경영방침 등 사업전망을 분석할 수 있는 자료가 있다. 기타 정보자료로서 의료산업의 동향, 보건복지정책, 관련 산업의 기사, 경제동향보고서 등을 들 수 있다. 신용분석에서 사용되는 정보의 자료와 자료의 수집범위는 [표 11-1]과 같다.

표 11-1 | 신용분석자료

재무위험분석(지불능력)		영업위험분석(상환능력 · 존속능력)	
기본재무제표	주석 · 부속명세서	재무 및 영업정보	기타 정보
회계장부 재무제표 결산서류 세무조정자료	주요 회계방침 (자산평가 · 충당금 등) 기타 명세서	영업보고서(진료실적, 투자 및 자금조달계획) 사업계획서(사업전망, 경영방침 등)	산업동향분석 보험재정전망 경제통계, 연감 의료(보험수가)정책

2.2 신용분석의 내용

신용분석은 경제 · 의료산업동향과 대상병원의 재무정보를 이용하여 병원의 원리금상환가능성을 확인하는 것이다.

1) 질적 분석

신용분석은 원리금상환능력에 영향을 미치는 여러 가지 신용위험에 대한 분석이며, 신용은 신용주체의 상환의지와 신용변제능력에 대한 신뢰수준이므로 양적인 분석보다는 질적인 분석이 중요할 수 있다. 질적 분석 내용으로는 다음과 같이 정리하여 볼 수 있다.

(1) 경영진분석

경영자의 인적사항, 경영권 분쟁가능성, 경영방침 및 경영정책, 경영자의 경영능력(장기비전, 전문지식, 대외교섭력, 경영위기대처능력, 동기유발능력 등) 등을 분석하여 경영자의 채무상환의지를 파악한다.

(2) 병원산업위험분석

병원산업위험은 의료산업의 특성 및 의료시장구조에 따라 나타나며 병원조직에 동질적인 영향을 미치는 외부요인에 대한 산업분석이 행해진다. 의료산업에 고유한 위험요인은 병원들의 재무상태와 경영성과에 영향을 미칠 뿐만 아니라 개별 병원의 신용도를 평가할 때 중요한 기준이 된다.

(3) 영업분석

산업분석을 끝낸 후에는 병원산업 내에 각 병원이 가지는 내부경쟁력의 원천이 되는 영업분석을 한다. 영업분석은 개별 병원의 영업현황(의료활동, 마케팅활동, 인사활동, 재무활동 등), 재무상태 등을 비교하여 내부경쟁력의 원천을 파악한 후, 이를 근거로 개별 병원의 경영전략분석, 사업타당성분석을 실시함으로써 개별 병원의 경쟁력 및 신용도를 평가한다.

2) 양적 분석

신용분석의 목적은 신용조사 대상병원의 원리금상환과 관련하여 신용위험을 평가하는 것으로, 재무제표를 이용하여 여러 가지 재무지표를 산출하여 신용위험을 평가한다. 재무제표를 이용한 양적인 분석으로 재무분석, 현금흐름분석, 재무예측이 있다.

(1) 재무분석

병원의 재무분석과 관련한 재무비율은 유동성비율, 레버리지비율, 수익성비율, 성장성비율, 활동성비율, 생산성비율 등이 있으며, 이 비율분석을 통하여 장 · 단기부채의 원리금상환능력, 수익창출능력, 잠재성장능력, 자산이용의 효율성, 인적 · 물적 자원의 성과 등을 평가한다.

(2) 현금흐름분석

전통적인 비율분석에서는 재무상태표와 손익계산서에 근거한 비율분석이 중심이 되었으나 최근에 와서 현금흐름분석에 대한 중요성이 강조되고 있다. 그 이유는 다음과 같다. 첫째, 재무비율은 일정한 회계처리방법에 따라 측정된 회계수치에 근거한 것이기 때문에 회계처리방법에 따라 순이익의 크기가 달라지며, 순현금흐름과는 차이를 보이기 때문이다. 둘째, 재무비율분석만으로 병원의 현금흐름을 분석할 수 없기 때문이다.

(3) 재무예측

재무예측은 병원의 추정재무제표를 작성하여 미래의 재무상태와 경영성과를 예측하는 과정이다. 재무예측과정은 먼저 의료수익을 추정한 후, 의료수익의 변화에 따른 재무제표 각 항목의 변화를 추정함으로써 병원의 재무상태와 경영성과를 예측할 수 있다. 예측된 재무제표에 의거하여 병원의 신용위험을 평가하고 대출조건을 결정하는 데 참고자료로 활용된다.

3 Section3 신용평가

신용평가는 병원의 외부환경, 즉 경제상황, 정부의 의료정책, 경기전망, 의료산업 내 경쟁 정도 등과 병원조직 내부의 재무상태, 경영능력 등을 분석한 신용분석 결과를 바탕으로 병원의 신용도를 점수 또는 기호로 등급화하는 것이다. 신용평가는 평가대상병원의 신용도를 각 평가요소별로 등급화하여 점수를 매긴 신용평점제도(credit scoring system)에 의하여 이루어진다.

3.1 신용평점제도

신용평가의 주된 목적은 병원의 신용위험을 평가하는 데 있다. 신용위험은 병원이 차입금을 상환하지 못할 가능성을 의미한다. 따라서 신용위험이 높을수록 채무상환불이행의 정도가 높다고 말할 수 있다.

대부분의 금융기관에서는 다양한 병원의 재무제표 정보를 이용하여 채무상환능력을 평가한 후, 이를 점수화하여 일정한 기준을 초과하는 경우에 대출을 허용하는 신용평점제도를 운용하고 있다. 신용평점제도는 계량적인 신용평가의 한 방법으로서 여러 가지 평가항목을 선정하여 병원의 원리금상환능력을 종합적으로 평가한 신용평점에 따라 병원의 신용도를 평가하는 방법이다.

신용평점제도는 금융기관마다 다소 차이가 있지만 일반적으로 다음과 같은 네 단계를 거쳐 이루어진다.

첫째, 신용평가에서 중요하다고 판단되는 주요 평가요소를 선정한다. 주요 평가요소는 크게 양적 요소와 질적 요소로 구분되며, 일반적으로 고려될 수 있는 평가요소를 정리하면 [표 11-2]와 같다.

둘째, 채무상환능력에 영향을 미치는 정도를 고려하여 선정된 각 평가요소의 중요도에 따라 가중치를 부여한다. 일반적으로 통계적인 방법을 이용하여 가중치를 부여하지만 통계적인 방법을 이용할 수 없는 경우에는 경험이나 주관적인 판단에 따라 가중치를 부여한다.

셋째, 각각의 평가요소별로 병원의 강 · 약점을 파악한 다음 이를 보건의료 산업 내의 타 병원과 비교하여 등급을 매긴 다음, 각 평가요소에 대한 가중치를 고려하여 점수를 산정한다. 예를 들어 평가요소를 A, B, C, D 및 E의 5등급으로 구분할 경우 평가요소의 등급별 점수는 평가요소의 가중치(배점)에 A등급은 5/5, B등급은 4/5, C등급은 3/5, D등급은 2/5, E등급은 1/5을 곱하여 산출한다.

넷째, 각 평가요소별로 산정된 점수를 모두 합하여 신용평점(credit scores)을 구한다. 신용평점은 병원의 신용도를 종합적으로 평가하는 것으로 여신결정의 기준으로 이용된다. 예를 들어 신용평점이 일정한 점수를 초과할 때 대출승인을 하거나, 구간을 정하여 그에 따라 대출조건이 결정되기도 한다.

신용평점제도의 장점은 양적 요소뿐만 아니라 질적 요소를 함께 고려하여 종합평가한 신용평점에 따라 병원의 신용도를 분류할 수 있다는 데 있다. 그러나 평가요소의 선정, 가중치 부여 및 등급에 따른 점수산출 등에서 주관적 판단이 개입될 수 있다는 문제점이 있다. 따라서 신용평점제도의 신뢰성을 높이기 위해서는 가능한 한 주관적 판단을 줄일 수 있는 제도적인 장치가 필요하다. 대부분의 금융기관에서는 일정한 인원으로 평가팀을 구성하여 그룹토의를 거치는 방법으로 이러한 문제점을 최소화하고 있다.

표 11-2 | 신용평가의 주요 평가요소

1. 양적 평가요소(주요 재무비율)

구분	평가내용	주요 비율
유동성비율	단기채무지급능력	유동비율, 당좌비율
레버리지비율	장기채무지급능력	부채비율, 비유동비율, 이자보상비율
수익성비율	경영의 총괄적 효율성	의료수익순이익률, 총자산순이익률, 자기자본순이익률
활동성비율	자산의 효율적 이용도	재고자산회전율, 의료미수금회전율, 유형자산회전율, 총자산회전율
생산성비율	인적 · 물적 자원의 성과	부가가치율, 노동생산성, 자본생산성

2. 질적 평가요소

구분	평가내용
생산요소	의료시설, 의료기술 수준, 의약품 및 진료재료 조달, 규모의 경제 등
마케팅요소	의료서비스 종류, 의료서비스 수준, 의료서비스 가격, 협력병원의 네트워크, 광고활동, 시장점유율 등
인적자원요소	경영자의 능력, 노사관계, 직원채용 및 배치의 합리성, 근로조건 및 복지시설 등
재무요소	거래신뢰도, 대금융기관 관계, 자금동원능력 등
전략요소	의료기술개발투자, 경영전략방향, 병원경영진의 구성, 대정부관계 등

3.2 우리나라의 신용평점제도

우리나라에서는 은행, 단기금융회사 및 신용보증기금 등에서 독자적인 신용평점제도를 구축하여 그에 따라 여신결정을 하고 있다. 예를 들어 한국은행에서는 어음재할인을 위한 적격업체를 선정하기 위하여, 시중은행에서는 여신결정을 위한 업체를 선정하기 위하여, 단기금융회사에서는 기업어음의 할인을 위한 적격업체를 선정하기 위하여, 그리고 신용보증기금에서는 회사채, 여신 또는 어음보증을 위한 적격업체를 선정하기 위하여 신용평점제도를 각각 운용하고 있다.

그러나 외환위기 이후 신용평점제도에 큰 변화가 있었다. 외환위기 이전에는 은행들이 전국은행연합회와 공동으로 마련한 신용평점제도에 주로 의존하였으나, 외환위기 이후부터는 각각 독자적인 신용평점제도를 구축하여 운용하고 있다.

1) 외환위기 이전의 신용평점제도

외환위기 이전에는 한국은행이 제정한 '기업체종합평가표'와 은행별로 자체 개발한 '기업신용평가표' 등에 따라 신용평점제도가 운용되었다.[02]

하나의 예로서 한국은행의 '기업체종합평가표'는 1979년부터 상업어음재할인 적격업체의 선정을 위한 목적에서 개발된 것으로 본래 목적 이외에 대출결정을 위한 신용평가에도 유용하게 활용되었다. 그 밖에도 사업전망은 있지만 담보가 부족하거나 재무상황이 좋지 않은 중소기업들에게 대출의 기회를 제공하기 위한 목적에서 한국은행과 은행연합회에서 '중소기업신용평가표'를 개발하였다.

2) 외환위기 이후의 신용평점제도

과거에는 은행들이 획일적인 신용평가시스템에 의존하여 왔으나 외환위기 이후에는 각 은행에서 독자적인 신용평가시스템을 구축하여 운영하고 있으며, 감독기관 또는 국제적으로 인정되는 규제기준에 부합하는 기준을 설정하고자 하는 노력을 하고 있다.

1988년 국제결제은행협약(BIS협약)이 확정되면서 신용평가의 중요성에 대한 인식이 높아지면서 신용평가시스템의 운영에도 많은 변화가 있었다. 예를 들어 BIS(Bank for International Settlements)협약에 따라 금융기관의 자기자본에 대한 규제가 시작되면서 개인 또는 기업에 대하여 신용평점을 산출하거나 신용등급을 결정하는 시스템을 개발하는 한편, 신용평가시스템 이외에도 여신과정별

02 1995년 7월부터 '기업체종합평가표'의 작성의무가 폐지됨에 따라 각 금융기관은 독자적인 평점제도를 개발하여 이를 사용하고 있다.

로 여신결정을 지원하는 시스템을 도입하여 운용하고 있다.

한편 2004년에 개정되어 2007년부터 시행된 새로운 BIS협약(New Basel Accord)에서는 신용위험과 시장위험 이외에도 운영위험을 반영하여 자기자본비율을 산정하도록 요구하고 있다. 신용위험에 대해서는 내부에서 자체적으로 산정한 신용평가등급 또는 외부의 신용평가등급을 이용하여 거래기업의 신용위험을 산출하여 소요 자기자본을 산정할 때 반영하도록 하고 있다.

이와 같은 BIS협약의 요청에 따라 은행에서는 반드시 자체적으로 거래기업에 대한 신용평가를 수행하든지 외부 평가기관의 신용등급을 활용해야 하며, 또한 감독당국에서 그와 같은 신용평가가 적절하게 이루어지고 있는가를 검증하도록 하고 있다. 이러한 국제적인 금융환경의 변화에 따라 우리나라의 은행에서도 자체적으로 신용평가시스템을 구축하여 개인 또는 거래기업을 대상으로 신용평가를 수행하고 있으며, 그 결과에 따라 여신결정은 물론 충당금의 적립 및 자기자본을 통합적으로 관리하고 있다.

현재 각 은행에서는 개별 고객을 대상으로 하는 여신평점제도(credit scoring system)로서 고객별 신용등급평가모형을 이용하여 고객별로 신용평점을 부여하거나 신용등급을 결정하고 있다. 여신평점제도는 최초의 거래신청자의 신용도를 분석하여 거래 여부를 결정하는 데 이용되는 신용평점제도(application scoring system)와 거래개시 이후 고객의 행동특성을 반영한 행동평점제도(behavior scoring system)로 구분된다.

개별 고객을 대상으로 하는 여신평점시스템에서는 급여생활자와 자영업자 등으로 구분하여 개인별 신상정보, 재산상태, 거래기록 등에 대한 데이터베이스를 이용하여 개인별로 신용등급을 결정하고 있다.

한편 기업을 대상으로 하는 신용평가에서는 신용평점모형(credit scoring model) 이외에 통계적 모형과 전문가의 판단 등을 통하여 신용등급을 결정하고 있다. 기업의 경우에는 대기업, 중소기업 또는 상장기업, 소기업 등으로 세분화하여 모형을 적용하고 있다. 이와 같은 신용평가모형에서는 표본의 특성에 따라 판별분석, 평점모형, 로지스틱 회귀모형과 인공신경망모형 등 다양한 방법론이 이용되고 있다. 또한 신용평가시스템 이외에도 여신과정별로 의사결정을 지원하는 시스템을 구축하여 운용하고 있다. 예를 들어 재무분석지원시스템,

담보관리시스템, 금리결정시스템, 여신상담 · 신청시스템, 부도 · 연체관리시스템 등에 따라 의사결정을 지원하고 있다.

3) 중소기업의 신용평가

1996년 3월부터 전국은행연합회에서 개발한 '신용평가표'를 개발하여 금융기관이 공동으로 중소기업에 대한 신용대출결정에 활용하고 있다. [표 11-3]은 중소기업신용평가표이며, 신용평가표의 총점은 100점으로 재무항목과 비재무항목으로 구분하고, 항목별 배점도 광업 · 제조업 · 건설업과 도소매 · 서비스업 등 업종과 총자산 규모, 즉 총자산 5억원 이하, 총자산 5억원 초과~60억원 미만, 총자산 60억원 이상에 따라 달리 배정하고 있다.

[표 11-3]에서 병원의 경우는 서비스 업종이므로 총자산 규모 60억 이상의 도 · 소매 기타 서비스업을 기준으로 살펴보면, 재무상태에는 안정성, 수익성, 활동성, 생산성, 성장성의 5개 평가항목에 65점이 배정되어 있으며, 사업성에는 성장전망, 수익전망, 시장성, 경쟁력의 4개 평가항목에 15점, 거래신뢰도에는 은행거래상황, 사업안정성, 업력, 세평의 4개 평가항목에 8점, 경영능력에는 경영성과, 경영자능력, 노사관계 및 근로조건의 3개 평가항목에 12점이 각각 배정되어 있다.

이들 16개 평가항목들은 다시 세분화되어 32개 항목별로 그 수준에 따라 5등급(A, B, C, D, E)으로 구분되어 있고, A등급은 해당 항목의 배점 100%, B등급은 80%, C등급은 60%, D등급은 40%, E등급은 20%에 해당되는 점수를 부여한다.

이러한 중소기업평가표에 의하여 평가된 종합평점에 따라 대출여부 및 신용대출기준으로 활용된다. 종합평점이 65점을 초과하는 경우 신용대출을 받을 수 있는 최소한의 자격이 되고, 65점에서 74점까지는 일반자금대출, 당좌대출, 적금대출 등 1회전 소요자금의 1/2 범위 내에서 신용한도가 결정되며, 75점 이상 84점 미만의 경우 일반자금대출, 당좌대출, 적금대출은 1회전 소요자금 전액을, 상업어음할인, 팩터링대출, 무역금융 등 소요자금 전액을 신용대출을 받을 수 있는 자격을 가지며, 85점 이상이면 시설자금을 포함한 모든 여신에서 소요자금의 전액을 신용대출 받을 수 있는 자격을 갖게 된다.

표 11-3 | 중소기업신용평가표

구 분		평가항목	총자산 5억원 이하	외부감사대상기업 (총자산 5억원 초과 60억원 미만)		외부감사대상기업 (총자산 60억원 이상)	
				광업·제조·건설업	도·소매 기타 서비스업	광업·제조·건설업	도·소매 기타 서비스업
재무상태	안정성	자기자본비율	5	6	6	6	6
		당좌비율	4	6	–	6	–
		유동비율	–	–	6	–	6
		고정장기적합률	–	4	–	4	–
		현금흐름/총부채	–	–	4	–	4
		차입금의존도	5	4	4	4	4
	수익성	매출액경상이익률	–	4	4	6	6
		매출액영업이익률	5	–	–	–	–
		총자본순이익률	–	7	7	9	9
		총자본경상이익률	5	–	–	–	–
	활동성	총자본회전율	4	4	4	5	5
		영업자산회전율	4	4	4	5	5
	생산성	총자본투자효율	–	4	4	5	5
		부가가치율	–	4	4	5	5
	성장성	총자본증가율	–	4	4	5	5
		매출액증가율	3	4	4	5	5
재무항목 합계			35	55	55	65	65
사업성	성장전망	추정매출액이익률	4	2	2	2	2
	수익전망	추정매출액영업이익률	–	2	2	2	2
	시장성	거래조건, 판매안정도	8	4	4	4	4
		업종의 유망성	4	4	2	4	2
	경쟁력	인력개발	–	4	4	2	2
		품질 및 기술수준	9	4	–	3	–
		입지조건, 서비스수준	(9)	–	4	–	3
	소 계		25	20	20	15	15
거래신뢰도	은행거래상황	여신거래기간, 연체 여부, 규제사실 여부	6	3	3	2	2
	사업안정성	사업장 및 주택보유, 권리침해 여부	6	3	3	2	2
	업력(業歷)	기업체업력	5	2	2	2	2
	세평(世評)	동업계세평	3	2	2	2	2
	소 계		20	10	10	8	8
경영능력	경영성과	흑자경영기간 및 경상이익추세	5	5	5	2	2
	경영자능력	경영형태	3	2	2	2	2
		경영전략	4	2	2	2	2
		경영자능력	4	2	2	2	2
	노사관계 및 근로조건	노사관계	4	2	2	2	2
		근로조건		2	2	2	2
	소 계		20	15	15	12	12
비재무항목 합계			65	45	45	35	35
총계			100	100	100	100	100

4) 개별 금융기관의 신용평가 사례

S은행은 종전 한국은행의 「기업체종합평가표 작성요령」이 폐지됨에 따라 새로운 「기업신용평가기준」을 자체적으로 제정하여 활용하고 있다. 이 기준에 따르면 평가대상업체를 제조업과 비제조업으로 나누고 평가항목을 재무항목과 비재무항목으로 나누고 재무항목에 60점, 비재무항목에 40점을 배정하고 있다. [표 11-4]에서 재무항목은 안정성 20점, 수익성 20점, 유동성 15점, 성장성 5점이 배정되어 있으며, 비재무항목은 사업전망 15점, 경영자능력 10점, 재무융통성 10점, 기업규모 5점이 배정되어 있다.

재무항목의 안정성 20점은 자기자본비율에 10점, 적립금비율에 5점, 차입금의존도에 5점을 배정하고 있고, 수익성 20점은 총자본순이익률에 10점, 매출액경상이익률에 5점, 금융비용부담률에 5점을 배정하고 있다. 유동성 15점은 유동비율에 5점, 부채상환계수에 5점, 현금상환능력에 5점을 배정하고 있다. 성장성 5점은 매출액증가율에 2.5점, 총자산증가율에 2.5점을 배정하고 있다.

비재무항목의 사업전망 15점은 산업동향에 2.5점, 시장지위에 2.5점, 업력에 2.5점, 기술력에 2.5점, 추정매출액증가율에 2.5점, 추정매출액순이익률에 2.5점을 배정하고 있다. 경영자능력 10점은 동업종경력에 2.5점, 경영성과에 2.5점, 경영방식에 2.5점, 위기대처능력에 2.5점을 배정하고 있다. 재무융통성 10점은 추정현금상환능력에 5점, 기업형태 2.5점, 은행거래신뢰도에 2.5점을 배정하고 있으며 기업규모 5점은 매출액 규모에 2.5점, 총자산규모에 2.5점을 배정하고 있다.

[표 11-5], [표 11-6]은 제조업과 비제조업에 적용할 재무항목의 평가등급표를 보여주고 있다. 각 재무비율들은 모두 5등급으로 평가되며 등급 간 점수는 동일한 것으로 보고 있다. 재무항목에 대한 제조업과 비제조업의 평가등급이 다른 점은 안정성의 차입금의존도, 수익성의 매출액경상이익률, 유동성의 유동비율, 부채상환계수, 현금상환능력, 성장성의 매출액증가율, 총자산증가율 등에서 나타나고 있는데, 이는 제조업과 비제조업의 평가기준이 달라야 한다는 인식을 반영한 것으로 합리적이고 객관적으로 차이를 두고 있는 것은 아니다.

[표 11-7]에서 비재무항목은 사업전망, 경영자능력, 재무융통성, 기업규모 측면에서 평가되고 있다.

표 11-4 | 기업신용평가표(제조업 · 비제조업)

<table>
<tr><th colspan="2" rowspan="2">평가항목</th><th rowspan="2">배점</th><th colspan="5">평가등급</th><th rowspan="2">평점</th></tr>
<tr><th>A</th><th>B</th><th>C</th><th>D</th><th>E</th></tr>
<tr><td rowspan="16">재무
항목</td><td>성장성</td><td>20</td><td rowspan="4"></td><td rowspan="4"></td><td rowspan="4"></td><td rowspan="4"></td><td rowspan="4"></td><td rowspan="4"></td></tr>
<tr><td>자기자본비율</td><td>10</td></tr>
<tr><td>적립금비율</td><td>5</td></tr>
<tr><td>차입금의존도</td><td>5</td></tr>
<tr><td>수익성</td><td>20</td><td rowspan="4"></td><td rowspan="4"></td><td rowspan="4"></td><td rowspan="4"></td><td rowspan="4"></td><td rowspan="4"></td></tr>
<tr><td>총자본순이익률</td><td>10</td></tr>
<tr><td>매출액경상이익률</td><td>5</td></tr>
<tr><td>금융비용부담률</td><td>5</td></tr>
<tr><td>유동성</td><td>15</td><td rowspan="4"></td><td rowspan="4"></td><td rowspan="4"></td><td rowspan="4"></td><td rowspan="4"></td><td rowspan="4"></td></tr>
<tr><td>유동비율</td><td>5</td></tr>
<tr><td>부채상환계수</td><td>5</td></tr>
<tr><td>현금상환능력</td><td>5</td></tr>
<tr><td>성장성</td><td>5</td><td rowspan="3"></td><td rowspan="3"></td><td rowspan="3"></td><td rowspan="3"></td><td rowspan="3"></td><td rowspan="3"></td></tr>
<tr><td>매출액증가율</td><td>2.5</td></tr>
<tr><td>총자산증가율</td><td>2.5</td></tr>
<tr><td colspan="8"></td></tr>
<tr><td rowspan="22">비재무
항목</td><td>사업전망</td><td>15</td><td rowspan="7"></td><td rowspan="7"></td><td rowspan="7"></td><td rowspan="7"></td><td rowspan="7"></td><td rowspan="7"></td></tr>
<tr><td>산업동향</td><td>2.5</td></tr>
<tr><td>시장지위</td><td>2.5</td></tr>
<tr><td>업력</td><td>2.5</td></tr>
<tr><td>기술력</td><td>2.5</td></tr>
<tr><td>추정매출액증가율</td><td>2.5</td></tr>
<tr><td>추정매출액순이익률</td><td>2.5</td></tr>
<tr><td>경영자능력</td><td>10</td><td rowspan="5"></td><td rowspan="5"></td><td rowspan="5"></td><td rowspan="5"></td><td rowspan="5"></td><td rowspan="5"></td></tr>
<tr><td>동업종경력</td><td>2.5</td></tr>
<tr><td>경영성과</td><td>2.5</td></tr>
<tr><td>경영방식</td><td>2.5</td></tr>
<tr><td>위기대처능력</td><td>2.5</td></tr>
<tr><td>재무융통성</td><td>10</td><td rowspan="4"></td><td rowspan="4"></td><td rowspan="4"></td><td rowspan="4"></td><td rowspan="4"></td><td rowspan="4"></td></tr>
<tr><td>추정현금상환능력</td><td>5</td></tr>
<tr><td>기업형태</td><td>2.5</td></tr>
<tr><td>은행거래신뢰도</td><td>2.5</td></tr>
<tr><td>기업규모</td><td>5</td><td rowspan="3"></td><td rowspan="3"></td><td rowspan="3"></td><td rowspan="3"></td><td rowspan="3"></td><td rowspan="3"></td></tr>
<tr><td>매출액규모</td><td>2.5</td></tr>
<tr><td>총자산규모</td><td>2.5</td></tr>
<tr><td colspan="8"></td></tr>
<tr><td colspan="8"></td></tr>
<tr><td colspan="8"></td></tr>
<tr><td colspan="3">총평점</td><td></td><td></td><td></td><td></td><td></td><td></td></tr>
</table>

표 11-5 | 재무항목 평가등급표(제조업)

구분	평가항목	평가등급									
		A등급		B등급		C등급		D등급		E등급	
안정성	자기자본비율	50 이상	10	30~49	8	20~29	6	10~19	4	10 미만	2
	적립금비율	90 이상	5	70~89	4	40~69	3	10~39	2	10 미만	1
	차입금의존도	15 미만	5	15~34	4	35~49	3	50~64	2	65 이상	1
수익성	총자본순이익률	9 이상	10	4~8	8	1~3	6	0~1	4	0 미만	2
	매출액경상이익률	8 이상	5	4~7	4	1~3	3	0~1	2	0 미만	1
	금융비용부담률	0 미만	5	0~1	4	2~3	3	4~6	2	7 이상	1
유동성	유동비율	180 이상	5	125~179	4	90~124	3	65~89	2	65 미만	1
	부채상환계수	120 이상	5	60~119	4	30~59	3	15~29	2	15 미만	1
	현금상환능력	60 이상	5	20~59	4	0~59	3	-15~0	2	-15 미만	1
성장성	매출액증가율	65 이상	5/2	25~64	2	10~24	3/2	0~9	1	0 미만	1/2
	총자산증가율	60 이상	5/2	30~59	2	15~29	3/2	5~14	1	5 미만	1/2

표 11-6 | 재무항목 평가등급표(비제조업)

구분	평가항목	평가등급									
		A등급		B등급		C등급		D등급		E등급	
안정성	자기자본비율	50 이상	10	30~49	8	20~29	6	10~19	4	10 미만	2
	적립금비율	90 이상	5	70~89	4	40~69	3	10~39	2	10 미만	1
	차입금의존도	5 미만	5	5~19	4	20~39	3	40~54	2	55 이상	1
수익성	총자본순이익률	9 이상	10	3~8	8	1~3	6	0~1	4	0 이만	2
	매출액경상이익률	7 이상	5	4~7	4	1~3	3	0~1	2	0 미만	1
	금융비용부담률	0 미만	5	0~1	4	2~3	3	4~6	2	7 이상	1
유동성	유동비율	185 이상	5	125~184	4	100~124	3	60~99	2	60 미만	1
	부채상환계수	170 이상	5	60~169	4	30~59	3	10~29	2	10 미만	1
	현금상환능력	150 이상	5	30~149	4	0~29	3	-30~0	2	-30 미만	1
성장성	매출액증가율	70 이상	5/2	30~69	2	10~29	3/2	0~9	1	0 미만	1/2
	총자산증가율	80 이상	5/2	30~79	2	15~29	3/2	3~14	1	3 미만	1/2

표 11-7 | 비재무항목 평가등급표(공통)

평가항목		평가등급									
		A등급		B등급		C등급		D등급		E등급	
사업전망	사업동향	상승	5/2	호전	2	현상유지	3/2	후퇴	1	침체	1/2
	시장지위	독과점	5/2	우위	2	보통	3/2	열위	1	신규진입	1/2
	업력	30년 이상	5/2	20년 이상	2	10년 이상	3/2	5년 이상	1	5년 미만	1/2
	기술력	우수	5/2	양호	2	보통	3/2	미흡	1	부족	1/2
	추정매출액 증가율	50% 이상	5/2	25% 이상	2	10% 이상	3/2	5% 이상	1	5% 미만	1/2
	추정매출액 순이익률	5% 이상	5/2	3.5% 이상	2	2.0% 이상	3/2	0.5% 이상	1	0.5% 미만	1/2
경영자능력	동업종경력	30년 이상	5/2	20년 이상	2	10년 이상	3/2	5년 이상	1	5년 이상	1/2
	경영성과 (경상이익)	3년 이상 흑자증가	5/2	3년 이상 흑자	2	3년간 2회적자	3/2	3년간 1회적자	1	그외 업체	1/2
	경영방식	우수	5/2	양호	2	보통	3/2	미흡	1	불량	1/2
	위기대처능력	우수	5/2	양호	2	보통	3/2	미흡	1	불량	1/2
재무융통성	추정현금 상환능력	50 이상	5	15 이상 50 미만	4	0 이상 5 미만	3	-1.5 이상 0 미만	2	-1.5 미만	1
	기업형태	계열 기업	5/2	상장 기업	2	등록 법인	3/2	의감대상 업체	1	그외 업체	1/2
	은행거래 신뢰도(연체, 대지급, 부도 발생)	3년 이상 없음	5/2	2년 이상 없음	2	1년 이상 없음	3/2	6개월 이상 없음	1	그 외 기업	1/2
기업규모	매출액규모	1,000억 이상	5/2	300억 이상	2	100억 이상	3/2	30억 이상	1	30억 미만	1/2
	총자산규모	1,000억 이상	5/2	300억 이상	2	100억 이상	3/2	30억 이상	1	30억 미만	1/2

사업전망은 산업동향, 시장지위, 업력, 기술력, 추정매출액증가율, 추정매출액순이익률 등의 평가요소로 각 평가요소는 5등급으로 A등급 2.5점, B등급 2점, C등급 1.5점, D등급 1점, E등급 0.5점 배점되어 있다. 경영자능력은 동업종경력, 경영성과(경상이익), 경영방식, 위기대처능력 등의 평가요소로 구성되어 있으며, 5등급으로 A등급이 2.5점, E등급이 0.5점으로 등급 간 차이는 0.5점이다. 재무융통성은 추정현금상환능력, 기업형태, 은행거래신뢰도 등의 평가요소로 구성되어 있으며, 추정현금상환능력은 5등급으로 A등급이 5점, E등급이 1점으로 등급 간 차이는 1점이다. 기업형태 및 은행거래신뢰도는 5등급으로 A등급이 2.5점, E등급이 0.5점으로 등급 간 차이는 0.5점이다. 마지막으로 기업규모는 매출액규모와 총자산규모의 평가요소로 되어 있고 최상등급은 2.5점, 최하등급은 0.5점으로 등급 간 차이는 0.5점이다.

5) 신용평점제도의 유용성과 한계점

이상에서 설명한 신용평점제도의 유용성은 다음과 같다. 첫째, 기업 또는 병원의 신용도를 계량적으로 평가함으로써 일관성 있고 객관적인 여신결정을 할 수 있다는 장점이 있다. 둘째, 여러 가지 재무변수를 함께 고려하여 신용도를 평가할 수 있기 때문에 여신 적격기업 또는 적격병원을 선별하는 예측력이 높다는 장점이 있다. 셋째, 대출담당자의 시간과 노력을 절감시켜 주는 장점이 있다. 신용평점결과에 따라 일정한 점수 이상의 기업에 대해서는 더 이상의 추가분석 없이 대출을 승인하고, 일정한 점수 이하의 기업에 대해서만 정밀분석을 함으로써 시간과 노력을 줄일 수 있기 때문이다.

이와 같은 유용성에도 불구하고 신용평점제도는 다음과 같은 몇 가지 한계점을 지니고 있다. 첫째, 평가요소의 선정, 가중치의 부여, 등급에 따른 평점산출 등에서 주관적 판단이 개입될 수 있다. 둘째, 여신 적격업체의 선정과 관련된 기준점을 선택하는 데 있어 주관이 개입될 수 있다. 셋째, 기업마다 서로 다른 회계처리방법뿐만 아니라 회계기간이 반영되지 않고 있다는 점이다.

4 Section4 채권등급평가제도와 병원채권의 발행

4.1 채권등급평가제도

채권의 등급평가(bond rating)란 채권을 발행한 주체의 신용도를 채권의 원금과 이자를 약속대로 상환할 수 있는 능력에 따라 일정한 기호로 등급을 매기는 것을 말한다. 좀 더 구체적으로 표현하면 채권의 원리금이 약정대로 상환될 확실성 정도, 즉 채무불이행의 발생가능성을 중립적 입장에서 객관적으로 평가하고 그 평가결과를 부호로 표시하여 투자자들에게 제공하는 일련의 과정을 의미한다.

채권의 등급평가기관으로 세계적으로 가장 권위 있는 신용평가기관인 미국의 스탠다드 앤 푸어사(Standard and Poor's Ratings Services : S&P)와 무디스사(Moody's Investors Service)가 있다. [표 11-8]에서 스탠다드 앤 푸어사와 무디스사의 평가기준을 보여 주고 있는데, 스탠다드 앤 푸어사는 최상등급 AAA에서 최하등급 D까지 20등급으로 세분화하고 있고, 무디스사는 기준 등급 Aa에서 B까지 각 등급에 1, 2, 3 기호를 붙여 20등급까지 세분화하고 있다. 이들 기관의 등급은 [표 11-8]에서 BBB(Baa)등급 이상을 원리금 상환능력 면에서 위험이 적은 투자적격채권으로 분류하고 BB등급 이하는 투자부적격채권으로 평가하고 있다.

우리나라에서 신용평가제도가 도입된 것은 한국산업은행의 출자로 한국기업평가(주)가 설립된 1983년부터이다. 본격적인 도입은 1985년 2월 26일 투자금융회사를 중심으로 한 제2금융권의 출자로 설립된 한국신용평가(주)가 설립되면서 시작되었다. 동년 9월에 전국투자금융협회에서 한국신용평가(주)를 신종기업어음에 대한 신용평가전문기관으로 지정하면서 CP 발행적격업체의 선정기준으로 동사의 신용평가등급이 활발하게 이용되기 시작하였다. 그 후 1986년 9월 시중은행의 출자로 한국신용정보(주)(2007년 11월 평가사업부문의 물적분할로 한신정평가(주)가 설립된 후 2011년 9월 NICE신용평가(주)로 사명 변경)가

표 11-8 | S&P와 Moody's의 회사채등급의 분류와 그 의미

S&P	Moody's	의미
AAA	Aaa	최상급채권으로 원리금지급능력이 극히 양호함
AA+ AA+ AA−	Aa1 Aa2 Aa3	상급채권으로 원리금지급능력이 매우 양호함
A+ A A−	A1 A2 A3	중상급채권으로 원리금지급능력은 양호하지만, 경제적 상황의 변화에 따라 문제가 발생할 가능성도 약간 있음
BBB+ BBB BBB−	Baa1 Baa2 Baa3	중급채권으로 원리금지급능력은 충분하지만, 경제적 상황의 변화에 따라 문제가 발생할 가능성이 다소 높음
BB+ BB BB−	Ba1 Ba2 Ba3	저급채권으로 원리금지급능력이 불확실하고, 약간의 투기적 요소가 있음
B+ B B−	B1 B2 B3	투자에 적합하지 않은 채권으로 원리금지급능력 또는 계약조건의 유지가능성이 낮음
CCC	Caa	채무불이행 가능성이 높음
CC	Ca	매우 투기적이고 채무불이행 가능성이 매우 높음
C D	C	최하급채권으로 극히 투기적이며, 채무불이행 상태에 있음

설립되고, 1992년 4월 민간에 의해서 서울신용평가정보(주)가 설립되면서 4개의 전문신용평가회사를 중심으로 한 현재의 신용평가체제가 확립되었다.

우리나라의 채권등급평가도 S&P 또는 Moody's와 유사하다. 회사채와 CP에 대한 신용평가등급과 그 내용을 예시하면 [표 11-9], [표 11-10]과 같다.

현재 우리나라에서 기업이 회사채를 발행하기 위해서는 사전에 반드시 신용평가전문기관의 신용평가를 받도록 되어 있으며 평가의 객관성을 유지하기 위해서 2개의 신용평가전문기관에서 평가를 하도록 되어 있다. 따라서 2개의 신용평가전문기관에서 일정 등급 이상이 되어야 회사채를 발행할 수가 있다.

표 11-9 | 한국신용평가(주)의 회사채등급의 분류와 그 의미

등급	의미
AAA	원리금지급능력이 최상급임
AA+ AA AA−	원리금지급능력이 매우 우수하나 AAA 채권보다는 다소 떨어짐
A+ A A−	원리금지급능력은 우수하지만 상위등급보다 경제여건 및 환경악화에 따른 영향을 받기 쉬운 면이 있음
BBB+ BBB BBB−	원리금지급능력은 좋지만 상위등급에 비해서 경제여건 및 환경악화에 따라 원리금지급능력이 저하될 가능성을 지니고 있음
BB+ BB BB−	원리금지급능력이 당장 문제가 되는 것은 아니지만 미래의 안전에 대해서는 단언할 수 없는 투기적 요소를 지니고 있음
B+ B B−	원리금지급능력이 부족하여 투기적이며 불황시에는 이자지급이 확실하지 않음
CCC	원리금지급에 관해서 현재에도 불안요소가 있으며 채무불이행위험이 커서 매우 투기적임
CC	상위등급에 비해 더욱 불안요소가 큼
C	채무불이행위험이 높고 원리금상환능력이 전혀 없음
D	채무불이행 상태에 있으며 원리금의 일부 또는 모두가 연체되어 부도상태에 있음

표 11-10 | 한국신용평가(주)의 CP등급의 분류와 그 의미

등급	의미
A1	적기상환능력이 최상이며, 상환능력의 안정성 또한 최상
A2	적기상환능력이 우수하나 안정성은 A1에 비해서 다소 떨어짐
A3	적기상환능력이 좋으며 안정성도 좋은 편이나 A2에 비해 뒤떨어짐
B	적기상환능력은 적정하나 안정성은 단기적 여건변화에 따라 가변적임
C	적기상환능력 및 안정성이 매우 가변적임
D	무등급

4.2 병원채권의 발행

1) 병원채권 발행의 배경

병원채권(hospital bond)을 의료채권(health service bond)이라고도 하는데 병원 또는 의료기관이 발행주체가 되어 채권을 발행하는 것을 말한다. 아직까지 우리나라에 병원채권제도가 도입되어 있지 않으나, 정부에서 2007년 「의료채권 발행에 관한 법률」을 제정하여 2009년 비영리법인의 병원채권을 발행할 수 있도록 제도적으로 정비하고 있다.

우리나라 의료기관은 의료시장 개방 등 무한 경쟁시대에 진입하게 됨에 따라 새로운 의료장비 도입, 시설규모의 확충, 인수합병이 진행되면서 자금의 수요가 증가하고 있으나 자금을 조달할 수 있는 수단이 다양하지 못하다. 이에 정부는 공공성을 강조하는 의료정책에서 공공성을 훼손하지 않는 범위에서 의료서비스 산업의 역량과 국제적 경쟁력을 제고하는 방향으로 정책을 전환하고 있으며, 이러한 정책의 일환으로 의료기관의 자본조달의 활성화를 위하여 병원채권의 허용을 추진하고 있다. 정부가 추진 중인 「의료채권 발행에 관한 법률」은 의료기관, 특히 병원을 개설한 의료법인이 간접금융 대신 자본시장을 통하여 직접금융방식으로 자금을 조달할 수 있도록 함으로써 유동성 위기 및 신규 자금수요 등에 효율적으로 대처하여 의료서비스 산업의 경쟁력을 제고하기 위하여 이 제도를 도입하고 있다.

2) 병원채권의 정의

의료채권법에서 병원채권이란 병원을 개설하여 운영하고 있는 의료법인이나 비영리법인이 필요한 자금을 조달하기 위하여 의료법인 신용도에 따라 발행되는 채권을 말한다. 따라서 의료채권법상 병원채권은 의료법에 의해 설립된 의료법인이나 민법에 의해 설립된 법인(학술, 종교, 자선, 기예, 사교, 기타 영리 아닌 사업을 목적으로 하는 사단 또는 재단법인)이 발행하는 특수채권이지만 상법상 회사채로 간주하여야 한다. 따라서 병원채권을 발행하는 법인은 유가증권신고서를 금융감독위원회에 제출하여야 하고 유가증권신고서 제출 시 금융감독원에 대한 분담금도 부담하여야 하는 일반 회사채와 동일한 채권이다.

3) 병원채권 발행의 기대효과

병원채권을 발행할 수 있도록 제도적으로 허용할 때 병원 입장에서 다음과 같은 기대효과를 가져 올 수 있다.

첫째, 자금조달 수단이 다양화될 수 있다. 현재 병원의 자금조달은 법인 소유주의 출연금, 금융기관차입, 리스금융으로 한정되고 있으나, 병원채권을 발행할 경우 직접 금융시장에서 자금을 조달할 수 있다. 미국의 경우 주식회사 형태의 영리병원은 회사채와 같은 병원채권을 발행하여 외부 자본시장으로부터 자금을 조달하고 있으며, 비영리병원은 면세채권(tax-exempt bond)을 발행하여 자금을 조달하고 있다.

둘째, 병원의 도산위험을 줄일 수 있다. 우리나라 병원은 부채의존도, 특히 단기부채에 대한 의존도가 매우 높다. [표 11-11]은 우리나라 일반병원(특수병원 제외)의 과거 5년간 부채비율 및 유동비율 추이를 나타낸 표이다. 해마다 부채비율은 다소 감소하고 있으나 2008년을 제외한 연도의 유동비율은 100%에 훨씬 미치지 못하여 유동성이 취약한 실정이다. 따라서 병원채권을 발행하게 되면 단기차입금을 장기부채로 교체할 수 있어 유동성 위험을 줄이고 나아가 도산가능성을 피할 수 있는 효과가 있다.

셋째, 병원회계의 투명성을 기대할 수 있다. 병원채권을 발행하려면 전문신용평가기관에서 엄격한 신용평가를 받아야 하며, 이러한 신용평가기준에 맞도

표 11-11 | 일반병원의 연도별 부채비율 및 유동비율 추이

연도	부채비율(%)*	유동비율(%)
2008	160.4	109.2
2009	161.1	88.3
2010	149.4	86.1
2011	154.5	84.8
2012	160.4	80.6

* 병원경영분석의 타인자본의존도$\left(= \frac{\text{부채}}{\text{총자본}} \times 100(\%)\right)$를 이용하여 부채비율을 계산하였음.

자료 : 한국보건산업진흥원, 병원경영분석, 2013.

록 회계처리가 선행되어야 한다. 따라서 채권을 발행할 수 있는 등급 이상 되려면 병원회계의 투명성, 신뢰성이 전제되어야 한다. 따라서 회계정보의 투명성과 신뢰성을 담보하기 위한 제도적인 정비가 이루어져야 한다.

4) 병원채권 발행의 문제점

병원채권을 발행할 수 있는 제도가 도입될 때 발생할 수 있는 문제점은 다음과 같다.

첫째, 병원의 기업화가 가속화될 수 있다. 병원은 공공성을 담보하는 의료기관으로서 기능을 상실하고 영리목적의 기업형 조직으로 변모할 수 있다. 병원채권은 자기자본의 4배까지 발행할 수 있으며, 투자자에게 약정된 채권수익률을 보전하기 위하여 상업적 의료행위가 더욱 심해질 수 있다. 또한 병원의 신용평가 등급을 높이고 병원채권가격을 상승시키기 위해서는 병원의 수익성이 좋아야 한다. 따라서 병원은 보다 높은 수익성을 지속시키기 위해서 공익성보다 수익성 추구에 더욱 노력하게 되고 이에 따라 과잉진료와 파행진료의 동기가 강해 질 수 있다.

둘째, 병원의 과잉투자와 지역 간 공급체계의 불균형이 심화될 수 있다. 현재 우리나라 의료서비스 공급체계는 과잉병상으로 초과공급 상태에 있다. 의료시장에서 초과공급으로 인하여 중소병원은 물론 일부 대형병원까지 도산위기에 놓여 있다. 이러한 상황에서 병원채권 발행제도가 도입되면 채권을 발행할 수 있는 대도시 지역의 병원들은 투자를 늘려 병상을 확대시키게 되고 채권을 발행할 수 없는 경영이 어려운 지방 중소병원들은 위축되거나 도산하게 되어 지역 간 공급체계의 불균형을 더욱 심화시킬 수 있다.

셋째, 병원의 채권발행은 궁극적으로 의료비의 증가와 의료기관의 양극화 현상을 초래할 수 있다. 병원의 과잉진료에 따른 의료비 증가가 가속화되어 국민들이 과중한 의료비부담을 지게 되며, 수익성을 추구하는 의료기관 간 과잉경쟁으로 투자능력이 있는 대형병원들은 성장하지만 투자여력이 적고 규모가 작은 중소병원들은 도산하게 된다.

4.3 병원채권 발행의 전제

1) 병원채권 발행에 따른 부작용 해소책 강구

병원채권 발행은 자금조달에 어려움을 겪고 있는 병원들의 자금조달과 재무구조 개선에 큰 도움을 줄 수 있다. 그러나 앞에서 언급하였듯이 대도시 또는 수도권 중심의 대형병원은 더욱 규모가 커지고, 의료의 상업화가 가속화되며, 지방의 중소병원들은 과잉경쟁과 자금난으로 도산하게 되어, 의료의 양극화 현상이 초래될 수 있는 부작용이 있다. 따라서 이러한 병원채권 발행으로 우려되는 문제점을 해소할 수 있는 제도적 장치가 먼저 마련되어야 한다.

2) 의료수가체계의 개선

현행 수가체계는 의료기관의 공적 기능을 강조하여 정책적으로 결정되고 규제되고 있으므로 이러한 수가체계하에서 채권발행을 통한 투자자의 채권수익률 보전은 불투명하다. 현행 수가수준이 합리적으로 책정되고 원가보상을 하는 수준이라는 데 정부와 의료기관 간에 이견이 있다.

정부는 2000년도에 요양급여비용 계약제를 도입하여 건강보험공단 이사장과 의약계를 대표하는 자와 합의하에 보험수가를 결정하고자 하였으나, 2005년까지 계약당사자 간에 계약이 이루어지지 못하고 정부(보건복지가족부) 산하기관인 건강보험정책심의위원회에서 결정되어 왔다. 의료보험수가가 1977년 당시 관행 수가로 출발하여 매년 인상률이 조정되어 보험수가를 인상하여 왔으나, 1995년까지 물가인상률에 못 미치는 수가인상을 하여 왔다. 이에 따라 의료계에서는 수가수준이 지나치게 낮다는 주장이 끊임없이 제기되어, 1995년 12월 11.82%의 높은 수가인상을 함에 따라 현재 소비자물가상승률 수준에 이르고 있다. 그러나 병원들은 수익성 보전을 위하여 비급여 진료행위를 개발하고 과잉진료를 남발하여 많은 부작용을 낳고 있다. 따라서 병원채권 발행에 앞서 수가수준 및 수가체계의 개선이 먼저 선행되어야 할 것이다.

연습문제

1 다음 용어를 간략하게 설명하라.
(1) 신용분석
(2) 신용평점제도
(3) 신용평가

2 신용분석의 내용을 설명하라.

3 신용분석의 평가요인을 설명하라.

4 중소병원의 신용분석에서 경영자요인이 중요한 이유를 설명하라.

5 신용평점제도의 의의와 방법을 설명하라.

6 신용평점제도의 유용성과 한계점을 설명하라.

7 채권등급평가제도에 대하여 설명하라.

8 병원채권의 도입배경을 설명하라.

9 병원채권 발행 시 문제점을 논의하라.

12 Chapter 병원가치평가

1. 병원가치의 의의와 중요성
2. 현금흐름할인모형
3. 경제적 부가가치모형

병원가치는 미래에 실현되는 병원의 기대현금흐름을 적절한 할인율로 할인한 현재가치를 의미한다. 그러나 병원가치를 정확하게 평가하는 것은 현실적으로 어려운 일이다. 본 장에서는 병원가치를 평가하는 데 이용되는 대표적 모형으로 현금흐름할인모형과 경제적 부가가치모형 등에 대해서 설명한다.

1 Section1 병원가치의 의의와 중요성

1.1 병원가치의 의의

병원가치는 병원을 운영함으로써 얻을 수 있는 미래 현금흐름의 크기와 위험(불확실성)에 의해 결정된다. 즉 병원가치는 병원이 얻을 수 있는 미래의 기대현금흐름을 적절한 할인율(위험을 반영한 할인율)로 할인한 현재가치를 의미하며, 그 가치를 구하는 식은 식 (12-1)과 같다.

$$병원가치 = \frac{CF_1}{1+r} + \frac{CF_2}{(1+r)^2} + \cdots + \frac{CF_n}{(1+r)^n} \tag{12-1}$$

CF_t : t시점에서 병원의 기대현금흐름
n : 병원의 수명(존속기간)
r : 현금흐름의 위험을 반영한 할인율

한편 병원가치는 병원이 보유하고 있는 모든 자산에 대한 청구권의 가치를 합한 것으로 자기자본가치와 부채가치를 합한 것과 같다.

병원가치는 투자결정, 자본조달결정 등에 따라 영향을 받는다. 비유동자산에 대한 투자를 늘릴수록 의료현금흐름이 증가하는 한편 영업위험이 증가하며, 부채의존도가 높을수록 재무위험이 증가한다. 따라서 병원가치는 현금흐름과 병

그림 12-1 ▸ 재무의사결정과 병원가치의 관계

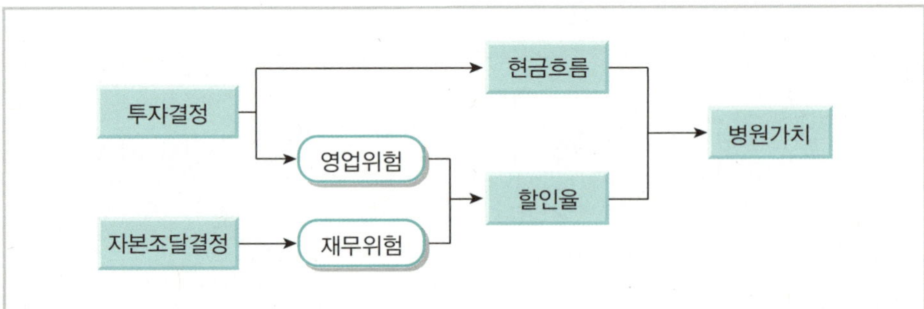

원위험(영업위험과 재무위험)에 따라 결정된다. 이와 같은 관계를 그림으로 나타내면 [그림 12-1]과 같다.

1.2 병원가치의 중요성

병원가치는 완전한 정보(재무제표정보를 포함한 모든 정보)를 필요로 하는 유일한 척도이며, 다양한 이해관계자들의 장기적인 이익이 서로 상충되지 않고 미래지향적으로 결정되기 때문에 가장 합리적인 성과지표라 할 수 있다. 이와는 달리 자기자본순이익률(return on equity : ROE), 총자산순이익률(return on assets : ROA), 의료수익순이익률(return on medical revenue) 등 손익계산서만을 이용하여 산출되는 회계적 지표는 재무상태표정보를 무시하고 있으며, 과거지향적이고 근시안적이라는 점에서 문제가 있다.

앞서 언급한 바와 같이 병원가치는 미래에 실현되는 병원의 기대현금흐름을 적절한 할인율로 할인한 현재가치와 같다. 그러나 이와 같은 방법으로 병원가치를 추정하는 경우 여러 가지 문제가 제기될 수 있다. 예를 들어 "현금흐름을 어떻게 정의할 것인가? 적절한 할인율은 얼마인가?"와 같은 문제를 정확하게 해결하기는 쉽지 않을 것이다.

현금흐름할인(discounted cash flow : DCF)의 개념을 이용하여 병원가치를 추정하는 대표적인 모형으로는 현금흐름할인모형(DCF모형)과 경제적 부가가치(economic value added : EVA)모형(EVA모형)이 있다. 두 모형은 사용하기 쉽고, 경제적인 측면에서 병원에 대한 통찰력을 제공하고 있다는 장점을 지니고 있다.[01]

---

01 T. Copeland, T. Koller, and J. Murrin, *Valuation : Measuring and Managing the Value of Companies*, 3rd ed.(John Wiley & Sons, Inc., 2000), pp.131~146.

2 Section2 현금흐름할인모형

2.1 현금흐름할인모형의 의의

병원가치는 정상적인 의료활동을 통해서 실현되는 영업가치(operating value)를 의미하며, 미래에 기대되는 잉여현금흐름(free cash flow : FCF)을 적절한 할인율, 즉 가중평균자본비용으로 할인하여 계산된다. 잉여현금흐름은 의료활동을 통해 생성되는 것으로서 세후 의료이익에 비현금지출비용(감가상각비 등)을 가산한 후, 영업용 운전자본, 유형자산, 기타자산 등에 대한 투자지출액을 차감한 것이다. 이와 같은 현금흐름을 바탕으로 병원가치를 평가하는 모형을 현금흐름할인(DCF)모형이라 한다.

2.2 잉여현금흐름의 추정

잉여현금흐름(FCF)은 정상적인 의료활동을 통해 얻을 수 있는 현금흐름, 즉 의료현금흐름에서 투자지출액을 차감하여 구할 수 있다.

$$\begin{aligned} FCF &= \text{의료현금흐름} - \text{총투자액} \\ &= \text{세후 의료이익} + \text{감가상각비} - \text{총투자액} \end{aligned}$$

[표 12-1]에서 주어진 서해병원의 요약재무제표를 이용하여 FCF의 측정절차에 대하여 살펴보자.

표 12-1 | 서해병원의 요약재무제표

손익계산서
(20×1. 1. 1~20×1. 12. 31)

(단위 : 백만원)

의료수익	20,000
현금지출의료비용*	(17,000)
감가상각비	(1,000)
의료이익	2,000
이자수익	100
이자비용	(400)
법인세비용차감전순이익	1,700
법인세비용(법인세율 = 40%)	(680)
순이익	1,020

* 현금지출의료비용 = 의료비용 – 비현금지출의료비용(감가상각비 등)

재무상태표
(20×1년 12월 31일 현재)

(단위 : 백만원)

	20×0. 12. 31	20×1. 12. 31
현금	180	200
유가증권	450	400
의료미수금	3,800	4,000
재고자산	4,100	4,500
순유형자산	6,820	7,000
자산총계	15,350	16,100
단기차입금	1,800	1,130
매입채무	3,100	3,000
미지급비용	1,200	1,500
장기차입금	4,300	4,500
기본금	2,100	2,100
잉여금	2,850	3,870
부채와 자본총계	15,350	16,100

1) 잉여현금흐름의 구성항목

잉여현금흐름(FCF)은 의료현금흐름(세후 의료이익+감가상각비)에서 총투자액을 차감하여 구할 수 있으며, 그 구성항목을 살펴보면 다음과 같다.

(1) 세후 의료이익

세후 의료이익(net operating profit less adjusted taxes : NOPLAT)은 정상적인 의료활동으로부터 얻어지는 의료이익(earning before interest and taxes : EBIT)에서 법인세를 공제한 차액으로 측정된다. 여기서 말하는 법인세는 의료이익에 대해서 부과되어야 하는 법인세를 의미한다. 즉 의료외수익이나 비용항목이 없다는 가정에서 지급해야 하는 세금을 말한다. 세후 의료이익(NOPLAT)은 다음과 같이 측정할 수 있다.

$$NOPLAT = \text{의료이익} \times (1 - \text{법인세율})$$

서해병원의 자료를 이용하여 세후 의료이익을 계산하면 다음과 같다.

$$NOPLAT = 2{,}000 \times (1 - 0.4) = 1{,}200\text{백만원}$$

(2) 감가상각비

감가상각비에 관한 자료는 손익계산서 또는 현금흐름표상의 감가상각비 항목 등을 이용하여 얻을 수 있다.

(3) 총투자액

총투자액(gross investment)은 영업용 운전자본, 유형자산 등 자본적 지출, 기타자산 등에 대한 추가적인 투자액을 말하며, 이는 해당자산의 변동으로 측정될 수 있다. 먼저 영업용 운전자본의 변동을 측정할 때는 해당기간 동안 의료활동과 관련된 운전자본만을 고려해야 한다. 따라서 적정보유수준 이상의 현금 및 유가증권, 이자부유동부채(단기차입금, 장기차입금 중 당해연도에 만기가 도래하는 부분 등)는 의료활동과 관계없이 의료외활동으로부터 조성되는 현금흐름이기 때문에 운전자본의 변동액을 계산할 때 제외시켜야 한다.

20×1년도 서해병원의 영업용 운전자본 변동액을 계산하면 다음과 같다.[02]

$$
\begin{aligned}
\text{운전자본의 변동} &= \text{유동자산(유가증권 등 제외)의 증가액} \\
&\quad - \text{유동부채(단기차입금 등 제외)의 증가액} \\
&= (200 + 4{,}000 + 4{,}500 - 180 - 3{,}800 - 4{,}100) \\
&\quad - (3{,}000 + 1{,}500 - 3{,}100 - 1{,}200) \\
&= 620 - 200 = 420\text{백만원}
\end{aligned}
$$

한편 자본적 지출(capital expenditures)은 유형자산의 신규투자, 대체투자, 개량 및 증설 등을 위한 투자액을 포함한다. 자본적 지출은 순유형자산(유형자산-감가상각누계액)의 증가액에 당해기간의 감가상각비를 더하여 산출된다. 20×1년 서해병원의 자본적 지출액을 계산하면 다음과 같다.

$$
\begin{aligned}
\text{자본적 지출} &= \text{순유형자산의 증가액} + \text{유형자산의 감가상각비} \\
&= (7{,}000 - 6{,}820) + 1{,}000 = 1{,}180\text{백만원}
\end{aligned}
$$

마지막으로 기타자산의 순투자액은 영업용 무형자산 등 모든 기타자산에 대한 투자액에서 이자비용이 없는 비유동부채(noncurrent, noninterest-bearing liabilities)의 증가분을 차감한 것으로 다음과 같다.

$$
\begin{aligned}
\text{기타자산의 순투자액} &= \text{순기타자산의 증가액} + \text{기타자산상각비} \\
&\quad - \text{비이자발생비유동부채의 증가액}
\end{aligned}
$$

02 실무적으로 현금 및 유가증권의 적정보유수준을 정확하게 파악하기는 힘들다. 여기서는 운전자본의 변동을 계산할 때 현금증가액은 의료활동과 관련하여 발생한 것으로 보고 포함시켰으나, 유가증권의 증가액은 의료외활동으로 분류하여 포함시키지 않았다.

이상에서 설명한 자료를 이용하여 서해병원의 잉여현금흐름을 계산하면 다음과 같다.[03]

$$FCF = NOPLAT + 감가상각비 - 총투자액$$
$$= 1,200 + 1,000 - 420 - 1,180 = 600백만원$$

2) 의료외현금흐름

의료외현금흐름은 정상적인 의료활동과 관련이 없는 자산항목들로부터 발생되는 현금흐름을 의미한다. 의료외현금흐름은 앞에서 설명한 잉여현금흐름(FCF)에는 포함되지 않는다. 그러나 의료외현금흐름이 존재한다면, 이를 병원가치에 반영하여야 한다. 이와 같은 관점에서 총병원가치(total value of hospital)는 다음과 같이 나타낼 수 있다.

총병원가치 = *FCF*의 현재가치 + 의료외현금흐름 및 유가증권의 현재가치

의료외현금흐름으로 분류될 수 있는 항목들은 중단된 의료부문으로부터 발생되는 현금흐름, 특별손익, 의료활동과 관련 없는 부문에 대한 투자로부터 발생되는 현금흐름 등이다. 일반적으로 매년 반복적으로 발생하는 현금흐름을 의료외현금흐름으로 분류하는 것은 바람직하지 못하다. 우리나라의 경우 의료활동 이외의 부수적 의료활동과 관련된 부분을 의료외손익으로 처리하고 있다. 그러나 의료외수익과 비용 중 상당부분은 매년 반복적으로 발생되기 때문에 이와 같은 항목의 경우 의료현금흐름 측정시 반영해 주어야 한다.[04]

---

03 감가상각비를 의료현금흐름과 총투자 양쪽에서 차감하면, FCF는 세후 의료이익(NOPLAT)에서 순투자(net investment)를 차감한 것과 같다.

$$FCF = NOPLAT - 순투자액$$

04 세후 의료이익 = (의료이익 ± 의료외수익 · 비용 중 의료관련 항목의 조정) × (1 − 법인세율)

3) 초과보유하고 있는 유가증권의 변동과 세후 이자수익

병원이 보유하고 있는 유가증권 초과보유분(excess marketable securities)과 이와 관련된 이자수익은 운전자본 및 세후 의료이익(NOPLAT)을 측정할 때 제외되었다. 따라서 이 항목들은 앞에서 측정된 잉여현금흐름(FCF)에는 포함되지 않지만 의료외현금흐름으로 처리되어야 한다.

20×1년도 서해병원이 초과보유하고 있는 유가증권의 변동 및 세후 이자수익을 계산하면 다음과 같다.

- 유가증권의 변동 = 400 − 450 = −50백만원
- 세후 이자수익 = 세전 이자수익 × (1 − 법인세율)
  = 100(1 − 0.4) = 60백만원

이상에서 설명한 서해병원의 잉여현금흐름을 계산하는 과정을 정리하면 [표 12-2]와 같다.

표 12-2 | **서해병원의 잉여현금흐름(FCF)** (단위 : 백만원)

구분	20×1년도
의료이익	2,000
의료이익에 대한 세금	(800)
세후 의료이익	1,200
감가상각비	1,000
의료현금흐름	2,200
운전자본의 (증가)/감소	(420)
자본적 지출	(1,180)
순기타자산의 (증가)/감소	0
총투자액	(1,600)
잉여현금흐름(FCF)	600
의료외현금흐름	0
유가증권의 (증가)/감소	50
세후 이자수익	60
투자자에게 귀속될 현금흐름(cash flow available to investors)	710

2.3 가중평균자본비용의 추정

투자자들(기본재산 출연자 또는 채권자)이 병원에 투자하는 경우 그것과 동일한 위험을 갖는 다른 투자대상에 투자함으로써 얻을 수 있는 수익률을 포기해야 한다. 이와 같이 포기해야 하는 수익률을 기회비용(opportunity cost of capital)이라 한다. 따라서 기회비용은 병원이 벌어들여야 하는 최소한의 수익률로 자본비용이 된다.

주식을 발행하여 자금을 조달하는 기업의 경우 자본자산가격결정모형(capital asset pricing model : CAPM) 또는 배당평가모형 중 항상성장모형 등을 이용하여 자기자본비용을 측정할 수 있다.[05] 그러나 이와 같은 방법들은 비영리법인인 병원의 자기자본비용을 측정하는 데 사용될 수 없다. 이와 같은 현실적 어려움을 고려하여 해당병원의 과거 일정기간 동안 자기자본순이익률의 평균치 또는 규모 및 진료과목이 유사한 병원들의 자기자본순이익률의 평균치 등을 자기자본비용으로 사용할 수 있을 것이다. 한편 부채의 자본비용은 기업이 부채를 사용할 때 지급해야 하는 대가, 즉 이자율로서 이자비용을 부채의 가치로 나누어 측정할 수 있다.

병원이 자기자본과 부채(타인자본)로 자본을 조달하는 경우 자기자본비용과 타인자본비용을 각각의 시장가치비율에 따라 가중평균한 가중평균자본비용(weighted average cost of capital : WACC)을 계산함으로써 병원의 자본비용을 추정할 수 있다.

$$WACC = \left(\frac{S}{S+B}\right) r_S + \left(\frac{S}{S+B}\right) r_B(1-T_C) \tag{12-2}$$

S : 자기자본가치
B : 부채가치
r_S : 자기자본비용
r_B : 부채비용(이자율)
T_C : 법인세율

05 $CAPM : r_S = r_f + [E(r_M) - r_f]\beta_S$ (r_f : 무위험이자율, $E(r_M)$: 시장의 기대수익률, β_S : 주식의 시장과 관련된 위험, 즉 체계적 위험)

항상성장모형 : $r_S = \frac{D_1}{P_0} + g$ (P_0 : 현재의 주식가격, D_1 : 예상 주당배당금, g : 배당의 성장률)

이자비용의 경우 과세소득을 감소시켜 법인세를 줄여 주므로 병원의 입장에서는 그만큼의 세금절감효과를 얻을 수 있다. 그러므로 식 (12-2)에서 이자비용의 세금절감효과를 반영하기 위해서, 부채의 자본비용에 (1−법인세율)을 곱하였음을 유의해야 한다.

WACC를 추정할 때 고려해야 할 가장 중요한 원칙은 가치평가방법과 할인의 대상이 되는 현금흐름의 정의에 부합하도록 WACC를 추정해야 한다는 것이다.[06] 현금흐름할인모형과 부합되는 WACC를 추정하기 위해서 다음 몇 가지 사항이 충족되어야 한다.

첫째, FCF는 병원의 모든 투자자에게 귀속되기 때문에 타인자본, 자기자본 등 모든 자본원천의 한계비용에 기초하여 가중평균자본비용을 측정하여야 한다. 둘째, FCF는 세후 측정치이기 때문에 세후 기준으로 WACC를 계산하여야 한다. 셋째, FCF가 명목가치로 측정되는 경우 명목개념의 WACC를 사용하여야 한다. 넷째, 원천별 자본비용을 측정할 때 각 자본공급자들이 부담하는 위험을 고려하여야 한다. 다섯째, 시장가치는 각 자본조달항목의 실질적인 경제적 가치를 반영하고 있기 때문에 시장가치에 근거한 가중치를 이용하여야 한다. 여섯째, 인플레이션, 위험, 자본구조의 변화에 따라 WACC를 조정해야 한다.

2.4 병원가치의 평가

병원가치는 미래에 기대되는 잉여현금흐름(FCF)을 적절한 할인율인 가중평균자본비용(WACC)으로 할인한 현재가치라 할 수 있다. 병원가치를 평가하기 위하여 병원 활동의 수명(존속기간)에 대한 가정이 필요하다. 이에 대한 현실적인 가정은 병원가치가 발생하는 시기를 예측기간(explicit forecast period)과 잔여기간으로 구분하는 것이다.[07] 이 경우 일반적으로 예측기간 이후에는 현금흐

06 T. Copeland, T. Koller, and J. Murrin, *op. cit.*, pp.201∼202.

07 아주 먼 미래 현금흐름의 할인가치는 무시할 정도로 작기 때문에 현금흐름의 추정기간을 아주 길게 하여(예를 들어 100년 정도) FCF를 추정하고 그 후에 발생할 현금흐름을 무시할 수도 있다.

그림 12-2 ▶ 잉여현금흐름(FCF)의 추정

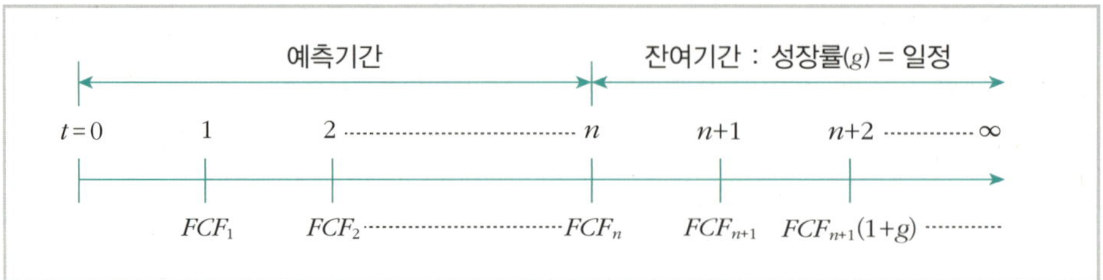

름이 일정한 비율로 성장한다고 가정한다. 잉여현금흐름의 예측기간을 그림으로 나타내면 [그림 12-2]와 같다.

따라서 병원가치는 식 (12-3)과 같다.[08]

$$\text{병원가치} = \text{예측기간에서 } FCF\text{의 현재가치} + \text{잔여기간에서 } FCF\text{의 현재가치}$$

$$= \sum_{t=1}^{n} \frac{FCF_t}{(1 + WACC)^t} + \frac{CV}{(1 + WACC)^n} \tag{12-3}$$

$$CV = \frac{FCF_{n+1}}{WACC - g}$$

예측기간 이후의 병원가치를 잔여연속가치(continuing value : CV)라고 한다. 예측기간을 어느 정도로 설정할 것인가에 대한 선택은 예측기간에서 기대되는 FCF의 현재가치와 잔여기간에서 기대되는 FCF의 현재가치 사이의 배분문제에 영향을 미칠 뿐, 병원가치 자체에는 영향을 미치지 않는다.

이와 같은 방법으로 추정된 병원가치에서 부채가치를 차감하여 자기자본가치를 구할 수 있다.

자기자본가치 = 병원가치 − 부채가치

08 의료외현금흐름 또는 유가증권 등이 존재하는 경우 이것들의 현재가치를 포함하여 병원가치를 추정해야 한다.

3 Section3 경제적 부가가치모형

3.1 경제적 부가가치(EVA)의 개념 및 측정

병원가치를 측정하는 데 이용되는 또 다른 모형은 경제적 부가가치(EVA)모형이다. 경제적 부가가치개념은 경제학자인 마샬(Alfred Marshall)에 의해서 처음으로 사용된 경제적 이익(economic profit : EP)과 같은 개념이다.[09] 마샬은 1890년에 "기업소유주 또는 경영자가 얻은 이윤에서 현재 이자율수준으로 계산된 투하자본에 대한 이자를 차감한 나머지가 기업을 경영함으로써 얻게 되는 이익이다"라고 서술하였다.[10] 즉 마샬은 기업이 어느 일정기간 동안 창출한 경제적 이익(EP)은 회계상 기록된 비용뿐만 아니라 투자된 자본에 대한 기회비용까지도 감안한 결과이어야 한다고 역설하였다.

경제적 부가가치는 의료활동을 통하여 얻은 이익에서 의료활동에 투자된 자본(부채 및 자기자본)과 관련된 비용, 즉 자본비용을 차감한 것과 같다.

$$\begin{aligned} EVA &= \text{세후 의료이익} - (\text{세후 이자비용} + \text{자기자본비용(금액)}) \\ &= \text{투하자본} \times (\text{투하자본수익률} - \text{가중평균자본비용}) \end{aligned} \quad (12\text{-}4)$$

$$\text{투하자본수익률} = \frac{\text{세후 의료이익}}{\text{투하자본}} = \frac{\text{의료이익} \times (1 - \text{법인세율})}{\text{투하자본}}$$

EVA를 계산할 때 사용되는 투하자본(invested capital : IC)은 병원의 본연의 활동인 의료활동에 투자된 금액으로서 병원의 의료활동과 관련된 운전자본(영업용 유동자산−비이자부유동부채), 순유형자산, 순기타자산의 합계에서 비이자부비유동부채(장기공사선수금, 장기미지급금 등)를 차감하여 측정할 수 있다. 재

09 Stern Stewart & Company는 EVA라는 용어를 사용하는 반면, Mckinsey & Company는 EP라는 용어를 주로 사용하고 있다.

10 Alfred Marshall, *Principles of Economics*, Vol.1(New York : Macmillan & Co., 1890), p.142.

무상태표에 근거하여 투하자본의 산출과정을 살펴보면 [그림 12-3]과 같다.

투하자본을 측정할 때 역사적 원가에 기준을 둔 장부가치를 기준으로 하여야 하는지 또는 시장가치를 기준으로 해야 하는지가 의문이 되는 경우가 많다. 원칙적으로는 투하자본은 시장가치(대체원가 등)에 의해 측정되어야 하나, 이와 관련된 모든 자산에 대한 시장가치를 측정하는 것은 객관성 또는 비용 등의 문제 때문에 현실적으로 어려운 일이다. 따라서 투하자본의 시장가치에 대한 대용치(proxy)로서 장부가치를 사용하는 것이 일반적이라 할 수 있다.

EVA의 창출에 필요한 조치를 다음과 같이 단순화시킬 수 있기 때문에 EVA는 하나의 매력적인 지표라 할 수 있다.

첫째, 의료비용을 감소시키거나 의료수익을 증가시킴으로써 세후 의료이익(NOPLAT)을 증가시켜야 한다. 둘째, 자본구조를 변경함으로써 가중평균자본비용(WACC)을 감소시켜야 한다. 셋째, 운전자본에 대한 투자 또는 불필요한 자산을 줄이는 등 의료이익에 영향을 미치지 않는 범위 내에서 투하자본(IC)을 축

그림 12-3 ▸ 대차대조표에 근거한 투하자본의 산출과정

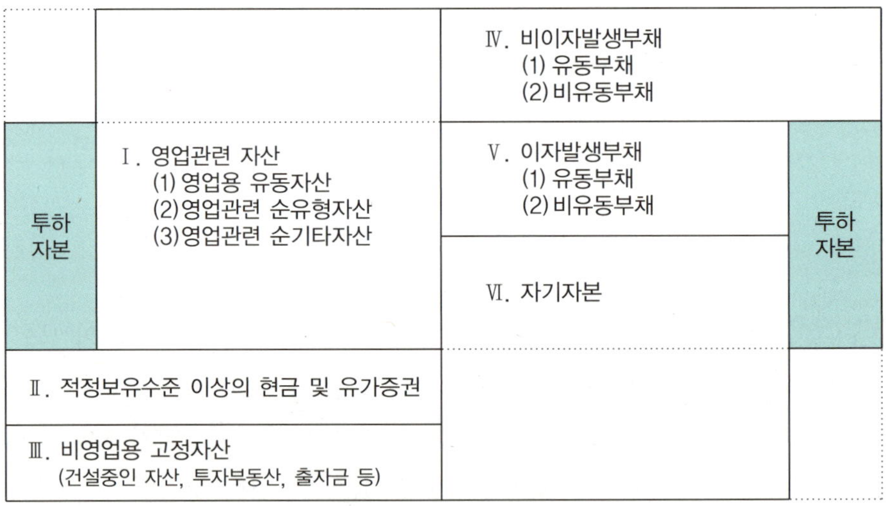

※ 투하자본 = 영업관련 자산(Ⅰ) − 비이자발생부채(Ⅳ)
= 이자발생부채(Ⅴ) + 자기자본(Ⅵ) − 초과보유 현금 및 유가증권(Ⅱ)
− 비영업용 비유동자산(Ⅲ)

소시켜야 한다.

이와 같은 접근법에 의하면 정(+)의 스프레드(투하자본수익률 > 가중평균자본비용)를 갖는 사업에 대한 투자를 증가시키는 한편, 부(−)의 스프레드(투하자본수익률 < 가중평균자본비용)를 갖는 사업으로부터 자본을 철수시킴으로써 효율적으로 투하자본을 재배치할 수 있다.

EVA는 단기성과를 측정하는 데 유용한 척도로 사용될 수 있으나, 장기성과를 측정하는 데 다소 문제가 될 수 있다. 예를 들어 단기적인 EVA를 너무 강조하는 경우 당장은 수익성이 떨어지나 향후 잠재적 이익이 매우 높을 것으로 기대되는 사업을 포기하는 등 미래의 성장기회를 희생시킬 가능성이 높아진다.

3.2 EVA모형에 의한 병원가치평가

EVA모형에 의하면 병원가치는 투하자본(IC)에 예상EVA의 현재가치를 합한 것과 같다.

$$\text{병원가치} = IC + \text{예상}EVA\text{의 현재가치} \tag{12-5}$$

그리고 시장이 효율적일 경우 예상EVA의 현재가치는 자기자본의 시장가치에서 자기자본의 장부가치를 차감한 값, 즉 시장부가가치(market value added : MVA)와 같다.

투하자본수익률(return on invested capital : ROIC)과 가중평균자본비용(WACC) 사이의 관계에 따라 다음과 같이 나타낼 수 있다.

- $ROIC > WACC$ → 예상 EVA의 현재가치 > 0 → 병원가치 > 투하자본(IC)
- $ROIC = WACC$ → 예상 EVA의 현재가치 = 0 → 병원가치 = 투하자본(IC)
- $ROIC < WACC$ → 예상 EVA의 현재가치 < 0 → 병원가치 < 투하자본(IC)

그림 12-4 ▶ 경제적 부가가치(EVA)의 추정

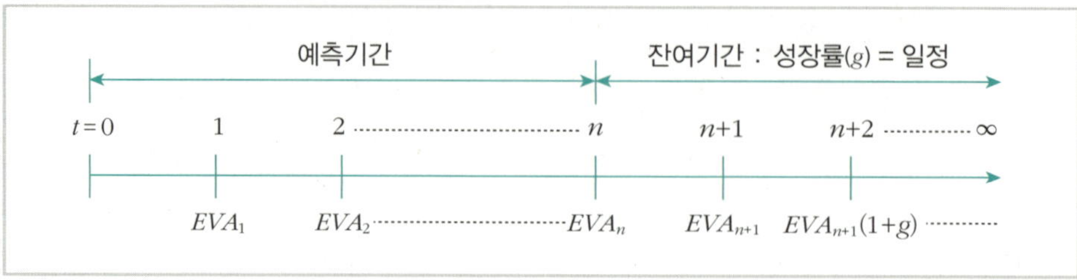

현금흐름할인모형과 마찬가지로 예측기간과 잔여기간으로 구분하여 각 기간에서 예상되는 EVA를 WACC로 할인한 현재가치를 구함으로써 병원가치를 추정할 수 있다. 잔여기간에서 EVA의 성장률이 일정하다고 가정하는 경우 EVA의 예측기간을 그림으로 나타내면 [그림 12-4]와 같다.

그러므로 EVA의 현재가치를 다음과 같이 구할 수 있다.

$$
\begin{aligned}
EVA\text{의 현재가치} &= \text{예측기간에서 } EVA\text{의 현재가치} \\
&\quad + \text{잔여기간에서 } EVA\text{의 현재가치} \\
&= \sum_{t=1}^{n} \frac{EVA_t}{(1+WACC)^t} + \frac{CV}{(1+WACC)^n} \qquad (12\text{-}6)
\end{aligned}
$$

$$
CV = \frac{EVA_{n+1}}{WACC - g}
$$

3.3 가치창조경영과 EVA

가치창조경영(value based management : VBM)은 병원가치창출의 핵심요인에 초점을 맞춤으로써 전략적 또는 운영적 의사결정을 개선시키기 위해 고안된 통합과정이다. VBM에 사용되는 직접적인 성과지표는 병원가치이지만 보다 단기적이고 객관적인 재무지표는 EVA라 할 수 있다.

VBM에서 중요한 일은 가치창출의 핵심요인(key value drivers)을 철저히 이해하는 것이다. 그 이유로는 다음과 같은 두 가지가 있다.

첫째, 병원가치에 영향을 미치는 요소 중에서 각 하위조직의 영향력하에 있는 요소들을 관리함으로써 가치창출에 기여할 수 있다. 예를 들어 고객만족, 비용, 자본적 지출 등 직접 영향을 미칠 수 있는 부분에 대하여 필요한 조치를 취함으로써 병원가치를 증대시킬 수 있다.

둘째, 병원경영자가 가치창출요인을 통하여 각 하위조직을 이해하게 되고 달성하고자 하는 목표에 관해 의견을 교환할 수 있다.

가치창출요인은 경제적 부가가치에 영향을 미치는 모든 요인을 의미한다. 따라서 가치창출요인을 체계적으로 정의함으로써 어느 요인이 부가가치에 가장 큰 영향을 미치는지를 파악하여 각 구성원들에게 달성해야 할 목표를 할당할 수 있어야 한다. [그림 12-5]는 EVA에 의해 도출된 핵심가치창출요인을 나타낸 것이다.[11]

예를 들어 의료수익의료이익률(의료이익/의료수익)은 경쟁사와 유사하지만 투하자본회전율(의료수익/투하자본)이 떨어진다고 가정해 보자. 투하자본회전율이 낮은 것은 다시 여러 가지 요인으로 분해할 수 있다. 경쟁병원보다 운전자본이 과다하거나, 비싼 의료기기를 사용하거나 하는 등의 원인을 생각해 볼 수 있다. 만약 운전자본의 관리에 문제가 있다면 이것은 다시 의료미수금 및 매입채무의 관리, 재고자산의 관리로 구분할 수 있다. 이러한 운전자본의 관리문제는 결국 병원마케팅전략과의 관계에서 발생한다고 볼 수 있기 때문에 병원마케팅전략을 수정하거나, 홍보활동을 변화시키는 등의 조치를 모색할 수 있다. 이와 같은 과정을 통하여 문제의 발생원인을 찾아내어 이것이 병원가치에 어떻게 기여하는가를 보다 정확하게 파악할 수 있다.

병원가치극대화와 직결되는 EVA의 체계적이고 유기적인 분해를 통해서 각 의료부문의 재무상태표와 손익계산서상의 구체적인 계정과목과 만나게 된다. 개선여지가 발견되거나 시계열적으로 악화경향을 보이는 재무상태표와 손익계산서상의 구체적인 항목들이 찾고자 하는 가치창출요인이 될 것이다. 이와 같은 과정을 거쳐 도출된 가치창출요인들은 개선조치를 취해야 하는 책임의료부서, 담당기능, 담당자 등을 확인하는 데 유용하게 활용된다.

11 강효석 · 이원흠 · 조장연, 기업가치평가론 : EVA와 가치창조경영, 홍문사(2001), pp.483~488.

그림 12-5 ▶ EVA에 의해 도출된 부가가치창출의 핵심요인

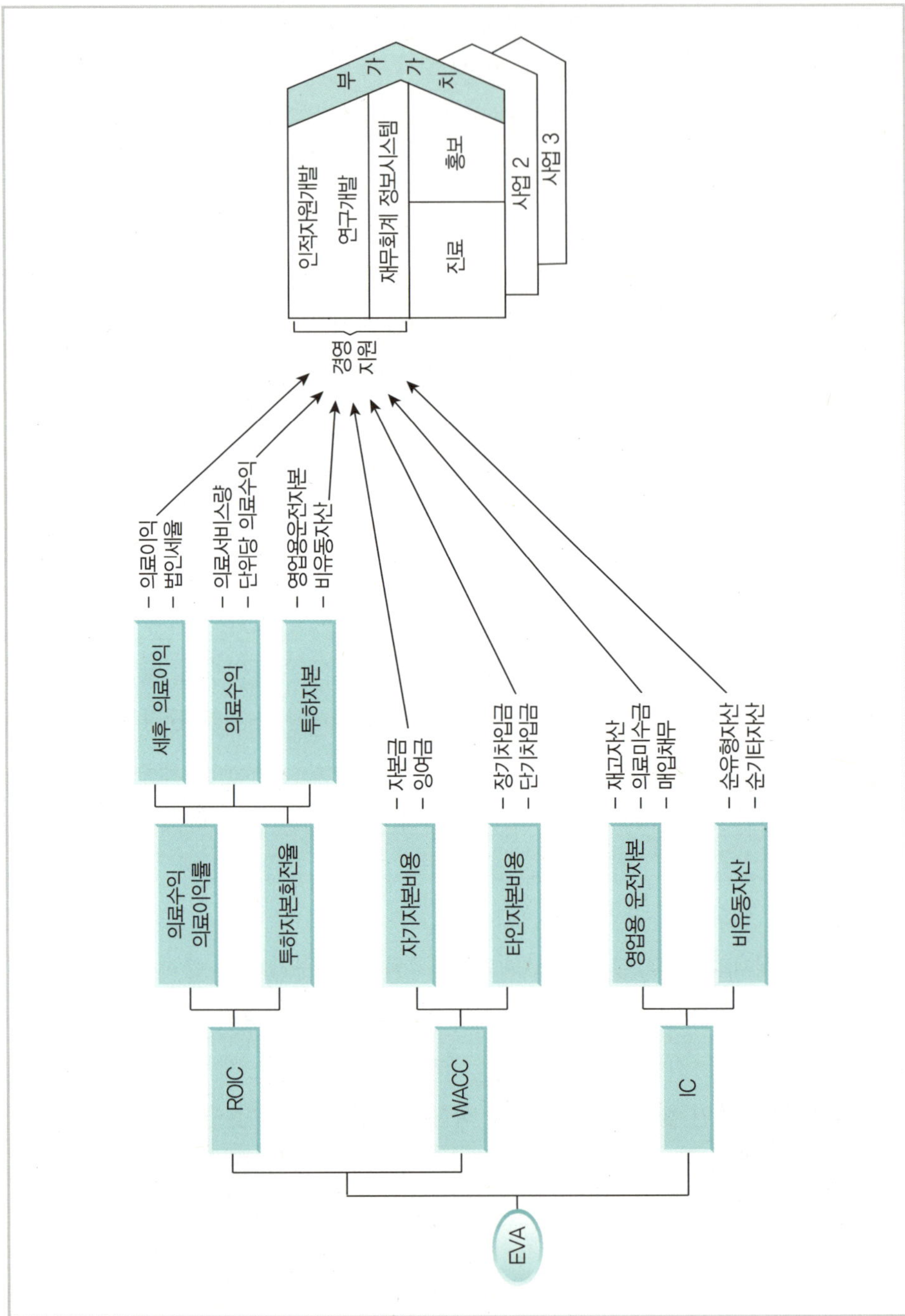

병원가치의 개선 또는 극대화에 직결되는 개선포인트와 혁신과제의 도출이 두 번째 요구되는 VBM의 전개과정이다. VBM이 성공적으로 전개되기 위해서는 다음과 같은 전제조건이 필요하다.

첫째, 새로운 병원경영환경에 적합하도록 병원경영자의 의식이 변화되어야 한다.

둘째, VBM에 적합한 병원회계정보시스템의 체계적인 재구축이 필수적이다.

최근 우리나라에서는 POSCO, 삼성그룹, LG그룹 등 일반기업에서 EVA를 경영관리지표로 사용하고 있으며, 정부에서도 기업이 신규로 공개하거나 유상증자를 실시할 때는 투자자들이 기업의 미래 수익성을 용이하게 평가할 수 있도록 EVA지표를 참고자료로 제출하게 하고 있다.

연습문제

1 병원가치의 의의와 중요성에 대하여 설명하라.

2 잉여현금흐름(FCF)의 측정방법에 대하여 설명하라.

3 가중평균자본비용(WACC)을 추정할 때 고려해야 할 일반원칙을 설명하라.

4 경제적 부가가치(EVA)의 개념, 측정방법, 한계점을 설명하라.

5 가치창조경영(VBM)의 개념과 그것의 중요한 부분인 핵심가치창출요인을 설명하라.

6 가치창조경영(VBM)을 성공적으로 전개하기 위한 전제조건을 제시하라.

7 다음은 동해병원의 재무제표자료이다.

재무상태표

(단위 : 천원)

자산	20×1. 12. 31	20×2. 12. 31	부채와 자본	20×1. 12. 31	20×2. 12. 31
유동자산	200,000	600,000	유동부채	120,000	400,000
비유동자산	800,000	1,300,000	비유동부채	300,000	200,000
			자 본	580,000	1,300,000
자산총계	1,000,000	1,900,000	부채와 자본총계	1,000,000	1,900,000

손익계산서

(단위 : 천원)

과목	20×2. 1. 1~20×2. 12. 31
의료수익	2,000,000
현금지출의료비용	(900,000)
감가상각비	(50,000)
의료이익	1,050,000
이자비용	(150,000)
법인세차감전순이익	900,000
법인세(법인세율 = 20%)	(180,000)
당기순이익	720,000

이상의 자료를 이용하여 다음의 물음에 답하라.

(1) 동해병원의 의료현금흐름을 구하라.

(2) 동해병원의 운전자본, 비유동자산 등에 대한 총투자액을 구한 후, 잉여현금흐름(FCF)을 구하라.

8 20×1년도 말 현재 장부가액을 기준으로 한 광주병원의 재무상태표는 다음과 같다.

재무상태표

(단위 : 억원)

자산	100	부채	40
		자기자본	60
총자산	100	부채 및 자기자본	100

광주병원의 자산은 모두 영업자산이며, 부채는 이자율 10%로 차입한 것이다. 이 병원은 매년 24억원의 의료이익을 영구히 얻을 수 있을 것으로 기대된다. 이 병원의 자기자본의 시장가치는 75억원이고, 자기자본비용은 16%이다. 법인세율이 40%일 경우 다음의 물음에 답하라.

(1) 이 병원의 가중평균사본비용(WACC)을 구하라.

(2) 이 병원의 경제적 부가가치(EVA)와 시장부가가치(MVA)는 각각 얼마인가?

부록

연습문제(계산형) 풀이

제 2 장 병원회계의 기초

7.

(1)	(차변) 현금	200,000	(대변) 의료수익	400,000
	당좌예금	100,000		
(2)	(차변) 외상매입금	10,000,000	(대변) 당좌예금	1,000,000
			당좌차월	9,000,000
(3)	(차변) 현금	500,000	(대변) 의료미수금	1,000,000
	진료비할인	500,000		
(4)	(차변) 대손상각비	370,000	(대변) 의료미수금	300,000
			대손충당금	70,000
(5)	(차변) 약품	1,000,000	(대변) 현금	500,000
			외상매입금	500,000
(6)	(차변) 전기료	100,000	(대변) 미지급비용	100,000
(7)	(차변) 선급금	1,000,000	(대변) 현금	1,000,000
(8)	(차변) 외상매입금	500,000	(대변) 현금	450,000
			약품매입할인	50,000
(9)	(차변) 받을어음	100,000	(대변) 건강진단수익	100,000
(10)	(차변) 선급법인세	300,000	(대변) 현금	300,000

8.

(1) 월말 결산수정분개

10/30 (차변) 건물임차료 10,000 (대변) 미지급비용 10,000

10/30 (차변) 이자비용 10,000 (대변) 미지급비용 10,000

10/30 (차변) 재료비(약품비) 180,000 (대변) 약품 180,000

(2)

합계잔액시산표(수정 후)

20×1년 10월 30일

잔액	합계	계정과목	합계	잔액
2,090,000	3,090,000	현금	1,000,000	
20,000	200,000	약품	180,000	
100,000	100,000	공기구비품		
1,000,000	1,000,000	임차보증금		
	100,000	외상매입금	200,000	100,000
		미지급비용	20,000	20,000
			1,000,000	1,000,000
		기본금	2,000,000	2,000,000
180,000	180,000	재료비		
		의료수익	390,000	390,000
100,000	100,000	인건비		
10,000	10,000	이자비용		
10,000	10,000	건물임차료		
3,510,000	4,790,000	합계	4,790,000	3,510,000

재무상태표

201×년 10월 1일부터 10월 30일까지

	금액	
자산		3,210,000
현금	2,090,000	
약품	20,000	
공기구비품	100,000	
임차보증금	1,000,000	
부채		1,120,000
외상매입금	100,000	
미지급비용	20,000	
단기차입금	1,000,000	
자본		2,090,000
기본금	2,000,000	
당기순이익	90,000	
부채와 자본 합계		3,210,000

손익계산서

201×년 10월 1일부터 10월 30일까지

	금액	
Ⅰ. 의료수익	390,000	390,000
Ⅱ. 의료비용		290,000
재료비	180,000	
인건비	100,000	
관리운영비	10,000	
Ⅲ. 의료이익		100,000
Ⅳ. 의료외수익		-
Ⅴ. 의료외비용		10,000
이자비용	10,000	
Ⅵ. 법인세비용차감전순이익		90,000
법인세비용		-
Ⅶ. 당기순이익		90,000

제 4 장 병원재무비율분석

6. 각각의 재무비율을 구하면 다음과 같다.

(1) $유동비율 = \frac{유동자산}{유동부채} \times 100 = \frac{19,000}{40,000} \times 100 = 47.5\%$

단기채무지급능력을 나타내는 유동비율은 표준비율에 비해 훨씬 낮으며 과다한 매입채무 등 유동부채로 인하여 단기채무지급능력이 매우 취약하다.

(2) $의료미수금회전율 = \frac{의료수익}{의료미수금} = \frac{93,000}{15,000} = 6.2(회)$

의료미수금회전율이 표준비율에 비해 높으므로 의료미수금에 대한 관리가 적절하게 잘 이루어지고 있다고 판단된다.

(3) $부채비율 = \frac{부채}{자기자본} \times 100 = \frac{55,000}{35,000} \times 100 = 157.1\%$

부채비율은 표준비율에 비해 낮으며 장기채무에 대한 지급능력은 양호한 것으로 판단된다.

(4) $비유동장기적합률 = \frac{비유동자산}{자기자본+비유동부채} \times 100 = \frac{71,000}{50,000} \times 100 = 142.0\%$

비유동장기적합률이 표준비율에 비해 높으므로 자산투자에 대한 자본배분이 불안정하다.

재무비율	실제비율	표준비율	양호 · 불량
유동비율	47.5%	150%	불량
의료미수금회전율	6.2회	5.0회	양호
부채비율	157.1%	200%	양호
비유동장기적합률	142.0%	100%	불량

제5장 병원재무비율의 종합평가

5. 한국병원의 월 지수 평점표와 트랜트 지수 평점표는 다음과 같다.

월 지수 평점표

재무비율	가중치 (A)	실제비율 (B)	표준비율 (C)	관계비율 (D)=B/C	평점 (E)=A×D
유동비율	25	150.0	140.0	1.07	26.8
부채비율	25	80.0	110.5	1.38	34.5
비유동비율	15	150.5	130.0	0.86	12.9
의료미수금회전율	10	8.5	7.3	1.16	11.6
재고자산회전율	10	20.1	15.3	1.31	13.1
유형자산회전율	10	2.4	3.1	0.77	7.7
자기자본회전율	5	2.5	3.1	0.81	4.1
합 계	100				110.7

* 부채비율과 비유동비율은 낮을수록 좋기 때문에, 이들에 대한 관계비율은 역비인 D=C/B로 산출한다.

트랜트 지수 평점표

재무비율	가중치 (A)	실제비율 (B)	표준비율 (C)	관계비율 (D)=B/C	평점 (E)=A×D
유동비율	15	150.0	140.0	1.07	16.1
부채비율	10	80.0	110.5	1.38	13.8
비유동비율	10	150.5	130.0	0.86	8.6
의료미수금회전율	10	8.5	7.3	1.16	11.6
재고자산회전율	20	20.1	15.3	1.31	26.2
유형자산회전율	20	2.4	3.1	0.77	15.4
매입채무회전율	15	22.5	23.1	0.97	14.6
합 계	100				106.3

* 부채비율과 비유동비율은 낮을수록 좋기 때문에, 이들에 대한 관계비율은 역비인 D=C/B로 산출한다.

월과 트랜트의 지수법을 적용시켜 평가해 본 결과, 총평점이 각각 110.7점, 106.3점으로 한국병원의 경영성과는 양호한 것으로 평가된다.

6.

$$\text{자기자본순이익률(ROE)} = \frac{\text{순이익}}{\text{자기자본}}$$

$$= \frac{\text{순이익}}{\text{총자산}} \times \frac{\text{총자산(=총자본)}}{\text{자기자본}}$$

$$= \frac{\text{순이익}}{\text{의료수익}} \times \frac{\text{의료수익}}{\text{총자산}} \times \left(1 + \frac{\text{총부채}}{\text{자기자본}}\right)$$

$$= \text{의료수익순이익률} \times \text{총자산회전율} \times (1 + \text{부채비율})$$

→ 20×1년 : 3.6% = (1.6%)×(1.2회)×(1 + 0.887)

20×2년 : 5.0% = (1.5%)×(1.6회)×(1 + 1.104)

20×3년 : 7.3% = (1.4%)×(2.0회)×(1 + 1.605)

자기자본순이익률이 계속 증가한 것은 의료수익순이익률이 감소하였음에도 불구하고 총자산회전율과 부채비율이 증가하였기 때문이다. 자기자본순이익률은 매년 증가 추세에 있으나 표준비율에 크게 미치지 못하고 있으며, 의료수익순이익률은 매년 감소하고 있고 표준비율보다 낮은 수준으로 수익성은 양호하지 못한 편이다. 한편 부채비율도 매년 증가하고 있으며 표준비율을 크게 상회하고 있어 재무구조가 점차 악화되고 있다.

제 6 장 병원현금흐름분석

5.

(1) 먼저 매월의 현금유입과 현금유출을 각각 구한 후, 이를 비교하여 순현금흐름을 구할 수 있다.

Ⅰ. 현금유입

(단위 : 만원)

	12월	1월	2월	3월	4월
의료수익	800	900	1,000	850	900
수금(당월 진료비의 40%)		360	400	340	
수금(1개월 전 진료비의 60%)		480	540	600	
총현금유입액		840	940	940	

Ⅱ. 현금유출

(단위 : 만원)

	12월	1월	2월	3월	4월
의료수익	800	900	1,000	850	900
재료구입액(외상)	540	600	510	540	
현금지출 :					
매입채무상환액		540	600	510	
인건비		120	150	110	
관리운영비, 제경비		130	130	130	
자본적 지출(시설투자)		0	200	0	
총현금유출액		790	1,080	750	

Ⅲ. 순현금흐름

(단위 : 만원)

	1월	2월	3월
총현금유입액	840	940	940
총현금유출액	790	1,080	750
순현금흐름	50	−140	190

(2) 현금예산

(단위 : 만원)

	1월	2월	3월
순현금흐름	50	−140	190
누적현금잔고	50	−90	100
최소현금잔고	50	50	50
누적현금과부족	0	−140	50

경민병원의 경우 향후 3개월간 현금예산에 의하면, 2월에 140만원의 현금부족이 예상된다. 따라서 이에 대한 단기차입계획을 마련해야 할 것이다.

제 7 장 손익분기점분석

4.

(1) 인천병원의 손익분기점(의료이익 = 0)에서의 조정환자수(Q^*)와 의료수익(R^*)을 각각 구하면 다음과 같다.

• $Q^* = \dfrac{FC}{p-v} = \dfrac{20{,}000\text{만원}}{20{,}000\text{원} - 15{,}000\text{원}} = 40{,}000\text{명}$

• $R^* = p \times Q^* = 20{,}000\text{원} \times 40{,}000\text{명} = 8\text{억원}$

또는 $R^* = \dfrac{FC}{1-\dfrac{v}{p}} = \dfrac{20{,}000\text{만원}}{1-\dfrac{15{,}000\text{원}}{20{,}000\text{원}}} = 8\text{억원}$

(2) 안전율 $= \dfrac{10\text{억원} - 8\text{억원}}{10\text{억원}} = 0.2$ (또는 20%)

인천병원의 경우 의료수익이 예상보다 20% 이상 감소하면, 의료수익이 손익분기점 아래로 떨어져서 의료손실이 발생될 수 있음을 알 수 있다.

(3) 목표의료이익(π) 10,000만원을 달성하는 데 필요한 조정환자수(Q_π)와 의료수익(R_π)을 각각 구하면 다음과 같다.

- $Q_\pi = \dfrac{FC+\pi}{p-v} = \dfrac{20{,}000\text{만원} + 10{,}000\text{만원}}{20{,}000\text{원} - 15{,}000\text{원}} = 60{,}000\text{명}$

- $R_\pi = p \times Q_\pi = 20{,}000\text{원} \times 60{,}000\text{명} = 12\text{억원}$

  또는 $R_\pi = \dfrac{FC+\pi}{1-\dfrac{v}{p}} = \dfrac{20{,}000\text{만원} + 10{,}000\text{만원}}{1-\dfrac{15{,}000\text{원}}{20{,}000\text{원}}} = 12\text{억원}$

(4) 단위당 변동의료비용이 1,000원 상승하는 경우 손익분기점에서의 조정환자수(Q^*)와 의료수익(R^*)을 각각 구하면 다음과 같다.

- $Q^* = \dfrac{FC}{p-v'} = \dfrac{20{,}000\text{만원}}{20{,}000\text{원} - 16{,}000\text{원}} = 50{,}000\text{명}$

- $R^* = p \times Q^* = 20{,}000\text{원} \times 50{,}000\text{명} = 10\text{억원}$

  또는 $R^* = \dfrac{FC}{1-\dfrac{v'}{p}} = \dfrac{20{,}000\text{만원}}{1-\dfrac{16{,}000\text{원}}{20{,}000\text{원}}} = 10\text{억원}$

(5) 조정환자 1인당 진료비를 3,000원 인상하는 경우 손익분기점에서의 조정환자수(Q^*)와 의료수익(R^*)을 각각 구하면 다음과 같다.

- $Q^* = \dfrac{FC}{p'-v} = \dfrac{20{,}000\text{만원}}{23{,}000\text{원} - 15{,}000\text{원}} = 25{,}000\text{명}$

- $R^* = p' \times Q^* = 23{,}000\text{원} \times 25{,}000\text{명} = 5.75\text{억원}$

  또는 $R^* = \dfrac{FC}{1-\dfrac{v}{p'}} = \dfrac{20{,}000\text{만원}}{1-\dfrac{15{,}000\text{원}}{23{,}000\text{원}}} = 5.75\text{억원}$

5.

수가종목	촬영단가	촬영건당 변동의료비용	의료수익 구성비율	변동의료 비용률*	공헌 이익률**
X-ray	80,000원	40,000원	30%	50%	50%
CT	150,000원	90,000원	40%	60%	40%
MRI	200,000원	140,000원	30%	70%	30%

* 변동의료비용률은 수가종목별 촬영건당 변동의료비용을 촬영단가(단위당 의료수익)로 나누어 계산한다.
** 공헌이익률 = 1 − 변동의료비용률

① 가중평균공헌이익률 = (공헌이익률 × 의료수익구성비율)의 합계

$$= (0.5\times0.3)+(0.4\times0.4)+(0.3\times0.3) = 0.4$$

② 방사선팀의 손익분기점에서의 의료수익 $= \dfrac{\text{고정의료비용}}{\text{가중평균공헌이익률}}$

$$= \frac{8{,}000\text{만원}}{0.4} = 20{,}000\text{만원}$$

③ 수가종목별 손익분기점에서의 의료수익 : 방사선팀의 손익분기점에서의 의료수익 20,000만원을 수가종목별로 의료수익 구성비율에 따라 할당

- X-ray의 손익분기점에서의 의료수익 = 20,000만원 × 0.3 = 6,000만원
- CT의 손익분기점에서의 의료수익 = 20,000만원 × 0.4 = 8,000만원
- MRI의 손익분기점에서의 의료수익 = 20,000만원 × 0.3 = 6,000만원

제 8 장 레버리지분석

4.

(1) $DOL = \dfrac{(p-v)Q}{(p-v)Q-FC}$

$$= \frac{(20,000원 - 15,000원) \times 100,000명}{(20,000원 - 15,000원) \times 100,000명 - 250,000,000원} = 2.0$$

(2) DOL의 정의에 의해서, 의료이익의 증가율을 구하면 다음과 같다.

$$\frac{\Delta EBIT}{EBIT} = DOL \times \left(\frac{\Delta R}{R}\right) = 2.0 \times 1\% = 2\%$$

그러므로 의료수익이 1% 증가할 경우, 의료이익은 2% 증가하게 된다.

(3) $DFL = \frac{(p-v)Q - FC}{(p-v)Q - FC - Int} = \frac{250,000,000원}{250,000,000원 - 50,000,000원} = 1.25$

(4) DFL의 정의에 의해서, 순이익의 증가율을 구하면 다음과 같다.

$$\frac{\Delta NI}{NI} = DFL \times \left(\frac{\Delta EBIT}{EBIT}\right) = 1.25 \times 1\% = 1.25\%$$

그러므로 의료이익이 1% 증가할 경우, 순이익은 1.25% 증가하게 된다.

(5) $DCL = DOL \times DFL = 2 \times 1.25 = 2.5$

5.

(1) 새로운 의료장비의 도입 여부에 따라 첨단병원의 영업레버리지도를 각각 구하면 다음과 같다.

- 새로운 의료장비를 도입하지 않음 :

$$DOL = \frac{(p-v)Q}{(p-v)Q - FC}$$

$$= \frac{(40,000원 - 30,000원) \times 20,000명}{(40,000원 - 30,000원) \times 20,000명 - 100,000,000원} = 2.0$$

• 새로운 의료장비를 도입함 :

$$DOL = \frac{(p-v)Q}{(p-v)Q - FC}$$

$$= \frac{(40{,}000원 - 30{,}000원) \times 20{,}000명}{(40{,}000원 - 25{,}000원) \times 20{,}000명 - 200{,}000{,}000원} = 3.0$$

새로운 의료장비의 도입으로 인하여 고정의료비용이 증가하고 변동의료비용이 감소하는 경우 영업레버리지도가 2.0에서 3.0으로 높아짐을 알 수 있다.

(2) 첨단병원의 연간 조정환자수가 10% 증가하거나 감소하는 경우, 새로운 의료장비의 도입 여부에 따라 의료이익이 어떻게 달라지는지를 나타내면 다음과 같다.

(단위 : 만명, 억원)

계정과목	첨단의료장비를 도입하지 않음			첨단의료장비를 도입함		
조정환자수	1.8	2	2.2	1.8	2	2.2
의료수익	7.2 ← −10%	8	+10% → 8.8	7.2 ← −10%	8	+10% → 8.8
변동의료비용	5.4	6	6.6	4.5	5	5.5
고정의료비용	1	1	1	2	2	2
의료이익	0.8 ← −20%	1	+20% → 1.2	0.7 ← −30%	1	+30% → 1.3

새로운 의료장비의 도입으로 인하여 영업레버리지도가 2.0에서 3.0으로 높아지며, 그 결과 의료이익의 변동폭이 ±20%(=±10%×2.0)에서 ±30%(=±10%×3.0)로 확대됨을 알 수 있다.

6.

(1) 자본조달분기점($EBIT^*$)은 투자소요자금의 조달방법에 관계없이 동일한 기본재산순이익률(순이익/기본재산)을 얻을 수 있는 의료이익을 의미하는 것으로서 다음과 같은 식에 의해서 구할 수 있다.

$$\frac{(EBIT^{*}-0)(1-0.2)}{50\text{억원}}=\frac{(EBIT^{*}-0.06\times 10\text{억원})(1-0.2)}{40\text{억원}}$$

$$\therefore EBIT^{*}=3\text{억원}$$

그리고 의료이익이 3억원일 경우 기본재산순이익률은 다음과 같다.

$$\text{기본재산순이익률}=\frac{(3\text{억원}-0)(1-0.2)}{50\text{억원}}$$
$$=\frac{(3\text{억원}-0.6\text{억원})(1-0.2)}{40\text{억원}}=0.048$$

(2) 의료이익이 2억원, 3억원, 4억원일 경우 각 대안의 기본재산순이익률을 구하면 다음과 같다.

(단위 : 억원)

계정과목	대안 1 : 기본재산으로 조달			대안 2 : 부채로 조달		
의료이익	2	3	4	2	3	4
이자비용	0	0	0	0.6	0.6	0.6
법인세비용차감전순이익	2	3	4	1.4	2.4	3.4
법인세비용(법인세율=20%)	0.4	0.6	0.8	0.28	0.48	0.68
순이익	1.6	2.4	3.2	1.12	1.92	2.72
기본재산순이익률(%)	3.2	4.8	6.4	2.8	4.8	6.8

기본재산순이익률의 변동폭은 대안 1(기본재산으로 조달)보다 대안 2(부채로 조달)가 더 큼을 알 수 있다.

7. $DCL=\frac{\text{순이익의 변화율}}{\text{의료수익의 변화율}}=\frac{60\%}{10\%}=6.0$

그러므로 DFL은 다음과 같이 구할 수 있다.

$$DCL=DOL\times DFL \quad \rightarrow \quad 6.0=2.0\times DFL,\ DFL=3.0$$

DFL을 구하는 공식에 의해서 이자비용을 구하면 다음과 같다.

$$DFL = \frac{EBIT}{EBIT - Int} = \frac{9\text{억원}}{9\text{억원} - Int} = 3.0$$

$\therefore$ 이자비용(Int) = 6억원

제 9 장 병원진료실적분석

2.

(1) $100\text{병상당 일평균 외래환자수} = \dfrac{\text{연외래환자수} \div \text{외래진료일수}}{\text{병상수} \div 100\text{병상}}$

$$= \frac{230{,}000 \div 295}{370 \div 100} = 211\text{명}$$

(2) $100\text{병상당 일평균 재원환자수} = \dfrac{\text{연입원환자수} \div 365\text{일}}{\text{병상수} \div 100\text{병상}} = \dfrac{120{,}000 \div 365}{370 \div 100}$

$$= 89\text{명}$$

(3) $\text{외래환자초진율} = \dfrac{\text{초진환자수}}{\text{연외래환자수}} \times 100 = \dfrac{55{,}000}{230{,}000} \times 100 = 23.9\%$

(4) $\text{외래환자입원율} = \dfrac{\text{실입원환자수}}{\text{연외래환자수}} \times 100 = \dfrac{8{,}500}{230{,}000} \times 100 = 3.7\%$

(5) $100\text{병상당 월평균 의료수익} = \dfrac{\text{의료수익} \div 12\text{월}}{\text{병상수} \div 100\text{병상}} = \dfrac{26{,}700{,}000{,}000 \div 12}{370 \div 100}$

$$= 601{,}351\text{천원}$$

(6) $\text{평균재원일수} = \dfrac{\text{총재원일수}}{\text{실입원환자수}} = \dfrac{120{,}000}{8{,}500} = 14.1\text{일}$

(7) $\text{병상이용률} = \dfrac{\text{연입원환자수}}{\text{가동병상수} \times 365\text{일}} \times 100 = \dfrac{120{,}000}{370 \times 365} \times 100 = 88.9\%$

(8) 병원이용률 $= \dfrac{\text{조정환자수}}{\text{가동병상수} \times 365\text{일}} \times 100 = \dfrac{176{,}667}{370 \times 365} \times 100 = 130.8\%$

※ 조정환자수 $= \text{연입원환자수} + \text{연외래환자수} \times \dfrac{\text{입원환자 1인당 일평균 진료비}}{\text{입원환자 1인당 일평균 진료비}}$

$= 120{,}000 + 230{,}000 \times \dfrac{36{,}957}{150{,}000} = 176{,}667\text{명}$

(9) 조정환자 1인당 일평균 진료비 $= \dfrac{\text{외래수익} + \text{입원수익}}{\text{조정환자수}} = \dfrac{26{,}500{,}000{,}000}{176{,}667}$

$= 150{,}000\text{원}$

제12장 병원가치평가

7.

(1) 동해병원의 의료현금흐름을 구하면 다음과 같다.

의료현금흐름 = 세후 의료이익 + 감가상각비

= 1,050,000 × (1 − 0.2) + 50,000 = 890,000천원

(2) 먼저 동해병원의 운전자본, 비유동자산 등에 대한 총투자액을 구하면 다음과 같다.

• 운전자본의 변동 = 유동자산의 증가액 − 유동부채의 증가액

= (600,000−200,000) − (400,000 − 120,000)

= 120,000천원

• 비유동자산의 변동 = 비유동자산의 증가액 + 감가상각비

= (1,300,000 − 800,000) + 50,000 = 550,000천원

→ 총투자액 = 120,000 + 550,000 = 670,000천원

그러므로 동해병원의 잉여현금흐름(FCF)은 다음과 같이 구할 수 있다.

잉여현금흐름 = 의료현금흐름 − 총투자액
= 890,000 − 670,000 = 220,000천원

8.

(1) $WACC = \left(\frac{75}{75+40}\right) \times 0.16 + \left(\frac{40}{75+40}\right) \times 0.1 \times (1-0.4) = 0.125217$

(2) • EVA = 세후 의료이익−투하자본×WACC
= 24억원×(1 − 0.4) − 100억원×0.125217 = 1.878억원

• MVA = 예상EVA의 현재가치 = EVA/WACC = 1.878억원/0.125217 = 15억원
또는 MVA = 자기자본의 시장가치 − 자기자본의 장부가치
= 75억원 − 60억원 = 15억원

찾 아 보 기

[국문]

ㄱ

ㄴ

ㄷ

저자약력

양동현(梁棟現)

제주대학교 경영학과 졸업

서울대학교 대학원 경영학과 졸업(경영학 석사)

성균관대학교 대학원 경영학과 졸업(경영학 박사)

한국생산성본부 전문위원

한국보건산업진흥원(전, 한국보건의료관리연구원) 연구위원

인제대학교 경영대학원장

현, 인제대학교 글로벌경영학부 교수

〈주요 논문〉

효용기준자본자산결정모형의 실증적 연구

메타확률변경분석법을 적용한 우리나라 종합병원의 기술효율성 분석

OECD 국가의 의료서비스산업의 효율성 측정 및 효율성 결정요인: SBM과 SFA의 결합

글로벌 금융위기 전후(2003-2013) 은행산업의 효율성과 생산성 변화분석: 순차적 맘퀴스트 루엔버거 생산성 지수 적용 등 다수

감형규(甘炯奎)

성균관대학교 경영학과 졸업

성균관대학교 대학원 경영학과 졸업(경영학 석사, 경영학 박사)

SK경제연구소 경영연구실 실장

한국재무관리학회 부회장, 한국재무학회 상임이사

한국기업경영학회 부회장, 한국생산성학회 상임이사

대한경영학회 부회장

청운대학교 기획처장

현, 청운대학교 인천캠퍼스 글로벌경영학과 교수

〈주요 저서〉

New재무관리(공저, 유원북스, 2013)

에센스재무관리(제5판, 공저, 유원북스, 2012)

고급재무관리(공저, 박영사, 2007)

증권투자론(제3판, 공저, 율곡출판사, 2013)

파생금융상품(공저, 유원북스, 2015)

재테크와 금융상품의 이해(공저, 율곡출판사, 2015)

글로벌시대의 경영분석(공저, 삼영사, 2013)

병원경영분석의 이해

2015년 3월 10일 1판 1쇄 발행
2025년 2월 25일 1판 4쇄 발행

저 자 | 양동현 · 감형규
발행인 | 이수영
발행처 | 도서출판 청람
서울시 마포구 독막로 288(대흥동, 세양상가 109호)
전 화 | 02)3272-2601~2
팩 스 | 02)3272-2603
이메일 | crbooks@daum.net
홈페이지 | http://www.crbooks.co.kr
등 록 | 2000. 8. 26 제6-0509호

ISBN : 978-89-5972-444-4 93320 [정가 28,000원]